高等医药院校应用型创新教材

供临床医学、预防医学、药学、口腔医学、康复医学等专业使用

U0290710

医学免疫学与病原生物学

主　编　马新博　肖　敬　段斯亮

副主编　邓　琦　陈倩倩　蓝天才　梁　亮

　　　　陈艺方　张凯波

编　委　（以姓氏笔画为序）

马新博　广西科技大学

王　妍　牡丹江医学院

邓　琦　广西科技大学

石学魁　牡丹江医学院

申海光　广西科技大学

朱穗京　广西科技大学

刘　云　广西科技大学

农清栋　广西中医药大学

李坤英　柳州市中医院(柳州市壮医医院)

肖　敬　柳州市中医院(柳州市壮医医院)

何丽花　柳州市中医院(柳州市壮医医院)

张凯波　丽水学院

陈艺方　柳州市中医院(柳州市壮医医院)

陈倩倩　广西科技大学

周　盛　广西科技大学

段斯亮　广西科技大学

姜伯劲　广西科技大学

秦秋红　广西科技大学

莫海英　广西科技大学

梁　亮　广西中医药大学

蓝天才　柳州市人民医院

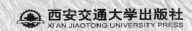

西安交通大学出版社
XI'AN JIAOTONG UNIVERSITY PRESS

图书在版编目（CIP）数据

医学免疫学与病原生物学/马新博,肖敬,段斯亮主编.—西安:西安交通大学出版社,2021.6(2023.7 重印)

ISBN 978－7－5693－1460－1

Ⅰ.①医… Ⅱ.①马… ②肖… ③段… Ⅲ.①医药学-免疫学-高等职业教育-教材 ②病原微生物-高等职业教育-教材 Ⅳ.①R392 ②R37

中国版本图书馆 CIP 数据核字（2021）第 102459 号

书　　名	医学免疫学与病原生物学
主　　编	马新博　肖　敬　段斯亮
责任编辑	宋伟丽　田　滢
责任校对	赵丹青

出版发行	西安交通大学出版社
	（西安市兴庆南路 1 号　邮政编码 710048）
网　　址	http://www.xjtupress.com
电　　话	（029）82668357　82667874(市场营销中心)
	（029）82668315(总编办)
传　　真	（029）82668280
印　　刷	西安日报社印务中心

开　　本	787 mm×1092 mm　1/16　印张　21　彩页　2　字数　530 千字
版次印次	2021 年 6 月第 1 版　2023 年 7 月第 3 次印刷
书　　号	ISBN 978－7－5693－1460－1
定　　价	58.00 元

前 言

医学免疫学与病原生物学是医学的重要基础课程。医学专科教育有别于本科的学科型教育，其突出特点是强调教育目标的职业性和技术的高级应用性。本教材在编写过程中力求做到"三基"讲透，难点、要点讲够，新知识点、新进展点不漏；坚持以贴近岗位、贴近学生、贴近社会为原则，尽可能做到教、学、做一体化。

本教材分为四篇，共二十八章。第一篇医学免疫学，主要介绍免疫学的基础知识及免疫学理论与技术的实际应用；第二篇医学微生物学总论，主要介绍微生物学的基础知识；第三篇医学微生物学各论，主要介绍了人体各个系统容易感染的病原微生物，加强不同类型病原微生物的横向比较；第四篇人体寄生虫学，主要介绍人体寄生虫学的基础知识及临床常见的寄生虫。本教材设有"学习目标""知识链接""目标检测"等模块，以提高教材的可用性和实用性。本教材适合临床医学、预防医学、药学、口腔医学、康复医学等专业学生使用。

本教材由全国多所高校的优秀教师共同编写，在编写过程中得到了编写人员所在单位的大力支持，也得到了西安交通大学出版社的帮助与指导，在此表示衷心的感谢！

由于编者能力有限，书中难免存在疏漏之处，恳请各位同仁批评指正，以便后期修订完善。

马新博

2021 年 2 月

目　录

第三篇　医学微生物学各论

第四篇　人体寄生虫学

绪　论

学习目标

【掌握】病原生物、免疫、微生物与病原微生物的概念；微生物的分类。

【熟悉】免疫的类型与特点；人体寄生虫的概念。

【了解】医学免疫学和病原生物学在临床医学中的地位；微生物与人类的关系；寄生虫对
人类的危害。

第一节　病原生物学概述

一、病原生物与病原生物学

(一)病原生物的范畴

自然界的生物种类繁多，分布很广，与人类的关系复杂，一些生物对人类是有益的，但也有一些微小生物可寄生在人和动物的体内或体表引起感染。通常将对人类和动物具有致病作用的微小生物称为病原生物。从生物学的角度，病原生物分为病原微生物与人体寄生虫两大类，研究两者的学科分别称为医学微生物学和人体寄生虫学。

(二)病原生物学的研究内容、任务

病原生物学(pathogenic biology)是研究与人类疾病相关的病原生物的生物学特性、致病性和免疫性以及病原学诊断方法与防治原则的一门学科，在医学教育中占有重要地位。病原生物也称病原体，是一类活的致病因子，可引起临床各种感染性疾病，极大地威胁着人类的健康。本门课程的任务是使学生掌握病原生物的形态结构、生命活动规律及与机体相互作用关系，为今后学习各种感染性疾病、传染病、超敏反应性疾病和肿瘤等奠定重要的理论基础。

(三)病原生物学在临床医学中的地位

近年来，由临床上抗生素滥用导致的耐药性病原生物种株的数量有逐年增多的趋势，给临床治疗带来很大困扰。病原生物的变异也使特异性预防变得愈发困难。这些都是亟待解决的社会公共卫生问题。随着社会经济的发展、人类活动范围的扩大、人类生活和生产习惯的改变，病原生物的传播范围逐渐扩大，传播速度逐渐加快。原有的病原生物致病依然存在，而新现和再现病原生物的感染又层出不穷。这些因素使人类与病原生物的斗争更加复杂和困难。

因此,本课程在医学教育中的地位非常重要,是一门重要的医学基础课程,是紧密联系基础医学与临床医学的桥梁课程。

二、微生物与医学微生物学

微生物(microorganism)是存在于自然界中的一大群肉眼不可见、必须借助显微镜放大几百倍乃至几万倍后才能观察到的微小生物。微生物具有体积微小、结构简单、种类多、繁殖快、易变异、分布广等特点。

(一)微生物的分类

存在于自然界的微生物按其有无完整的细胞结构和有无细胞器,可分为三大类。

1.非细胞型微生物

该类微生物无典型细胞结构,由单一类型核酸(RNA/DNA)和蛋白质外壳组成,缺乏酶系统,无细胞器,只能在活细胞内生长繁殖,是最小的一类微生物,如病毒。

2.原核细胞型微生物

该类微生物具有细胞结构,但细胞核分化程度低,无核仁、核膜,仅有由环状 DNA 盘绕而成的拟核。细胞器不完善,只有核糖体。细菌、支原体、衣原体、立克次体、螺旋体和放线菌等属于此类微生物。

3.真核细胞型微生物

该类微生物具有典型的细胞结构,细胞核分化程度高,有核膜和核仁,细胞器完整。真菌属此类微生物。

(二)微生物与人类的关系

微生物在自然界分布极广。在地球上,处处都有微生物的存在,各种水源、土壤、岩层、空气、人类和动物的体表、人类和动物与外界相通的腔道中均有微生物的存在。可以说微生物无处不有,无处不在。

微生物与人类的关系密切。绝大多数微生物对人类是有益且必需的。自然界的物质循环需依靠微生物的代谢活动进行,如土壤中的微生物能将死亡动、植物的有机氮化合物转化为无机氮化合物,供植物生长所需,而植物又被人类所利用。如果没有微生物的存在,自然界的物质循环就不能进行,人类将无法生存。如今,微生物在人类生活和生产活动中被广泛应用,如工业上的食品、纺织、化工、制革,农业上的微生物饲料、微生物肥料、微生物农药、微生物能源,环保上的微生物降解塑料等。在生命科学方面,微生物在基因工程技术中发挥着重要作用,被广泛应用于材料的研究、模型的建立,还可用于基因载体来生产人类需要的多种生物制剂,如乙型肝炎疫苗、胰岛素、干扰素等。

正常情况下,寄生在人类和动物口、鼻、咽部和消化道中的微生物是无害的,有的不但能拮抗病原微生物的入侵,还对人类具有营养作用。如定植在肠道中的大肠埃希菌等,不但能产生大肠菌素以拮抗痢疾志贺菌,还能合成机体所需的 B 族维生素、维生素 K 和多种氨基酸等。

仅有少数微生物具有致病性,能引起人类和动、植物的疾病,这些微生物称为病原微生物。有些微生物,在正常情况下不致病,只是在特定情况下才致病,这类微生物称为机会致病性微生物。

（三）医学微生物学及其发展历程

医学微生物学（medical microbiology）主要研究与医学有关的病原微生物的生物学特性、致病和免疫机制以及特异性诊断、防治措施，以控制和消灭感染性疾病及与之有关的免疫损伤等，达到保障和提高人类健康水平的目的。医学微生物学是人类在探索感染性疾病的病因、流行规律及防治措施的过程中，随着科学和技术的进步而逐渐发展和完善的一门学科，其发展历程可分为三个阶段。

1. 微生物学经验时期

在古代，人们虽未观察到微生物，但早已将微生物知识用于预防疾病，工、农业生产及保存食物等方面。如我国古代已有水煮开后饮用的消毒概念；民间有用盐腌、糖渍、烟熏、风干等保存食物的方法；夏禹时代就有仪狄酿酒的记载；北魏贾思勰在《齐民要术》中详细记载了制醋的方法等。

2. 实验微生物学时期

1676 年，荷兰 Leeuwenhoek 发明了世界上第一台显微镜，人类才真正观察到微生物，并正确描述微生物的三种形态。1857 年，法国学者 Pasteur 证实酿酒过程中的发酵与腐败都是由不同微生物引起的，并创立了巴氏消毒法，使人们认识到微生物不但有形态上的差异，而且其生理学特性也不相同，从此开始了对微生物生理学的研究。同一时期，以德国学者 Koch 为代表的一批杰出科学家为微生物学的发展做出了较大的贡献。如 Koch 发明了细菌的人工培养技术，从患者排泄物中分离出许多纯种细菌，并创造了染色方法，为各种病原体的发现提供了必需的技术条件。1882 年，俄国学者发现了第一个病毒，之后人们相继发现了许多使人类致病的病毒。

3. 现代微生物学时期

随着生物遗传学、生物化学、免疫学、分子生物学及电子显微镜技术、细胞培养、组织化学等相关生物技术的发展和应用，特别是微生物学与分子生物学的融合，推动了医学微生物学的迅猛发展。这一时期的主要成就有以下几方面。

（1）新病原微生物的发现与研究　近 30 年来，平均每年有 1～2 种新病原体被发现，如人类免疫缺陷病毒、埃博拉病毒、甲型 H1N1 流行性感冒病毒等。

（2）致病机制的研究　应用分子生物学技术，对病原微生物致病机制的研究已深入到分子水平。目前已完成 150 多种细菌的基因测序。

（3）诊断技术　临床微生物学检验方法中，有多种类型的快速检验技术，如利用基因型方法对病原微生物进行分类鉴定和流行病学分析，极大地提高了感染性疾病的快速诊断率。

（4）防治措施　采用分子生物学技术制备对人类无害的多种新型疫苗，如亚单位疫苗、基因工程疫苗、核酸疫苗等，用于传染性疾病的预防；研制了一系列新型抗菌药物和新型抗病毒制剂等，用于传染性疾病的治疗。

三、寄生虫与人体寄生虫学

（一）寄生虫的概念、分类与特点

1. 寄生虫的概念

自然界中两种生物在一起生活的现象十分普遍，有共栖、共生和寄生三种类型。在寄生现象中,寄生物受益,被寄生的生物(包括人类、动物和植物)受害。寄生虫(parasite)是指由于部分或全部丧失自主生活的能力,暂时或长久地依附于人或动物等较大生物的体内或体表,以获取营养,并给对方造成损害的低等无脊椎动物和单细胞原生生物。寄生于人体的寄生虫称为人体寄生虫或医学寄生虫。

2. 人体寄生虫的种类

寄生虫种类繁多,在我国已知寄生于人体的寄生虫达230种。寄生虫可按生物学方法、寄生部位、寄生性质等进行分类:按生物学方法分为医学蠕虫、医学原虫、医学节肢动物;按寄生部位分为体内寄生虫、体外寄生虫;按寄生器官分为肠道寄生虫、组织寄生虫、血液寄生虫;按寄生时间的长短分为永久性寄生虫、暂时性寄生虫;按寄生性质分为专性寄生虫、兼性寄生虫、机会致病性寄生虫。

3. 寄生虫的特点

(1)物种多样性 寄生虫不仅种类极多,而且每一虫种的生活史中还存在不同形态个体的世代。

(2)生态多样性 由于寄生形式的多样性产生了寄生虫的生态多样性。寄生虫生活史中有无中间宿主(或媒介)以及寄生虫所要求的生活条件和媒介种类的不同,都会影响寄生虫的分布,如日本血吸虫在我国主要分布于长江流域及其以南地区。

(3)寄生虫与宿主关系复杂性 寄生虫长期与宿主共同进化,在进化过程中寄生虫形成了在宿主体内吸收养分的能力及逃避宿主免疫防护的机制。

(二)寄生虫对人类的危害

寄生虫对人类的危害包括对人体健康的危害和对社会经济发展的影响。寄生虫病不仅影响人们的健康和生活质量,也给社会经济发展带来巨大的损失。

1. 寄生虫在全球流行的概况

寄生虫的流行范围极其广泛,对人们健康的影响极大,由其引起的疾病一直是普遍存在的社会公共卫生问题。由联合国开发计划署、世界银行和世界卫生组织热带病特别规划署等共同提出的热带病特别规划中,要求重点防治的10种主要热带病中,其中有7种是寄生虫病,即疟疾(malaria)、血吸虫病(schistosomiasis)、淋巴丝虫病(lymphatic filariasis)、盘尾丝虫病(onchocerciasis)、利什曼病(leishmaniasis)、非洲锥虫病(African trypanosomiasis)和美洲锥虫病(American trypanosomiasis)。据世界卫生组织2020年报告,2019年全球报告疟疾病例2.29亿例,自2016年以来基本保持同一水平;2019年因疟疾死亡的人数为40.9万,与2018年的40.1万相比无明显下降。疟疾在非洲尤其严重,近年来全球90%以上的疟疾病例来自于非洲地区。全球感染血吸虫的人数至少有2.18亿,仍有9.47亿人受到淋巴丝虫病的威胁。此外,肠道寄生虫感染也十分严重,特别在亚洲、非洲和拉丁美洲的农业地区。据估计,全球有超过15亿人感染蛔虫、钩虫和鞭虫,阿米巴感染者约占全球人口总数的1%,蓝氏贾第鞭毛虫的感染人数达2亿。在发达国家,寄生虫病也是一个重要的公共卫生问题;一些机会致病寄生虫,如弓形虫、肺孢子虫、隐孢子虫等已成为导致艾滋病患者死亡的主要原因;长期使用免疫抑制剂,也有利于机会致病寄生虫的感染;食源性寄生虫病流行呈明显上升趋势;寄生虫对药物的抗药性日益突出;新现和再现的寄生虫正以新的形式危害人类。

2. 我国寄生虫病流行现状

中华人民共和国成立初期,我国寄生虫病特别是疟疾、血吸虫病、丝虫病、黑热病和钩虫病等流行广泛,被称为五大寄生虫病。国家高度重视寄生虫病的防治工作,取得了很大的成就:黑热病于 1958 年基本消灭;丝虫病于 1994 年达基本消灭标准,并于 2007 年经世界卫生组织审核认可,成为全球率先消灭丝虫病的国家之一;2019 年疟疾的发病率为 0.1797/10 万,创历史新低;血吸虫患者数大幅度下降。但基于我国仍属发展中国家的国情,约 40% 的人口生活在经济、文化比较落后的农村,寄生虫病防治形势不容乐观。特别是农业区,以污水灌溉,施用新鲜粪便等,有利于肠道寄生虫的传播。目前,在我国流行比较广泛的原虫病有蓝氏贾第鞭毛虫病、阴道滴虫病、阿米巴病;蠕虫病有旋毛虫病、华支睾吸虫病、并殖吸虫病、包虫病、带绦虫病和囊虫病等。近年来,随着我国经济的发展,人口流动的加速,人群寄生虫感染谱不断发生变化,一些机会致病性寄生虫病,如隐孢子虫病、弓形虫病、粪类圆线虫病的病例逐渐增加。由于市场开放,家畜和肉类、鱼类等商品供应渠道增加,城乡食品卫生监督制度不健全,加之生食、半生食的人数增加,使一些食物源性寄生虫病的流行范围在部分地区有不断扩大的趋势,如旋毛虫病、带绦虫病、华支睾吸虫病的流行地区涉及 20 余个省、市、自治区。

(三)人体寄生虫学的研究内容与发展方向

人体寄生虫学(human parasitology)是研究与人体健康有关的寄生虫的形态结构、生活活动和繁殖规律,阐明寄生虫与人体和外界环境关系的科学,由医学蠕虫学、医学原虫学、医学节肢动物学三部分组成。人体寄生虫学作为病原生物学的组成部分,是临床医学的基础学科之一。

寄生虫病仍然是一个严重威胁人类健康和阻碍社会经济发展的公共卫生问题,因此利用新的技术和新的手段进行寄生虫病的预防、诊断和治疗是人体寄生虫学的主要研究内容。由于各种新技术的开发应用,尤其是电子显微镜和分子生物学技术的发展与应用,对寄生虫的研究已进入亚细胞和分子水平。现已将 DNA 探针、聚合酶链反应(PCR)和生物芯片等技术应用在寄生虫病的研究、预防和诊断中,如在分子水平上研究寄生虫的致病机制、药物对寄生虫的作用机制、疫苗制备等。人体寄生虫学的研究已成为现代科学研究的重要组成部分。

第二节　医学免疫学概述

医学免疫学(medical immunology)是研究机体免疫系统的组成与功能、免疫应答规律、免疫应答产物、免疫相关疾病的发病机制及免疫诊断和防治的一门学科。免疫学的理论已渗透到临床医学各学科中,免疫学在生命科学和医学中有着重要的作用和地位。由于细胞生物学、分子生物学和遗传学等学科与免疫学的交叉和渗透,免疫学已成为现代生命科学的前沿学科和现代医学的重要支撑学科。

一、免疫的基本概念与功能

(一)免疫的概念

免疫是人体的一种生理功能。人们对免疫现象的认识经历了一个漫长的过程。很早的时候人类就发现,一些传染病患者在其康复后一般不再患同样的传染病,并将这种对疾病再次感染具有的抵抗力,称为"免疫(immunity)",即免除瘟疫、抵御传染病的能力。免疫就是抗感染,这是人类对免疫最早期的认识。随着科学技术的不断发展,一些与抗感染无关的免疫现象被逐渐揭示,如注射异种动物血清可引起血清病,血型不符输血会引起输血反应,某些药物会引起过敏反应等。经过百余年的科学实践,人们对免疫的本质及其丰富的内涵有了更加深入的认识:人体有一个完善的免疫系统,能够对"自己"和"异己(非己)"进行识别,对"非己"产生免疫应答并清除之,对"自己"则形成天然耐受,以维护机体内环境的平衡和稳定。正常情况下,对自身成分的耐受和对病原体等异物的排除可对机体产生有益的保护作用,但在异常情况下,免疫超常或低下也可对机体产生有害作用,如引起超敏反应、肿瘤和自身免疫病等。人们对免疫有了新的理解,即免疫对机体既有有利的一面,也有有害的一面,免疫不只限于抗感染。多种物质可诱导免疫。因此,现代免疫的概念为:免疫是机体识别和排除抗原性异物,维持机体的生理平衡和稳定的一种生理功能。

(二)免疫功能

免疫功能是指免疫系统对抗原性异物识别、排除过程中发挥的种种生物学效应的总称。免疫功能根据识别、排除抗原性异物的种类不同,归纳为三大功能(表绪-1)。

1. 免疫防御

免疫防御(immune defence)即识别和排除病原生物及其有害代谢产物,发挥抗感染免疫的功能。若反应过低或存在功能缺陷,可反复发生感染或表现为免疫缺陷病;若反应过于强烈,也会造成机体损伤,引起超敏反应。

2. 免疫自稳

免疫自稳(immune homeostasis)即识别和排除机体内损伤和衰老的自身细胞,进行免疫调节以维持自身稳定的功能。若功能过强,可引起自身免疫病。

3. 免疫监视

免疫监视(immune surveillance)即识别和排除机体内出现的突变细胞,发挥抗肿瘤免疫的功能。若功能失调,突变细胞可逃避机体的免疫监视而生长增殖,形成肿瘤。

表绪-1 免疫功能的类型

功 能	抗原物质	效 应	
		生理性(有利)	病理性(有害)
免疫防御	各种病原生物	防御病原生物侵害	超敏反应,免疫缺陷
免疫自稳	损伤或衰老的自身细胞	清除损伤或衰老细胞,维持自身稳定	自身免疫病
免疫监视	突变细胞	清除突变细胞,抗肿瘤	细胞癌变,病毒持续感染

二、免疫的类型及其特点

免疫系统对抗原的识别与排除的整个过程称之为免疫应答。根据免疫应答识别的特点、效应机制及免疫获得形式,通常把免疫应答分为固有免疫和适应性免疫两大类。

(一)固有免疫

固有免疫(innate immunity)又称非特异性免疫应答,是人类在长期进化过程中形成的防御机制,高等生物普遍具有此功能。人类出生时就已经具备对外来病原体迅速应答而产生非特异的抗感染作用的能力,固有免疫亦参与机体衰老、损伤或突变细胞的清除作用。固有免疫应答在适应性免疫应答的启动、调节和效应等过程中也发挥作用。

参与固有免疫应答的物质主要有组织屏障、固有免疫细胞和分子。

固有免疫的特点：①生来就有，受遗传控制；②没有明显的个体差异；③无特异性；④无克隆扩增；⑤无免疫记忆。

（二）适应性免疫

适应性免疫应答（adaptive immune response）又称获得性免疫应答或特异性免疫应答，是指免疫活性细胞受到抗原刺激后发生活化、增殖并分化成为效应细胞，最终通过效应细胞或抗体将抗原清除的全过程。

适应性免疫应答的类型、基本过程和特点详见第六章。

三、免疫学在临床医学中的地位

免疫学在临床医学中有着重要的地位。免疫学的基本理论已经渗透到临床医学各学科，并已逐渐形成诸多分支学科，如免疫生物学、免疫病理学、免疫遗传学、免疫药理学、免疫毒理学、神经免疫学、肿瘤免疫学、移植免疫学、生殖免疫学、老年免疫学、感染免疫学等，从而极大地促进了现代医学发展。

（一）免疫理论与临床医学

如今，临床医学各学科的理论及实践均直接或间接涉及免疫学。如对恶性肿瘤、器官移植、传染病、免疫性疾病、生殖控制、衰老机制的探讨及对相应临床干预手段的探索，均有赖于免疫学理论与技术的发展。

（二）应用免疫学与临床医学

免疫学的临床应用主要体现在以下三个方面。

1. 免疫学诊断

各种免疫学诊断方法的建立是基于抗原-抗体反应具有高度特异性的特点。因此，免疫学技术在临床诊断中得到广泛应用，如用已知的抗原或抗体检测未知的抗体或抗原，应用于各种病原体的检测，体液中各种生物活性物质（抗体、细胞因子、激素、神经介质等）、细胞组分（淋巴细胞、血细胞、肿瘤细胞等）以及肿瘤标志物的检测，还可用于机体免疫功能状态的判断。

2. 免疫学预防

通过接种疫苗预防传染病已经成为一种重要的防病措施。最早应用于传染病预防的疫苗是 18 世纪末由 Jenner 发明的牛痘苗，其可以有效地预防天花。细菌纯培养、病毒培养技术的建立，为各种疫苗的研制提供了必要的手段，一系列预防感染性疾病的疫苗陆续问世。我国实行的一整套计划免疫措施已大大降低了许多传染病的发病率。

3. 免疫学治疗

近年来，免疫生物治疗发展迅速。各种抗体、细胞因子、免疫细胞过继转移、分子疫苗、肿瘤疫苗等的临床应用均获得肯定疗效。

四、医学免疫学的发展历程和重要成就

（一）免疫学的发展历程

免疫学的发展经历了一个相当漫长的历史时期。免疫学起源于人们对微生物的研究，

伴随着微生物学的发展最后成为一门独立学科,是在近四五十年飞速发展的一门新兴学科。

1. 经验免疫学时期(17 世纪至 19 世纪)

这一时期我国做出的贡献非常大。在 16 世纪中后叶,我国古代就首创了接种人痘苗预防天花的方法,为人类最终攻克天花奠定了坚实的基础。18 世纪后叶,英国乡村医生 Jenner 发明了接种牛痘苗预防天花的方法,这种方法与人痘苗接种方法相比,既安全又有效,还容易推广。从 19 世纪初至中叶,接种牛痘苗预防天花的方法在欧洲广泛推广。这是一项划时代的发明,由此开创了人工免疫预防传染病的先河。但此时人们对通过接种疫苗可预防传染病的免疫机制还不清楚。

2. 经典免疫学时期(19 世纪中叶至 20 世纪中叶)

由于微生物学的发展特别是显微镜的发明和细菌纯培养技术的产生,为免疫学的飞速发展奠定了坚实的基础。德国学者 Koch、法国学者 Pasteur 等一批科学家先后发现了多种病原菌,并获得了纯种细菌,成功研制出鸡霍乱、炭疽、狂犬病疫苗,拉开了人工主动免疫的序幕。在此阶段,人们已开始通过科学实验来研究免疫现象的机制和规律。俄罗斯动物学家 Metchnikoff 于 19 世纪末发现了细胞吞噬作用,提出了细胞免疫理论,同一时期德国的医学家 Ehrlich 与细菌学家 Behring 发现血清具有抵抗病原菌的作用,提出体液免疫理论。至此,人类对多种基本免疫现象的本质开始有了初步认识。

3. 近代和现代免疫学时期(20 世纪中叶至今)

这一时期是免疫学飞速发展、快速扩张的阶段,取得了令人瞩目的成就,多项诺贝尔生理学或医学奖在免疫学领域产生(表绪-2)。从对免疫细胞的表面分子、功能的研究,到对免疫分子的结构和功能、各种传导信号的研究,目前已经发展到分子生物学水平的研究。这些研究成果也被积极用于探讨免疫病的发病机制和临床相关疾病的治疗。

(二)免疫学的重要成就

半个世纪来,人们从整体、器官、细胞、分子水平研究免疫系统的结构与功能,并阐明基本免疫学现象的本质及其机制,在涉及免疫学理论和实践应用的广泛领域展开了深入而系统的研究,不断地取得突破性进展。以 10 多项诺贝尔生理学或医学奖成果为核心的大量研究成果,将免疫学的诸多奥秘展现在了人类眼前(表绪-2)。

表绪-2　免疫学领域诺贝尔生理学或医学奖一览表

获奖年份	获奖者(国籍)	获奖主要成果
1901	Behring(德国)	血清疗法
1905	Koch(法国)	结核病的研究
1908	Ehrlich(德国),Metchnikoff(俄罗斯)	经典免疫理论
1913	Richet(法国)	过敏现象
1919	Bordet(比利时)	补体与抗体的作用
1951	Theiler(南非)	黄热病疫苗
1957	Bovet(意大利)	抗组胺药治疗超敏反应

获奖年份	获奖者（国籍）	获奖主要成果
1960	Brrnet（澳大利亚），Medawar（英国）	克隆选择学说，移植免疫
1972	Edelman（美国），Porter（英国）	抗体结构
1977	Yalow（美国）	放射免疫
1980	Sanger（英国）	对噬菌体 DNA 进行序列分析
1980	Benacrraf（美国），Snell（美国），Dausset（法国）	免疫应答的遗传控制
1984	Jerne（英-丹），Kohler（西德），Milstein（阿根廷）	免疫网络，单克隆抗体
1987	Tonegawa（日本）	抗体多样性的遗传基础
1990	Murray（美国），Thomas（美国）	人体器官/细胞移植
1996	Dohery（澳大利亚），Zinkernagel（瑞士）	免疫系统对细胞的识别

知识链接

　　2011 年 10 月 3 日，在瑞典斯德哥尔摩，诺贝尔生理学或医学奖揭晓。来自加拿大、美国和卢森堡的三位科学家基于他们在免疫学领域取得的研究成果获得了这一奖项。他们发现了一种人和动物免疫系统中的关键受体蛋白，其能够识别微生物对动物机体的攻击并激活免疫系统。该项研究所揭示的免疫反应的激活机制，使人们对免疫系统的理解发生了"革命性变化"，进而为免疫系统疾病的研究提供了新的方向，并为传染病、癌症等疾病的防治开辟了新的道路。

第三节　病原生物学与医学免疫学的关系

　　病原生物学与免疫学是研究与医学有关的微生物、寄生虫等微小致病生物与人类的相互关系，以及研究人体免疫机制及其在疾病的诊断、预防与治疗中应用的一门学科。

　　病原生物学的研究范畴包括病原微生物与人体寄生虫对人的致病作用。病原微生物与人体寄生虫的共同特点是二者均为活的致病因子，通过某种途径进入机体引起感染，有些病原生物引起的感染传染性还非常强，对于某些病原生物，人体可因感染或接种疫苗获得一定程度的免疫力。如何获得免疫力、获得何种免疫力、如何获得有效的免疫力，是免疫学应用所要研究的内容。所以免疫学的发展源于对微生物、寄生虫的研究，而后免疫学又迅速发展为一门独立的学科，反过来指导病原生物学的研究。病原生物学与医学免疫学的关系密切，虽然两者各自为一门独立的学科，但知识又相互渗透和融合，两者互相促进。

　　由病原微生物与人体寄生虫引起的各类感染性疾病在临床各类疾病中占很高的比例。已经发现的病原生物的抗原变异、耐药性的出现，病原生物的新种和变种的出现等问题极大地威胁着人类的健康，是亟待解决的社会公共卫生问题。近年来，免疫学飞速发展，免疫学的知识已经渗透到医学的各个领域，免疫学将在医学发展的进程中发挥越来越重要的作用。

目标检测

1.简述微生物、免疫、寄生虫的定义。

2.简述免疫的类型及其特点。

3.简述微生物的分类及其特点。

（马新博）

第一篇

医学免疫学

第一章 免疫系统

免疫系统(immune system)是机体执行免疫功能的结构基础。免疫系统由免疫器官、免疫细胞和免疫分子组成(图1-1)。

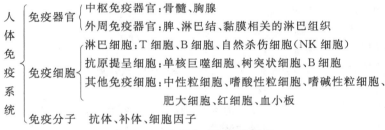

图1-1 人体免疫系统的组成

第一节 免疫器官

一、中枢免疫器官

中枢免疫器官主要包括骨髓和胸腺(图1-2)，是免疫细胞生成、分化、成熟的场所。

(一)骨髓

多能造血干细胞(HSC)在骨髓中分化、发育，形成粒细胞、单核细胞、红细胞、血小板等各种血细胞。HSC还分化出淋巴干细胞，淋巴干细胞再分化为淋巴样祖细胞，淋巴样B祖细胞在骨髓内环境作用下分化、发育为B细胞，故骨髓是B细胞生成、分化、成熟的场所。

(二)胸腺

来自骨髓的淋巴干细胞或稍后期的淋巴样T祖细胞随血液迁移至胸腺，在胸腺内环境作用下,分化、发育为功能性 T 细胞,故胸腺是 T 细胞分化、成熟的场所。

二、外周免疫器官

具有相应免疫功能的 T 细胞、B 细胞从中枢免疫器官迁移至淋巴结、脾、黏膜相关的淋巴组织等外周免疫器官的不同部位定居、增殖,并在此接受抗原刺激产生特异性免疫应答(图1-2)。

(一)淋巴结

淋巴结浅皮质的淋巴小结和髓质的淋巴索主要含 B 细胞,称为 B 细胞区。深皮质又称副皮质区,主要含 T 细胞,称为胸腺依赖区。淋巴结内 T 细胞的数量约占淋巴细胞总数的 75%,B 细胞约占 25%。此外,淋巴结内还富含树突状细胞、巨噬细胞,髓质区有浆细胞。

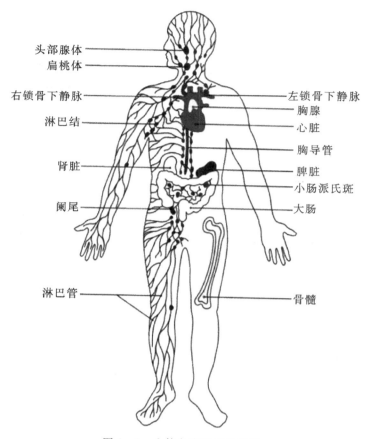

图1-2 人体免疫器官分布图

头部腺体
扁桃体
右锁骨下静脉
淋巴结
肾脏
阑尾
淋巴管
左锁骨下静脉
胸腺
心脏
胸导管
脾脏
小肠派氏斑
大肠
骨髓

病原体及其他异物经淋巴循环被引流至局部淋巴结,淋巴液在淋巴窦内缓慢流动,其内的巨噬细胞吞噬清除病原体或异物,再将"清洁"的淋巴液输出,从而完成淋巴结的过滤作用。巨噬细胞亦可将病原体降解为抗原分子向 T 细胞提呈,再经 T 细胞与 B 细胞的协同作用,促进 B 细胞增殖、分化,产生抗体。T 细胞区的 T 细胞经抗原刺激后,可增殖、分化为效应 T 细胞,从而发挥特异性免疫作用。

(二)脾

脾是人体内最大的外周免疫器官。脾动脉周围淋巴鞘主要含 T 细胞,称胸腺依赖区。脾小结主要含 B 细胞,称 B 细胞区。脾中亦存在较多的巨噬细胞。脾内 T 细胞约占 35%,B 细胞约占 55%,巨噬细胞约占 10%。

血液中的病原体及异物被血循环带至脾脏,被巨噬细胞过滤清除。病原体被巨噬细胞降解为抗原分子后,可活化 T 细胞和 B 细胞进行特异性免疫应答。

(三)黏膜相关的淋巴组织

呼吸道、消化道及泌尿生殖道的黏膜固有层中均聚集着无包膜的淋巴组织,称黏膜相关的淋巴组织,其内有 B 细胞、浆细胞、T 细胞及巨噬细胞。

当巨噬细胞被局部入侵的病原体激活后,除执行固有的吞噬功能外,还能使 B 细胞分化为浆细胞,产生分泌型 IgA(SIgA),在腔道局部黏膜中发挥特异性免疫作用,亦可活化 T 细胞进行特异性细胞免疫应答。

第二节 免疫细胞

免疫细胞指所有参加免疫应答及与免疫应答有关的细胞,主要包括淋巴细胞(T 细胞、B 细胞、NK 细胞等)、抗原提呈细胞(单核巨噬细胞、朗格汉斯细胞、树突状细胞等)、其他免疫细胞(粒细胞、红细胞、肥大细胞)。

一、淋巴细胞

(一)T 淋巴细胞

T 淋巴细胞在胸腺内分化成熟,称胸腺依赖淋巴细胞(thymus dependent lymphocyte),简称 T 细胞。T 细胞参与特异性细胞免疫应答,并在由胸腺依赖性抗原(thymus dependent antigen, TD-Ag)诱导的体液免疫应答中发挥重要作用。

1. T 细胞表面重要的膜分子

T 细胞表面存在可供识别的表面标志,包括表面抗原和表面受体。

(1)T 细胞抗原受体和 TCR 复合体 T 细胞抗原受体简称 T 细胞受体(T cell receptor, TCR),是 T 细胞表面特异性识别和结合抗原的结构。该受体在胚胎期形成。人体内存在成千上万的 T 细胞克隆,每个克隆的抗原受体可识别一种特异性抗原,故体内的 T 细胞能识别成千上万种外来抗原。但 TCR 只能识别抗原提呈细胞(APC)表面与 MHC 分子结合的抗原肽,而不能直接识别可溶性抗原。所有成熟 T 细胞的 TCR 分子邻近部位均存在一种由五种肽链组成的 CD3 分子,它与 TCR 共同构成 TCR 复合体。CD3 分子可将 TCR 与抗原结合后产生的活化信号传递到细胞内。

(2)绵羊红细胞受体 绵羊红细胞受体又称 E 受体(CD2 分子),是人类 T 细胞特有的重要标志之一。在实验条件下,将绵羊红细胞与人类淋巴细胞混合,绵羊红细胞与 T 细胞的绵羊红细胞受体结合,环绕在 T 细胞表面形成玫瑰花环(E 花环),称 E 花环形成试验。该试验主要用于检测外周血中 T 细胞的数量,亦可间接反映机体的细胞免疫功能。正常人外周血 E 花环形成率为 60%~80%。

(3)有丝分裂原受体 有丝分裂原指能非特异性刺激细胞发生有丝分裂的物质,如植物血凝素(PHA)和刀豆蛋白 A(Con-A)。T 细胞表面有这两种有丝分裂原受体。在体外培养的淋巴细胞中加入 PHA 或 Con-A,能使其中的 T 细胞发生有丝分裂,转化为淋巴母细胞,称淋巴细胞转化试验。该试验主要用于检测细胞免疫功能。正常人 T 细胞转化率为 60%~80%。

(4)分化抗原 T 细胞表面重要的分化抗原(概念详述见本章第三节)有以下几种。

1)CD2 分子:又称淋巴细胞功能相关抗原-2(LFA-2),其配体是存在于巨噬细胞等抗原提呈细胞表面的 LFA-3(CD58)分子。两者结合可促进 T 细胞与抗原提呈细胞的结合,并产生协同刺激信号,从而诱导 T 细胞活化。

2)CD4 分子和 CD8 分子:成熟 T 细胞表面只表达 CD4 分子和 CD8 分子中的一种,据此可将 T 细胞分为两大亚群,即 CD4$^+$T 细胞和 CD8$^+$T 细胞。CD4$^+$T 细胞和 CD8$^+$T 细胞分别是 MHCⅡ类分子和 MHCⅠ类分子的受体,它们与 MHCⅡ类分子和 MHCⅠ类分子的结合可增加 TCR 与抗原肽的亲和力,促进活化信号在胞内的转导。

3)CD28 分子:是 T 细胞表面的一种重要协同刺激分子受体,能与 APC 上的相应配体 B7-1(CD80)、B7-2(CD86)分子结合,为 T 细胞活化提供重要的协同刺激信号,使已经接受抗原刺激的 T 细胞充分活化而发生增殖和分化。

(5)其他表面分子　T 细胞表达 MHCⅠ类分子,活化的 T 细胞还表达 MHCⅡ类分子和多种细胞因子受体。这些表面分子与抗原信号的提呈,T 细胞的活化、增殖和分化等密切相关。

2. T 细胞亚群

成熟 T 细胞按 CD 抗原不同可分为 $CD4^+$ T 细胞和 $CD8^+$ T 细胞两大亚群。

(1)$CD4^+$ T 细胞　$CD4^+$ T 细胞又称为辅助性 T 细胞(help T cell,Th),按其功能不同又分为 Th1 细胞和 Th2 细胞。Th1 细胞受到抗原刺激后,通过释放淋巴因子,引起迟发型超敏反应,又称迟发型超敏反应 T 细胞;Th2 细胞通过释放细胞因子,诱导 B 细胞增殖、分化、分泌抗体。

(2)$CD8^+$ T 细胞　按其功能不同分为细胞毒性 T 细胞(Tc 或 CTL)和抑制性 T 细胞(Ts)。Tc 细胞经抗原致敏后,能特异性杀伤带有相应抗原的靶细胞;Ts 细胞有抑制特异性免疫应答的功能。

(二)B 淋巴细胞

B 淋巴细胞在哺乳动物骨髓内分化成熟,故又称骨髓依赖性淋巴细胞(bone marrow of dependent lymphocyte),简称 B 细胞。其发育过程依次经过始祖 B 细胞、前 B 细胞、不成熟 B 细胞和成熟 B 细胞等阶段,其中未接受抗原刺激的成熟 B 细胞又称为初始 B 细胞。

1. B 细胞表面重要的膜分子

(1)B 细胞抗原受体和 BCR 复合体　B 细胞抗原受体简称 B 细胞受体(B cell receptor,BCR),是 B 细胞膜脂质双层中的嵌入蛋白,其结构和化学本质为 Ig(单体 IgM 和 IgD),故称为膜表面 Ig(surface membrance immunoglobulin,SmIg)。BCR 是 B 细胞特异性识别抗原的结构,也是 B 细胞的重要标志。它与另外两个分子 Igα 链(CD79a)和 Igβ 链(CD79b)共同构成 BCR 复合体,Igα 和 Igβ 可将 BCR 与抗原结合后产生的活化信号向胞内转导。

(2)CD19、CD21 分子　CD19、CD21 分子是 B 细胞表面特有的表面分子。两种分子非共价结合,并与 CD81 结合共同形成 B 细胞活化辅助受体,参与 B 细胞的信号转导和活化过程。

(3)IgGFc 受体　成熟的 B 细胞可表达 IgGFc 受体(CD32),它可与抗原-抗体复合物中 IgG 的 Fc 段结合,向胞内转导抑制性信号,参与免疫应答的调节。

(4)CD40 分子　CD40 分子表达于成熟 B 细胞表面,其配体 CD40L 分子表达于活化 T 细胞表面,两者的结合为 B 细胞活化提供重要的协同刺激信号,具有促进 B 细胞活化和增殖的作用。

(5)B7-1 分子和 B7-2 分子　B 细胞是一种有效的抗原提呈细胞,成熟的 B 细胞可高水平表达 B7-1 分子和 B7-2 分子,二者均是 T 细胞表面 CD28 分子的配体,是 T 细胞活化中一组重要的协同刺激分子。

(6)有丝分裂原受体　B 细胞表面的有丝分裂原受体有脂多糖(LPS)受体、葡萄球菌 A 蛋白受体(SPA-R),故细菌脂多糖、葡萄球菌 A 蛋白可刺激 B 细胞发生有丝分裂。

(7)其他表面分子　B 细胞表面还可表达 MHC Ⅰ 类分子和 MHC Ⅱ 类分子,以及补体受体和多种细胞因子受体。这些分子主要参与抗原提呈、免疫应答的调节等过程。

2. B 细胞亚群及其功能

根据表面标志和功能的差异,可将 B 细胞分为 B-1(CD5$^+$B)和 B-2(CD5$^-$B)两个亚群(表 1-1)。

表 1-1　两种 B 细胞亚群的比较

区别点	B-1 细胞	B-2 细胞
发生部位	胚肝	骨髓
外周分布	胸腔、腹腔	脾脏、淋巴结
表面标志	CD5$^+$、SmIgM$^+$、SmIgD$^-$	CD5$^-$、SmIgM$^+$、SmIgD$^+$
抗原应答	对 TI-Ag* 应答	对 TD-Ag 应答
抗体类别	合成分泌 IgM	合成分泌 IgM 和 IgG 等

* TI-Ag:胸腺非依赖性抗原。

(三)自然杀伤细胞

自然杀伤细胞(natural killer,NK)主要分布于外周血和脾,淋巴结和其他组织中有少量存在。它不表达特异性抗原识别受体,其细胞质中含有嗜天青颗粒,杀伤靶细胞不需要抗原预先刺激,如其可直接杀伤肿瘤细胞和被病毒感染的靶细胞。因此,自然杀伤细胞在机体免疫监视和早期抗感染中发挥重要作用。

1. NK 细胞表面重要的膜分子

(1)CD 分子　NK 细胞膜表面可表达 CD56、CD16、CD2 等分子。目前临床上一般将 CD3$^-$、CD56$^+$、CD16$^+$ 的淋巴细胞认定为 NK 细胞。

(2)Fc 受体　NK 细胞表面的 CD16 分子为低亲和力 IgGFc 受体(FcγRⅢ)。当 IgG 与靶细胞表位结合后,通过 Fc 与 NK 细胞表面的 FcγRⅢ 结合,使 NK 细胞对该靶细胞进行定向的非特异性杀伤。

2. NK 细胞的主要生物学作用

(1)抗感染和抗肿瘤作用　NK 细胞杀伤靶细胞的方式有:①自然杀伤作用,该杀伤作用不依赖抗体,直接杀伤靶细胞;②抗体依赖性细胞介导的细胞毒作用(antibody dependent cell mediated cytotoxicity,ADCC),NK 细胞表面有 IgGFc 受体,该受体能与特异性结合了靶细胞的 IgGFc 段结合,通过释放细胞毒性介质(穿孔素及丝氨酸蛋白酶)发挥杀伤靶细胞的作用。

(2)免疫调节作用　NK 细胞被活化后,可分泌大量的细胞因子,如 IFN-γ、TNF-α 等,这些细胞因子对 T 细胞、B 细胞、巨噬细胞等多种免疫细胞的生物学功能具有调节作用。

(四)NKT 细胞

NKT 细胞是一种既能表达 TCR,又能表达 NK 细胞受体的免疫细胞,其可被 CD1 分子提呈的脂类抗原所激活,具有细胞毒性和免疫调节作用。NKT 细胞受到刺激后,可以分泌大量的 IL-4、IFN-γ、GM-CSF、IL-13 和其他细胞因子,发挥免疫调节作用,是联系固有免疫和适应性免疫的桥梁之一。NKT 细胞不但能分泌 Th1 和 Th2 细胞因子,同时还具有与

CD8$^+$ T细胞相同的杀伤靶细胞的作用。NKT 细胞与自身免疫病的发病机制、超敏反应的调节、抗肿瘤作用及抑制寄生虫感染等有关。

二、抗原提呈细胞

抗原提呈细胞(antigen presenting cell,APC)指能摄取、加工、处理抗原,并将抗原信息提呈给淋巴细胞的一组免疫细胞。APC 主要包括单核巨噬细胞、树突状细胞(dendritic cell,DC)、朗格汉斯细胞(langerhans cell,LC)和 B 细胞等。

(一)单核巨噬细胞

单核巨噬细胞指血液中的单核细胞(monocytes,MC)和组织中的巨噬细胞(macrophages,Mϕ)。这些细胞表面有多种受体(FcγR、C3bR 等),亦能表达 HLA I 类抗原和 HLA II 类抗原,它们与该细胞所发挥的免疫功能密切相关。单核巨噬细胞被认为是体内最为活跃的细胞之一。其重要作用有吞噬杀伤作用、提呈抗原和免疫调节作用。

1. 吞噬杀伤作用

单核巨噬细胞能吞噬、杀灭多种病原微生物,其方式除固有的吞噬杀伤外,还可通过其表面的 FcγR 和 C3bR 发挥调理吞噬作用,在机体内执行重要的非特异性免疫防御功能。单核巨噬细胞亦能非特异性识别和清除体内衰老、损伤的细胞,维持机体自身生理功能的稳定。在细胞免疫中,Mϕ 被淋巴因子激活后,能有效杀伤肿瘤细胞,在机体免疫监视功能中发挥重要作用。因此,单核巨噬细胞是机体执行免疫功能的重要细胞。

2. 提呈抗原

单核巨噬细胞是重要的抗原提呈细胞。TD 抗原需经抗原提呈细胞(Mϕ)吞噬、加工、处理后,降解为抗原分子,再以抗原肽-MHC 分子复合物形式表达在 Mϕ 表面,以利于 T 细胞抗原受体(TCR)识别,从而启动免疫应答。

3. 免疫调节作用

巨噬细胞还能分泌多种生物活性因子,从而发挥免疫调节作用。

(二)树突状细胞

树突状细胞(dendritic cell,DC)广泛分布于脑以外的全身各脏器,数量极少。根据分布部位的不同,可将树突状细胞大致分为三类。

1. 淋巴组织 DC

淋巴组织 DC 主要包括并指状 DC(interdigitating cell,IDC)、边缘区 DC 等。这些细胞主要位于淋巴组织 T 细胞区,其主要作用是刺激淋巴组织中初始 T 细胞的活化。

2. 非淋巴样组织中的 DC

非淋巴样组织中的 DC 主要指朗格汉斯细胞(langerhans cell,LC)。LC 是位于表皮和胃肠黏膜上皮部位的未成熟 DC,具有吞噬、处理抗原的能力。当病原微生物或其他异物从表皮或胃肠黏膜上皮侵入时,LC 将其吞噬、处理,并引流迁移至局部淋巴结,在淋巴结中分化为成熟的 DC,失去吞噬能力,但具有很强的抗原提呈能力。

3. 体液中的 DC

体液中的 DC 最大的特点是能够显著刺激初始 T 细胞增殖,而巨噬细胞、B 细胞仅能刺激已活化的或记忆性 T 细胞增殖,因此 DC 是机体免疫应答的始动者,在免疫应答的诱导中具有独特的作用。

（三）B 细胞

B 细胞既是一种免疫活性细胞，又是一种专职的抗原提呈细胞（APC）。B 细胞通过表面 BCR 识别特异性抗原，内吞后加工、处理，并与 MHC Ⅱ 类分子结合形成 MHC Ⅱ 类分子-抗原肽复合物，进一步提呈给 CD4$^+$T 细胞。在再次免疫应答中，即使在抗原浓度较低的情况下，B 细胞仍能高效摄取并提呈特异性抗原，如半抗原、大分子蛋白、自身抗原等。

三、其他免疫细胞

中性粒细胞、嗜酸性粒细胞、嗜碱性粒细胞、肥大细胞、红细胞和血小板等均可作为免疫细胞，在免疫应答中发挥一定作用。

第三节　免疫分子

一、细胞因子

（一）细胞因子的定义、分类

细胞因子（cytokine）是由细胞分泌的具有生物活性的小分子蛋白质的统称。如由单核巨噬细胞产生的细胞因子称为单核因子（monokine），由淋巴细胞产生的细胞因子称为淋巴因子（lymphokine），可刺激骨髓干细胞或祖细胞分化、成熟的细胞因子称为集落刺激因子（colony stimulating factor，CSF）。细胞因子的生物活性主要为调节细胞生理功能，介导炎症反应，参与免疫应答和组织修复等。

（二）细胞因子的共性

1. 理化特性

多数细胞因子是低分子量（15000～30000）的蛋白或糖蛋白，以单体形式存在；少数细胞因子以双体或三聚体形式存在。

2. 分泌特性

一种细胞可分泌多种细胞因子，不同类型的细胞也可产生一种或几种相同的细胞因子。

3. 作用特性

1）细胞因子通常以非特异方式发挥作用，对靶细胞的作用不受 MHC 限制，而是以高亲和力与其受体结合，故微量的细胞因子即可对靶细胞产生显著的生物学作用，但作用时效短。

2）细胞因子以旁分泌、自分泌或内分泌的方式作用于邻近细胞、自身细胞或远处细胞。

3）多效性与重叠性。一种细胞因子可作用于多种靶细胞，产生多种生物学效应；几种不同的细胞因子可作用于同一靶细胞，产生相同或相似的生物学效应。

4）网络性。众多细胞因子在机体内的作用并非独立存在，细胞因子间有的表现为协同效应，有的表现为拮抗效应，因此形成了十分复杂的细胞因子网络。

（三）重要细胞因子的主要来源和主要生物学功能

1. 白介素

白介素（interleukin，IL）是一组由淋巴细胞、单核巨噬细胞等免疫细胞和其他非免疫细胞产生的能介导白细胞和其他细胞间相互作用的细胞因子(表 1 - 2)。其主要生物学作用是调节细胞的生长、分化,参与免疫应答和介导炎症反应。

表 1 - 2　白介素的来源及生物学功能

名 称	主要产生细胞	主要生物学功能
IL - 1	单核巨噬细胞,内皮细胞	活化 T 细胞和巨噬细胞,致热
IL - 2	活化 T 细胞	刺激 T 细胞增殖
IL - 3	活化 T 细胞	协同刺激造血
IL - 4	活化 T 细胞,肥大细胞	刺激 B 细胞活化、增殖、分化,诱导 Ig 产生,抑制 Th1 细胞
IL - 5	活化 T 细胞,肥大细胞	诱导嗜酸性粒细胞增殖、分化
IL - 6	单核巨噬细胞,活化 T 细胞,内皮细胞	诱导 T 细胞、B 细胞增殖、分化,急性期蛋白产生,致热
IL - 10	活化 T 细胞,巨噬细胞	抑制巨噬细胞
IL - 12	B 细胞,单核巨噬细胞	激活 NK 细胞,诱导 T 细胞向 Th1 细胞分化
IL - 13	活化 T 细胞	刺激 B 细胞增殖、分化,抑制单核巨噬细胞产生细胞因子
IL - 15	单核巨噬细胞	抑制 Th1 细胞,活化 T 细胞和 NK 细胞
IL - 16	活化 T 细胞,肥大细胞,嗜酸性粒细胞	趋化 CD4$^+$T 细胞、单核细胞和嗜酸性粒细胞
IL - 18	活化的单核巨噬细胞	诱导 T 细胞、NK 细胞产生 IFN - γ

2. 干扰素

干扰素(interferon,IFN)分为 IFN - α、IFN - β、IFN - γ 三种类型(表 1 - 3)。IFN - α 和 IFN - β 主要由白细胞、成纤维细胞和被病毒感染的组织细胞产生,也称为 Ⅰ 型干扰素,通常由病毒诱导产生;IFN - γ 主要由活化的 T 细胞和 NK 细胞产生,称为 Ⅱ 型干扰素,通常由抗原或有丝分裂原诱导产生。各型 IFN 的作用基本相同,即具有抗病毒、抗肿瘤和免疫调节作用,但 Ⅰ 型干扰素的抗病毒和抗肿瘤作用较强,Ⅱ 型干扰素的免疫调节作用更加明显。

表 1 - 3　干扰素的来源及生物学功能

名　称	主要产生细胞	主要生物学功能
IFN - α	单核巨噬细胞,淋巴细胞	抗病毒,免疫调节,促进 MHCⅠ类分子和 MHCⅡ类分子的表达
IFN - β	成纤维细胞	抗病毒,抗细胞增殖,免疫调节,促进 MHCⅠ类分子和 MHCⅡ类分子的表达
IFN - γ	活化 T 细胞,NK 细胞	激活巨噬细胞,抗病毒,促进 MHC 分子的表达和抗原提呈,抑制 Th2 细胞

3. 集落刺激因子

集落刺激因子(colony stimulating factor,CSF)是由活化 T 细胞、单核巨噬细胞、血管内皮细胞和成纤维细胞等产生的,能刺激多能造血干细胞和处于不同发育阶段的造血干细胞进行分化,并在半固体培养基中形成细胞集落的一组细胞因子。目前发现的 CSF 有粒细胞-巨噬细胞集落刺激因子(GM - CSF)、单核巨噬细胞集落刺激因子(M - CSF)、粒细胞集落刺激因子(G‐CSF)。

4.肿瘤坏死因子

肿瘤坏死因子(tumor necrosis factor,TNF)是一类能引起肿瘤组织出血、坏死的细胞因子。根据来源和结构不同,分为 TNF‐α 和 TNF‐β 两种。前者主要由活化的单核巨噬细胞产生;后者主要由活化的 T 细胞产生,又称淋巴毒素。两种 TNF 的生物学作用基本相同,即:①杀瘤、抑瘤和抗病毒作用;②免疫调节作用;③促进和参与炎症反应;④致热作用;⑤引发恶病质。

5.生长因子

生长因子(growth factor,GF)主要包括转化生长因子(TGF‐β)、表皮生长因子(EGF)、血管内皮生长因子(VEGF)、成纤维生长因子(FGF)、神经生长因子(NGF)、血小板衍生的生长因子(PDGF)和肝细胞生长因子(HGF)等,具有刺激细胞生长的作用。

6.趋化因子

趋化因子(chemokine)是一类对不同靶细胞具有趋化作用的细胞因子,由白细胞和造血微环境中的间质细胞分泌。根据结构特征和功能可将趋化因子分为 C、CC、CXC 和 CX3C 四种亚家族。趋化因子在免疫细胞迁移、血细胞发育、细胞凋亡等,及在病原生物感染,肿瘤的发生、发展、转移,移植排斥反应等过程中发挥作用。

(四)细胞因子与疾病的关系以及在疾病防治中的作用

1.细胞因子与疾病的诊断

许多疾病过程中均可出现细胞因子的变化,但缺少特异性,在某些情况下,特定细胞因子的定量和定性检测可作为早期诊断和鉴别诊断的指标。如 IL‐1、IL‐6、TNF 与发热、急性期蛋白反应、DIC 有关;而 sIL‐2R、IL‐6R、TGR‐β 水平与移植排斥反应密切相关。

2.细胞因子与疾病的治疗

细胞因子具有双重效应,既可以抵御和治疗某些疾病,在某些情况下也可导致和促进疾病的发生、发展。如 IL‐1、IL‐2、IL‐6、IFN(尤其是 IFN‐γ)、TNF 等与自身免疫性疾病的发生、发展有关。由于促炎症因子的拮抗剂和抑制剂能缓解某些自身免疫性疾病,故细胞因子疗法分为细胞因子补充/添加和阻断/拮抗两大类。

3.细胞因子与疾病的预防

患恶性肿瘤的患者放疗后,可继发白细胞/血小板的减少、贫血及感染。临床应用 CSF、IL‐3、IL‐6 等细胞因子防治由放疗或化疗等引起的骨髓抑制,如 G‐CSF 和 GM‐CSF 可有效促使中性粒细胞数量回升,M‐CSF 及 IL‐6 对血小板数量回升效果良好,EPO 可用于预防和治疗贫血。已应用于临床的细胞因子主要用来治疗肿瘤,抗病毒感染,治疗免疫缺陷,促进造血功能等。

由于许多细胞因子在体内半衰期太短,大剂量细胞因子治疗所引起的副作用太大,故人们尝试应用多种方法来提高疗效,其中应用最多的方法是将细胞因子基因转染宿主细胞或肿瘤细胞,将后者注入体内后可不断释放少量的细胞因子而发挥作用,这种方法已初步显示出良好的效果。

二、白细胞分化抗原与黏附分子

(一)白细胞分化抗原

白细胞分化抗原(leukocyte differentiation antigen,LDA)是指血细胞在分化为不同谱系和不同阶段时,以及活化过程中出现或消失的细胞表面标志,多为跨膜蛋白或糖蛋白。采用单克隆抗体鉴定并识别的白细胞分化抗原又称 CD(cluster of differentiation,CD)抗原,即分化群抗原(CD 抗原或 CD 分子)。现应用 CD 单克隆抗体发现免疫细胞表面存在许多 CD 抗原。处于不同发育阶段、不同亚群的 T 细胞、B 细胞表面存在不同的 CD 抗原,具有不同的功能(图 1-3～图 1-5)。

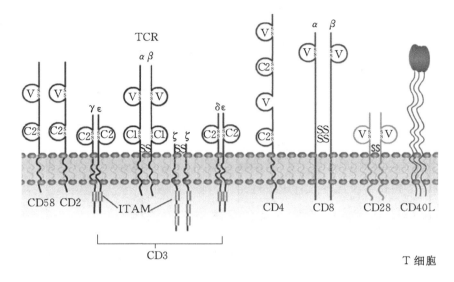

图 1-3　与 T 细胞识别、黏附、活化有关的 CD 分子

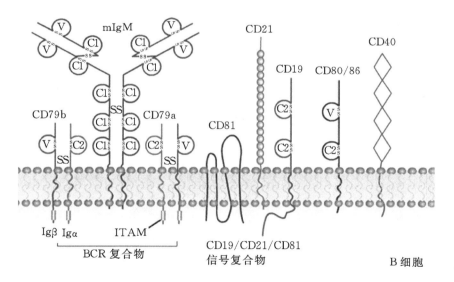

图 1-4　与 B 细胞识别、黏附、活化有关的 CD 分子

(二)细胞黏附分子

细胞黏附分子(cell adhesion molecules,CAM)是指众多介导细胞间或细胞与细胞外基质

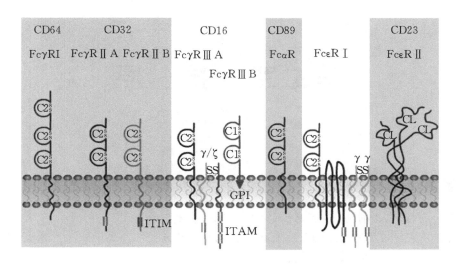

图 1-5 与免疫球蛋白 Fc 受体有关的 CD 分子

（extracellular matrix，ECM）间相互接触和结合的分子的统称，与细胞的识别、活化、增殖、分化、信号转导密切相关，是免疫应答、炎症发生、凝血、肿瘤转移及创伤愈合等一系列生理、病理过程的分子基础。细胞黏附分子根据生物学作用的不同可大致分为钙黏素、选择素、免疫球蛋白超家族、整合素及透明质酸黏素等。

目标检测

1. 简述人体免疫系统的构成及其内在联系。
2. 简述人体免疫器官的组成和功能。
3. 简述 T 细胞、B 细胞的分类和功能。
4. 简述人体主要细胞因子的分类和功能。

（马新博 石学魁 何丽花 张凯波 王 妍）

第二章　抗　原

【掌握】抗原、完全抗原、半抗原、抗原决定簇的基本概念。

【熟悉】决定免疫原性的因素；抗原的特异性和交叉反应。

【了解】医学上重要的抗原物质。

第一节　抗原的概念与分类

一、抗原的概念

抗原(antigen,Ag)是一类能刺激机体免疫系统产生特异性免疫应答,并能与相应的免疫应答产物(抗体或致敏淋巴细胞)在体内或体外发生特异性结合的物质。

抗原一般具备两个基本特性:①免疫原性,即抗原刺激机体产生特异性免疫应答,诱导产生抗体或致敏 T 淋巴细胞的能力;②免疫反应性,即抗原能与相应抗体或致敏 T 淋巴细胞特异性结合的能力。

二、抗原的分类

同时具有免疫原性和免疫反应性的物质称完全抗原(complete antigen),又称为免疫原(munogen),即通常所称的抗原。仅具有免疫反应性而无免疫原性的物质,称为不完全抗原(incomplete antigen),又称为半抗原。一般而言,具有免疫原性的物质均同时具有免疫反应性,即均属于完全抗原,大多数蛋白质类抗原属于完全抗原。半抗原单独存在时无免疫原性,当与蛋白质载体结合后也可成为完全抗原,如多糖、类脂、某些药物等。能诱导机体产生超敏反应的抗原称为变应原(allergen),能诱导机体产生免疫耐受的抗原称为耐受原(toleragen)。

知识链接

超抗原

超抗原(superantigen)指一类只需要极低浓度(1～10ng/ml)即可激活 2%～20%某些亚型的 T 细胞克隆而产生极强免疫应答的抗原,如金黄色葡萄球菌肠毒素 A～E 血清型均为超抗原,能活化多数 T 细胞释放大量细胞因子,产生生物学效应。

第二节 抗原的免疫原性

多种因素可影响抗原的免疫原性,但抗原的免疫原性主要取决于抗原物质本身的性质及其与机体的相互作用。影响抗原免疫原性的因素主要有以下三个方面。

一、抗原的理化特性

1.分子量的大小

凡具有免疫原性的抗原物质的分子量都较大,一般在 10000 以上,低于 4000 者一般无免疫原性。抗原分子量越大,含有的抗原表位越多,结构越复杂,免疫原性就越强。

2.化学组成

抗原物质必须要有一定的化学结构,分子量大小并非是决定免疫原性的绝对因素。多数抗原为蛋白质。蛋白质中含大量芳香族氨基酸尤其是酪氨酸时,免疫原性就很强。如胰岛素的分子量仅有 5700,但因其序列中含有具有苯环的氨基酸,故其免疫原性就较强。明胶的分子量高达 100000,但因其主要是由直链氨基酸组成的,缺乏具有苯环的氨基酸,稳定性差,在体内易被降解为小分子物质,故免疫原性很弱。如果在明胶分子内接入 2‰酪氨酸,其免疫原性显著增强。多糖、糖蛋白、糖脂、脂蛋白等也具有免疫原性。核酸分子一般无免疫原性,但与蛋白质结合形成核蛋白后则具有免疫原性。

3.分子构象和易接近性

抗原分子的立体结构是决定抗原分子能否与免疫细胞上的抗原受体结合,引起免疫应答的关键,也是抗原和相应抗体结合,出现各种免疫反应的物质基础。因此,抗原分子的分子构象很大程度上影响了抗原的免疫原性。若某些因素使抗原分子的构象发生改变,可使其免疫原性改变或丧失。如溶菌酶为良好的抗原,若分子内的双硫键被还原而使溶菌酶失去立体结构,免疫原性即消失。

抗原分子的易接近性是指抗原分子的表位能够被免疫细胞上的抗原受体接近的程度。某些化学基团(如酪氨酸)在分子表面时,易与免疫细胞上的抗原受体结合,免疫原性强;若这些化学基因存在于大分子内部时,则表现不出免疫原性。此外,蛋白质等抗原可因加热、冻融、光照等发生变性,使免疫原性改变或丧失。

4.物理状态

一般聚合状态的蛋白质较其单体免疫原性强,颗粒性抗原较可溶性抗原免疫原性强。如将免疫原性弱的物质吸附在某些大颗粒表面,其免疫原性增强。

二、宿主的因素

1.异物性

异物性是抗原物质的重要性质。免疫学中的异物是指在胚胎期未与免疫系统中的免疫细胞充分接触过的物质。免疫系统具有识别"自己"与"非己"物质的能力。生物之间种系关系越远,组织结构差异越大,异物性越强,其免疫原性就越强。如鸡卵蛋白对鸭是弱抗原,对家兔却是强抗原。

具有异物性的物质主要分为三种。

（1）异种物质　生物间亲缘关系越远，抗原性越强，如各种病原生物、动物蛋白制剂等。

（2）同种异体物质　由于不同个体之间的遗传差异，组织细胞或体液中有些成分的分子结构也存在着不同程度的差异，如人类红细胞血型抗原、组织相容性抗原等。

（3）自身物质　在正常情况下，自身物质无免疫原性，但如果受到感染、损伤、电离辐射、药物等因素的影响，自身成分发生改变，也可被机体视为异物；在胚胎期未与免疫系统接触的物质，如精子、脑组织、眼晶体蛋白等，因受到外伤、感染等使其释放，与免疫细胞接触后，也被认为是异物，可导致自身免疫病。

2. 遗传因素

机体对抗原的应答是受免疫应答基因（主要是 MHC）控制的。不同遗传背景的动物对同一抗原的应答能力不同。这是由于个体遗传基因不同，对同一抗原是否产生免疫应答及产生应答的程度不同造成的。

3. 年龄、性别、生理及健康状态

一般来说，青壮年动物比幼年或老年动物对抗原的免疫应答能力要强；新生动物或婴儿由于免疫系统尚未发育完善，免疫应答能力弱，故容易发生细菌感染；雌性动物比雄性动物的免疫应答能力强，但在其妊娠期间对抗原的应答能力受到明显的抑制；感染或使用免疫抑制剂都能干扰和抑制免疫系统对抗原的免疫应答。

三、免疫的方法

抗原进入机体的剂量、途径、次数，以及两次免疫间隔的时间、免疫佐剂的应用、免疫佐剂的类型，都可影响机体对抗原的免疫应答。一般来说，抗原剂量要适中，太低和太高都容易诱导免疫耐受；免疫途径以皮内和皮下免疫最佳，腹腔注射次之，静脉和口服易诱导免疫耐受；注射次数不能太频繁，间隔时间要适当；要选择较好的免疫佐剂。

知识链接

佐　剂

佐剂（adjuvant）属于非特异性免疫增强剂，当将其与抗原一起注入或预先注入机体时，可增加机体对抗原的免疫应答或改变免疫应答的类型。

佐剂增强免疫应答的主要机制为：①改变抗原的物理性状，延长抗原在体内的存留时间，增加其与免疫细胞接触的机会；②能有效刺激单核巨噬细胞，增强其对抗原的处理和提呈能力；③刺激淋巴细胞增殖、分化，从而增强机体的免疫应答能力。

佐剂的种类甚多，如生物佐剂（卡介苗、脂多糖、细胞因子等）、无机佐剂（氢氧化铝、明矾等）、人工合成佐剂（聚肌苷酸、胞苷酸）。近年来采用脂质体、免疫刺激复合物作为佐剂，弗氏完全佐剂和弗氏不完全佐剂是目前动物实验中最常用的佐剂。

第三节　抗原特异性与交叉反应

抗原的特异性是指抗原刺激机体产生免疫应答及其与应答产物发生反应时所显示的专一性。抗原的特异性既表现在免疫原性上，也表现在免疫反应性上。如接种伤寒疫苗（抗原）只能诱导机体产生针对伤寒杆菌的抗体，此种抗体也只能与伤寒杆菌结合，而不能与痢疾杆菌或其他抗原结合。这种特异性是免疫应答最重要的特点，也是免疫学诊断和免疫学防治的重要理论依据。决定抗原特异性的结构基础是存在于抗原分子表面的抗原决定簇。

一、抗原决定簇的概念与特点

抗原决定簇(antigenic determinant)是抗原分子中决定抗原特异性的特殊化学基团，又称抗原表位(epitope)，是与 TCR/BCR 及抗体特异性结合的基本结构单位。一般由 5～8 个氨基酸、单糖或核苷酸残基组成。一个抗原分子可有一种或多种不同的抗原决定簇。抗原通过抗原决定簇与相应的淋巴细胞表面的抗原识别受体结合，激活淋巴细胞产生免疫应答，也通过此抗原决定簇与相应抗体特异性结合，产生免疫反应。因此，抗原决定簇是被免疫细胞识别的标志，是免疫反应具有特异性的物质基础。抗原决定簇的性质、数目、位置和空间构象决定了抗原决定簇的特异性。

二、抗原决定簇的类型

(一)功能性抗原决定簇与隐蔽性抗原决定簇

位于抗原表面的决定簇，易被相应的淋巴细胞识别，具有易接近性，能启动免疫应答或与相应抗体结合，称为功能性抗原决定簇。位于抗原分子内部的抗原决定簇，称为隐蔽性抗原决定簇，一般不能引起免疫应答。如抗原分子受到某些理化因素的作用，隐蔽的抗原决定簇暴露，则可改变此抗原的特异性。

(二)顺序决定簇与构象决定簇

顺序决定簇是指一段序列相连续的氨基酸片段，又称线性决定簇。线性决定簇多位于抗原分子内部，经抗原提呈细胞(APC)加工处理后，能以抗原肽-MHC 分子复合物的形式表达于 APC 表面，供 T 细胞识别。构象决定簇是指序列上不相连续的多肽或多糖通过空间构象形成的具有三维结构的决定簇。构象决定簇通常位于抗原分子表面，是 B 细胞(通过 BCR)和抗体识别、结合的抗原表位。

(三)T 细胞决定簇和 B 细胞决定簇

在免疫应答中，供 T 细胞抗原受体(TCR)识别的抗原决定簇称 T 细胞决定簇，供 B 细胞抗原受体(BRR)识别的抗原决定簇称 B 细胞决定簇。T 细胞决定簇均为顺序决定簇，可存在于抗原分子的任何部位，必须经过 APC 加工处理为小分子抗原肽后，再与 MHC 分子结合，才能被 T 细胞识别。B 细胞决定簇多存在于抗原分子表面，可以是顺序决定簇，也可以是构象决定簇。

(四)载体决定簇与半抗原决定簇

一般来说，半抗原能与相应的抗体特异性结合，但不能诱导机体产生抗体。只有半抗原和载体蛋白结合后，才能诱导机体产生抗半抗原抗体，同时也产生抗载体蛋白抗体，而且在初次与再次免疫时，半抗原必须结合于相同载体，才能产生半抗原抗体，此为载体效应。这说明载体不单纯起着运载半抗原的作用，而且具有载体特异性。在免疫应答中，B 细胞识别半抗原，并提呈载体决定基给 T 细胞，T 细胞识别载体决定簇。这样载体就可以把特异性 T 细胞、B

细胞连接起来,T 细胞才能激活 B 细胞产生特异性免疫应答。在天然抗原中,常同时存在 T 细胞、B 细胞抗原决定簇,分别活化 T 细胞和 B 细胞。

三、抗原结合价

抗原结合价是指能和抗体分子结合的功能性抗原决定簇的数目。半抗原一般为一价,即仅能与抗体分子的一个结合部位结合。大多数天然抗原的分子结构复杂,由多种、多个抗原决定簇组成,是多价抗原,可以和多个抗体分子相结合。

四、共同抗原表位与交叉反应

天然抗原的表面常带有多种抗原决定簇,每种抗原决定簇都能刺激机体产生特异性抗体,从而表现出天然抗原分子的复杂性。一般来说,不同抗原分子带有不同的抗原决定簇,故各具有特异性。但是在不同的抗原分子表面也可能存在相同或相似的抗原决定簇,称为共同抗原表位(图 2-1)。抗体与具有相同或相似决定簇的抗原之间出现的反应,称为交叉反应。交叉反应是在抗原结构相似的情况下发生的,两者之间并不完全吻合,故结合力较弱。共同抗原和交叉反应的存在并非否定了抗原的特异性,而是由抗原分子表面的共同抗原表位所致。

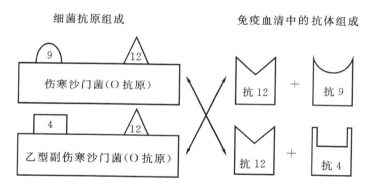

图 2-1 共同抗原表位与交叉反应示意图

第四节 医学上重要的抗原

一、异种抗原

(一)病原生物及其代谢产物

各种病原生物(如细菌、真菌、病毒、寄生虫等)对机体而言都是异种物质,都有很强的免疫原性。微生物是一种含有多种抗原决定簇的天然复杂抗原,虽然结构简单,但化学组成却相当复杂。如细菌具有表面抗原、菌体抗原、鞭毛抗原和荚膜抗原等,这些抗原成分均可作为细菌鉴定、分型的依据。寄生虫的抗原结构更为复杂。

细菌的代谢产物也具有较强的抗原性,如细菌毒素,其化学本质为蛋白质,能刺激机体产生相应的抗体即抗毒素。外毒素经 0.3%～0.4%甲醛处理后,可使其失去毒性而保留免疫原性,称为类毒素,可作为人工自动免疫制剂。

（二）动物免疫血清

用类毒素免疫动物（如牛、马等）后，动物血清中可出现大量的抗毒素。含有抗毒素的血清即为动物免疫血清。抗毒素的本质是动物经类毒素免疫后产生的相应抗体，临床上常用抗毒素进行相应疾病的紧急预防和治疗。这种来源于动物血清的抗毒素，对人而言具有二重性：动物免疫血清作为特异性抗体，可中和由细菌产生的相应的外毒素，起到防治疾病的作用；但它作为异种蛋白，可刺激机体产生抗动物血清的抗体，当机体再次接受此种动物血清时，可导致超敏反应的发生。因此，在使用异种动物血清进行治疗时一定要做皮试。

二、嗜异性抗原

嗜异性抗原是一类与种属特异性无关，存在于人、动物及微生物之间的共同抗原。如溶血性链球菌的表面成分与人心瓣膜及肾小球基底膜有共同抗原成分存在，当机体感染了溶血性链球菌后，其刺激机体产生的抗体可与具有共同抗原的心、肾组织发生交叉反应，造成组织损伤，导致心肌炎和肾小球肾炎；大肠埃希菌 O14 型的脂多糖与人结肠黏膜间也有嗜异性抗原的存在，有可能导致结肠炎的发生。

有些嗜异性抗原可用于对某些疾病的辅助诊断，如外斐反应就是根据某些立克次体与变形杆菌有嗜异性抗原，在临床上利用变形杆菌 OX19 和 OX2 株代替立克次体抗原，进行斑疹伤寒的辅助诊断。

三、同种异型抗原

同一种属不同个体之间，由于遗传基因的不同，细胞表面结构也存在着差异，称同种异型抗原。常见的同种异型抗原有以下几种。

（一）血型抗原

1. ABO 血型系统

根据人类红细胞表面所表达的 A、B 抗原不同，将血型分为 A 型、B 型、AB 型、O 型四种。ABO 血型不符的血液在体外可出现凝集现象，在体内则可引起溶血反应。临床输血前，均要进行交叉配血（供血者的红细胞与患者血清、患者的红细胞与供血者的血清），以防因错误输血引起严重的输血反应。

2. Rh 血型系统

Rh 抗原是一种红细胞抗原，因最初在恒河猴红细胞表面发现而得名。根据红细胞上是否有 Rh 血型抗原的存在，可将人类红细胞分为 Rh 阳性（Rh$^+$）和 Rh 阴性（Rh$^-$）两种。人类血清中不存在 Rh 血型抗原的天然抗体，只有当机体在接受免疫的情况下才会产生抗 Rh 抗体。如将 Rh$^+$ 的血液输入 Rh$^-$ 的患者，或 Rh$^-$ 的母亲妊娠 Rh$^+$ 的胎儿，就会导致机体产生抗 Rh 抗体。当再次输入 Rh$^+$ 的血液或再次妊娠 Rh$^+$ 的胎儿时，就可能引起输血反应或新生儿溶血。

（二）人类白细胞抗原

人类白细胞抗原（HLA）存在于白细胞、血小板等一切有核细胞的表面，以淋巴细胞的表达密度最高。此类抗原参与免疫应答、免疫调节、移植排斥反应，与某些疾病的发生相关。

四、自身抗原

能引起机体发生免疫应答的自身成分称为自身抗原。在正常情况下,机体对自身组织细胞不会产生免疫应答,即自身免疫耐受。当机体在外伤、手术、感染、使用药物等情况下,使隐蔽的自身抗原暴露或自身成分结构发生改变,或免疫系统自身出现异常时,可诱发机体对自身组织成分产生免疫应答,从而引起自身免疫病。

五、肿瘤抗原

肿瘤抗原(tumor antigen)是指细胞癌变过程中出现的抗原物质,包括肿瘤相关抗原(tumor-associated antigen,TAA)和肿瘤特异性抗原(tumor specific antigen,TSA)。

1. 肿瘤相关抗原

肿瘤相关抗原指非肿瘤细胞所特有的、正常细胞和其他组织中也存在的抗原,只是其含量在细胞癌变时明显增高。此类抗原只表现出量的变化,而无严格的肿瘤特异性。胚胎性抗原是其中的典型代表,如甲胎蛋白和癌胚抗原。

2. 肿瘤特异性抗原

肿瘤特异性抗原是肿瘤细胞特有的或只存在于某种肿瘤细胞而不存在于正常细胞的新抗原。此类抗原乃是通过肿瘤在同种系动物间的移植而被证实的。由化学或物理因素诱生的肿瘤抗原、自发肿瘤抗原和由病毒诱导的肿瘤抗原等多属此类。

 目标检测

1. 简述抗原的基本特性。
2. 简述影响抗原免疫原性的因素。
3. 简述 T 细胞表位与 B 细胞表位的特性。

(段斯亮)

第三章　免疫球蛋白

【掌握】免疫球蛋白、抗体的基本概念及二者之间的关系；抗体的生物学作用及各类免疫球蛋白的主要生物学特性。

【熟悉】免疫球蛋白的基本结构、功能区和酶解片段。

【了解】单克隆抗体和多克隆抗体的概念及应用。

第一节　抗体和免疫球蛋白概述

一、抗体与免疫球蛋白的概念

抗体（antibody，Ab）是 B 细胞识别抗原后增殖分化为浆细胞所产生的一类能与相应抗原特异性结合的球蛋白。抗体主要存在于血液和组织液内，也可存在于其他体液，如呼吸道黏液、小肠黏液、唾液及乳汁中。抗体具有多种生物学功能，是介导体液免疫的重要效应分子。抗体与相应抗原（如病原体、毒素）特异性结合，发挥抗感染作用，也可在其他免疫分子和细胞的参与下发生免疫效应。

免疫球蛋白（immunoglobulin，Ig）是指具有抗体活性或化学结构与抗体相似的球蛋白。免疫球蛋白可分为分泌型（secreted Ig，SIg）和膜型（membrane Ig，mIg）两种，前者主要存在于血液和组织液中，具有抗体的各种功能；后者作为抗原识别受体表达于 B 细胞膜表面。

二、抗体与免疫球蛋白的关系

抗体都是免疫球蛋白，而免疫球蛋白并不一定都是抗体。如多发性骨髓瘤患者血清中的骨髓瘤蛋白，其化学结构与抗体相似但无抗体活性，没有免疫功能；膜表面免疫球蛋白（surface of membrane immunoglobulin，SmIg）的化学结构与抗体相似，也能与相应抗原特异性结合，但它不是由抗原刺激 B 细胞产生的，因此不能称为抗体。由此可见，抗体是生物学功能上的概念，而免疫球蛋白是基于结构和化学本质的命名。

第二节 免疫球蛋白的结构

一、免疫球蛋白的基本结构

免疫球蛋白的基本结构(即 Ig 单体)是由两条相同的长链和两条相同的短链通过链间二硫键连接组成的一个四肽链分子。以 IgG 为例,免疫球蛋白的基本结构及功能区组成如图3-1所示。

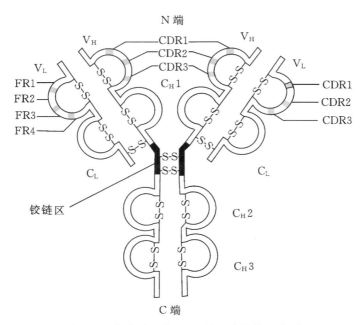

图 3-1 免疫球蛋白(IgG)的基本结构示意图

(一)重链和轻链

1.重链

免疫球蛋白的两条长链称为重链(heavy chain,H 链)。每条 H 链的分子量为 50000~75000,由 450~550 个氨基酸残基组成。H 链间由二硫键连接。H 链上结合有不同量的糖,故免疫球蛋白属糖蛋白。根据 H 链结构和免疫反应性的不同,可将免疫球蛋白分为 IgM、IgG、IgA、IgD 和 IgE 五类,它们的重链分别为 μ、γ、α、δ 和 ε 链。

2.轻链

免疫球蛋白的两条短链称为轻链(light chain,L 链)。每条 L 链的分子量约为 25000,由 214 个氨基酸残基组成。L 链经二硫键连接在 H 链的氨基端(N 端)。根据 L 链的结构和免疫反应性不同,可将免疫球蛋白分为 κ 和 λ 两型。一个天然 Ig 分子上的两条轻链的型别总是相同的。人类血清中 κ 型与 λ 型 Ig 的比例约为 2:1。

(二)可变区与恒定区

免疫球蛋白 H 链近 N 端 1/4 或 1/5 区段内和 L 链近 N 端 1/2 区段内,约 110 个氨基酸残基的组成和排列顺序多变,称为可变区(variable region,V 区);其余近羧基端(C 端)的氨基酸残基组成和排列顺序相对稳定,称为恒定区(constant region,C 区)。H 链和 L 链的 V 区分别称为 V_H 和 V_L。H 链和 L 链的 C 区分别称为 C_H 和 C_L。

(三)超变区和骨架区

在 V_H 和 V_L 中各有三个由氨基酸组成、排列顺序及构型更易变化的特定区段,称为超变区。这三个超变区分别位于 V_H 区内第 31—35 位、第 50—65 位、第 95—102 位氨基酸和 V_L 区内第 24—34 位、第 50—56 位、第 87—97 位氨基酸的区域内。可变区中超变区之外的氨基酸组成和排列顺序变化小,称为骨架区。

(四)铰链区

铰链区位于 C_H1 与 C_H2 之间。该区富含脯氨酸,易伸展、弯曲,可改变 Ig 构型,使其适合与抗原分子表面不同距离的抗原表位结合,或能同时与两个抗原分子表面相应的抗原表位结合;也有利于暴露 Ig 分子上的补体 C1q 结合点而激活补体。铰链区对木瓜蛋白酶和胃蛋白酶敏感,经酶水解处理后,Ig 可从该区断裂为几个不同的片段。IgG、IgA 和 IgD 有铰链区,IgM 和 IgE 无铰链区。

二、免疫球蛋白的功能区

免疫球蛋白的 H 链和 L 链可通过链内二硫键连接、折叠为数目不等的几个球状结构域,这些球状结构域因具有不同的生物学功能而称为免疫球蛋白的功能区(图 3 - 2)。IgG、IgA 和 IgD 的 H 链有 V_H、C_H1、C_H2 和 C_H3 四个功能区;IgM 和 IgE 的 H 链有五个功能区,即 V_H、C_H1、C_H2、C_H3 和 C_H4。L 链有 V_L 和 C_L 两个功能区。

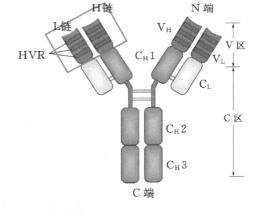

图 3 - 2　免疫球蛋白的功能区

1)V_H 和 V_L 能特异结合抗原,其中超变区是与抗原表位互补结合的部位。

2)C_H 和 C_L 具有 Ig 同种异型遗传标志。

3)IgG 的 C_H2 和 IgM 的 C_H3 具有补体 C1q 结合位点,可参与补体经典途径的激活。

4)IgG 的 C_H2 可介导 IgG 通过胎盘。

5)IgG、单体 IgA 的 C_H3 和 IgE 的 C_H2、C_H3 能与多种免疫细胞表面相应受体(FcR)结合,并由此介导免疫细胞产生不同的生物学效应。

三、免疫球蛋白的水解片段

(一)木瓜蛋白酶水解片段

木瓜蛋白酶水解 IgG 时,可将其重链于铰链区链间二硫键近 N 端处断裂,获得三个片段,即两个完全相同的抗原结合片段(fragment antigen binding,Fab)和一个可结晶片段(fragment crystallizable,Fc)(图 3 - 3)。每个 Fab 段由一条完整的轻链和部分重链(V_H 和 C_H1)组成。该片段具有单价抗体活性,只能与一个相应的抗原表位结合,因此它们与相应抗原结合后不能形成大分子免疫复合物。Fc段主要由IgG的C_H2和C_H3区组成,是IgG分子与相应免疫效应细胞(表达IgG Fc受体)结合的部位。此外,IgG同种型抗原表位主要存在于Fc段。用人IgG免疫动物,可获得针对人IgG Fc段的抗体。

(二)胃蛋白酶水解片段

胃蛋白酶水解IgG时,可将其重链于铰链区链间二硫键近C端处断裂,获得一个大分子片段和若干小分子片段(图3-3)。大分子片段由铰链区内链间二硫键连接的两个Fab段组成,故称$F(ab')_2$片段。该片段具有双价抗体活性,与相应抗原结合后可形成大分子复合物,发生凝集或沉淀反应。小分子片段称pFc',无生物学活性。根据上述酶解特性,用胃蛋白酶水解破伤风抗毒素等抗体制剂,可大大减少临床使用时可能引起的超敏反应。

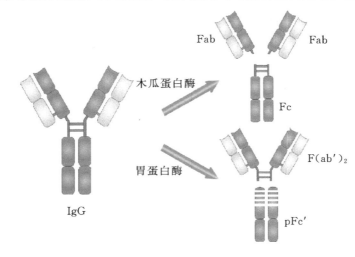

图3-3 免疫球蛋白(IgG)酶解片段示意图

第三节 五类免疫球蛋白的主要特性

一、IgG

IgG主要存在于血液和组织液中,占血清Ig总量的75%~80%,分子量约为150000,血清半衰期较长,约为23天,居五类Ig之首。IgG主要由脾和淋巴结中的浆细胞合成分泌,是再次体液免疫应答产生的主要抗体,具有重要的抗感染作用。抗毒素、抗病毒和大多数抗菌抗体均为IgG。IgG是唯一能够通过胎盘的抗体,在新生儿抗感染中起重要作用。IgG在婴儿出生后3个月开始合成,3~5岁接近成人水平,40岁后逐渐下降。IgG有四个亚类,其中IgG1、IgG2、IgG3与相应抗原结合后,可激活补体经典途径。IgG4凝聚物可激活补体旁路途径。IgG具有亲细胞特性,可通过其Fc段与表面具有相应受体(FcR)的吞噬细胞和NK细胞结合,从而产生促进吞噬的调理作用和ADCC效应。IgG可通过其Fc段与葡萄球菌蛋白A(SPA)结合,借此可纯化抗体或用于免疫学诊断。

二、IgM

IgM 分为膜结合型和血清型两种类型。膜结合型 IgM（mIgM）为单体 IgM，表达于 B 细胞表面，构成 B 细胞抗原受体（BCR）。血清中的 IgM 是由五个单体 IgM 通过二硫键和连接链（J 链）相连组成的五聚体（图 3-4），分子量约为 950000，居五类 Ig 之首，又称巨球蛋白。IgM 不能通过血管壁，主要存在于血液中，约占血清 Ig 总量的 10%，其抗原结合价＞5，激活补体、促进杀菌与溶菌、调理吞噬及凝集作用等都强于 IgG，具有高效抗感染免疫作用。若人体缺乏 IgM，可导致致死性败血症。IgM 是种属进化和个体发育过程中最早产生的抗体，它们可在胚胎晚期生成，其余各类 Ig 均在出生后数月才能产生。脐带血 IgM 升高，提示胎儿宫内感染。IgM 也是初次体液免疫应答中最早产生的抗体。血清中某种病原体特异性 IgM 水平升高，提示近期发生感染，有助于感染性疾病的早期诊断。ABO 天然血型抗体为 IgM。

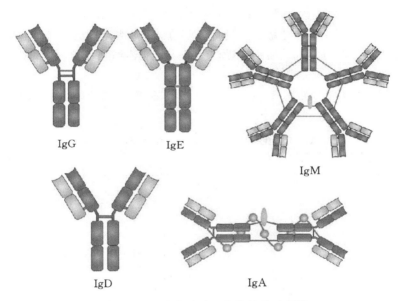

图 3-4　五类免疫球蛋白的结构示意图

三、IgA

IgA 有血清型和分泌型两种类型。血清型 IgA 主要为单体 IgA，分子量约为 160000，占血清 Ig 总量的 10%～15%，具有一定的抗感染免疫作用。分泌型 IgA（SIgA）是由 J 链连接的 IgA 二聚体与一个分泌片借二硫键共价结合组成（图 3-4）。

SIgA 主要存在于呼吸道、消化道、泌尿生殖道黏膜表面，以及乳汁、唾液和泪液等外分泌液中，是参与黏膜局部免疫的主要抗体。分泌型 IgA 形成及其在黏膜表面的转运过程如下：黏膜下浆细胞形成的 IgA 二聚体与黏膜上皮细胞基底侧表面多聚免疫球蛋白受体（polymeric Ig receptor，pIgR）结合，然后在胞吞转运过程中，pIgR 在蛋白水解酶的作用下与膜脱离，其细胞外部分（即分泌片）仍与 IgA 二聚体结合形成分泌型 IgA，并通过胞吐作用将其分泌到黏膜表面。新生儿易患呼吸道、消化道感染性疾病，可能与其自身 SIgA 合成低下有关。但通过母乳,新生儿/婴儿可从乳汁中被动获得抗感染所需的 SIgA。因此,应大力提倡母乳喂养。

四、IgD

IgD 分为血清型和膜结合型两种类型,二者均以单体形式存在。血清型 IgD 含量低,仅为血清 Ig 总量的 0.2%;其铰链区较长,易被蛋白酶水解,故半衰期短,仅为 3 天,其生物学功能目前还不清楚。膜结合型 IgD(mIgD)作为抗原受体表达于 B 细胞表面,是 B 细胞分化成熟的标志,即未成熟 B 细胞只表达 mIgM,成熟 B 细胞同时表达 mIgM 和 mIgD。此种成熟 B 细胞未曾接受过抗原刺激,又称初始 B 细胞。

五、IgE

IgE 是种属进化过程中最晚出现的 Ig,也是正常人血清中含量最低的 Ig,仅占血清 Ig 总量的 0.003%,但在过敏性疾病或寄生虫感染患者血清中,特异性 IgE 含量显著增高。IgE 分子量约为 190000,含糖量高达 12%。IgE 主要由呼吸道和胃肠道黏膜固有层中的浆细胞产生,这些部位正是变应原入侵和超敏反应的好发部位。IgE 为亲细胞性抗体,可通过其 C_H2 和 C_H3 与肥大细胞、嗜碱性粒细胞表面相应受体结合而使上述细胞致敏,并由此导致 I 型超敏反应的发生。

五类免疫球蛋白的结构见图 3-4。各类免疫球蛋白的主要理化性质和生物学功能见表 3-1。

表 3-1　人类免疫球蛋白的主要理化性质和生物学功能

理化性质和主要生物学功能	IgM	IgD	IgG	IgA	IgE
分子量	950000	180000	150000	160000/400000	190000
沉降系数(S)	19	7	7	7/11	8
重链	μ	δ	γ	α	ε
亚类	μ1、μ2	—	γ1~γ4	α1、α2	—
C 区结构域数	4	3	3	3	4
轻链	κ、λ	κ、λ	κ、λ	κ、λ	κ、λ
亚型	λ1~λ4	λ1~λ4	λ1~λ4	λ1~λ4	λ1~λ4
主要存在形式	五聚体	单体	单体	单体/二聚体	单体
血清中检出时间	胚胎后期	较晚	生后 3 个月	生后 4~6 个月	较晚
占血清 Ig 总量比例	5%~10%	0.3%	75%~85%	10%~15%	0.02%
血清含量(mg/ml)	0.7~1.7	0.03	9.5~12.5	1.5~2.6	0.0003
半衰期(天)	10	3	23	6	2.5
抗原结合价	5~	2	2	2/4	2
通过胎盘	—	—	+	—	—
经典途径激活补体	++	—	+	—	—
替代途径激活补体	—	—	+(IgG4)	+	—

续表

理化性质和主要生物学功能	IgM	IgD	IgG	IgA	IgE
结合嗜碱性粒细胞/肥大细胞	—	—	—	—	+
结合吞噬细胞/调理作用	—	—	+	+	—
结合 SPA	—	—	+	—	—
介导 ADCC	—	—	+	—	—
抗菌、抗病毒活性	+	—	+	+	—
黏膜局部免疫	—	—	—	+	—
介导Ⅰ型超敏反应	—	—	—	—	+

第四节　抗体的生物学活性

一、识别并特异性结合抗原

免疫球蛋白(抗体)的主要功能是特异性识别并结合抗原,V区内的超变区是其与抗原表位互补结合的区域。在体内,免疫球蛋白通过其 V 区与细菌毒素或病原体结合后,可发挥中和毒素、中和或抑制病原体生长的作用;在补体和吞噬/杀伤细胞参与下,通过其恒定区连接补体与吞噬细胞等,可产生溶菌、调理吞噬和杀伤等生物学效应。在体外,免疫球蛋白通过其 V 区与抗原结合后,可引起各种抗原-抗体反应。一个完整的 IgG 分子可结合两个抗原决定簇,其结合价为二价;IgM 分子为五聚体,理论上为十价,但由于空间位阻因素,每个单体只能结合一个抗原决定簇,故结合价为五价;二聚体 IgA 的结合价为四价。

二、激活补体系统

IgG1、IgG2、IgG3 和 IgM 与相应抗原结合后,可因构象改变使其位于 C_H2/C_H3 功能区内的补体 C1q 结合位点暴露,从而导致补体经典途径被激活;IgG4、IgA 的凝聚物可激活补体旁路途径。补体激活可产生溶菌效应和由补体裂解产物 C3b 介导的调理作用。

三、结合细胞

IgG、单体 IgA 类抗体与相应细菌等颗粒性抗原特异性结合后,通过其 Fc 段与巨噬细胞或中性粒细胞表面高亲和力的 IgGFc 受体〔即 FcγRⅠ(CD64)〕和 IgAFc 受体(即 FcαR)结合,促进吞噬细胞对上述颗粒性抗原的吞噬作用,称为调理作用。

IgG 类抗体与肿瘤或被病毒感染细胞表面相应抗原表位特异性结合后,可通过其 Fc 段与 NK 细胞表面相应的低亲和力 IgGFc 受体〔即 FcγRⅢ(CD16)〕结合,增强或触发 NK 细胞对靶细胞的杀伤破坏作用,即为抗体依赖性细胞介导的细胞毒作用(antibody dependent cell-mediated cytotoxicity,ADCC),简称 ADCC 效应(图 3-5)。巨噬细胞和中性粒细胞表面的 FcγRⅠ也可介导 ADCC 效应。

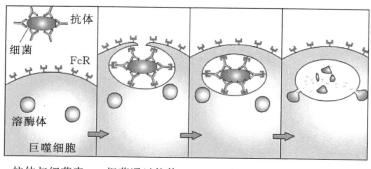

图 3-5　抗体依赖性细胞介导的细胞毒作用（ADCC）示意图

IgE 为亲细胞性抗体，可通过其 Fc 段与肥大细胞和嗜碱性粒细胞表面相应 Fc 受体（FcεR Ⅰ）结合，而使上述细胞致敏。致敏细胞通过表面特异性 IgE 抗体与相应抗原（变应原）结合后，发生脱颗粒，释放生物活性介质，从而引起 Ⅰ 型超敏反应。

四、穿过胎盘和黏膜

人 IgG 类抗体是唯一能够从母体通过胎盘转运到胎儿体内的免疫球蛋白。研究表明，母体内 IgG 类抗体可通过其 Fc 段，选择性地与胎盘母体一侧的滋养层细胞表面的相应受体（FcRn）结合，进而通过胎盘进入胎儿血循环中。上述自然被动免疫机制，对新生儿抗感染具有重要意义。此外，分泌型 IgA 可通过分泌片介导穿越呼吸道、消化道等的黏膜上皮细胞，到达黏膜表面发挥重要的抗感染免疫作用。

第五节　人工制备抗体的类型

一、多克隆抗体及其应用

用抗原免疫动物后获得的免疫血清（抗血清）为多克隆抗体。在含有多种抗原表位的抗原物质刺激下，体内多种具有相应抗原受体的 B 细胞克隆被激活，因而可产生多种针对相应不同抗原表位的抗体，这些由不同 B 细胞克隆产生的抗体混合物称为多克隆抗体（polyclonal antibody，PcAb）。事实上，一般条件下饲养的动物，在用某种抗原免疫之前，体内存在的同种型抗体本身就是多克隆的。因此，即使选用具有单一抗原表位的抗原免疫动物，所获得抗血清中的抗体仍然是多克隆抗体。简言之，正常动物血清中的抗体均为多克隆抗体。多克隆抗体特异性不高，易出现交叉反应，因此在实际应用中受到了限制。

二、单克隆抗体及其应用

单克隆抗体（monoclonal antibody，McAb）通常是指由单一克隆杂交瘤细胞产生的只识别某一特定抗原表位的同源抗体。杂交瘤细胞是由小鼠免疫脾细胞（B 细胞）与小鼠骨髓瘤细胞融合而成。此种杂交瘤细胞既有骨髓瘤细胞大量无限增殖的特性,又继承了免疫 B 细胞(浆细胞)合成分泌某种特异性抗体的能力。将这种融合成功的杂交瘤细胞株体外培养扩增或接种于小鼠腹腔,即可从培养上清液或小鼠的腹水中获得单克隆抗体。

单克隆抗体在结构和组成上高度均一,其类型、抗原结合特异性和亲和力完全相同,此外还具有易于体外大量制备和纯化等优点,因此已广泛应用于医学、生物学等领域。例如:用 McAb 代替 PcAb 能克服交叉反应,提高免疫学实验的特异性和敏感性;将 McAb 作为亲和层析柱,可分离纯化含量极低的可溶性抗原,如激素、细胞因子和难以纯化的肿瘤抗原等。

 目标检测

1. 简述抗体、免疫球蛋白的定义。
2. 简述五类免疫球蛋白的特性及主要生物学功能。

(段斯亮)

第四章　补体系统

▶ **学习目标**

【掌握】补体的概念；补体系统的生物学作用。

【熟悉】补体系统的经典激活途径和旁路激活途径的激活过程。

【了解】旁路激活途径、MBL激活途径及补体系统激活的调节。

第一节　补体系统的概念与组成

19世纪末，研究者发现在人和动物的新鲜血清中存在一种不耐热的成分，可辅助特异性抗体使细菌溶解，此血清成分称为补体（complement，C）。事实上，补体并非单一分子，是存在于人和脊椎动物血清与组织液中的一组与免疫有关、经活化后具有酶活性的蛋白质，由30多种可溶性蛋白和膜蛋白组成，故称补体系统。补体系统的组成按其生物学功能可分为三类。

(一)补体固有成分

补体固有成分指存在于血浆和体液中，参与补体激活过程的补体成分，包括：①经典激活途径的成分，如C1q、C1r、C1s、C4、C2；②甘露聚糖结合凝集素（mannan-binding lectin，MBL）激活途径的成分，如MBL及MBL相关的丝氨酸蛋白酶-1、丝氨酸蛋白酶-2（MASP-1、MASP-2）；③旁路激活途径的成分，如B因子、D因子、P因子；④参与共同末端通路活化的补体成分，如C3、C5、C6、C7、C8和C9。

(二)补体调节蛋白

补体调节蛋白是指以可溶性和膜结合两种形式存在于体液中和细胞膜表面的调节控制补体活化的蛋白分子。体液中的可溶性补体调节蛋白包括C1抑制物、I因子、C4结合蛋白、H因子、S蛋白和过敏毒素灭活因子等；膜结合调节蛋白包括促衰变因子、膜辅助蛋白和同源限制因子等。

(三)补体受体

补体受体是指存在于某些细胞表面，能介导补体活性片段或补体调节蛋白发挥生物学效应的受体分子。主要包括补体受体1（CR1，即C3bR/C4bR）、补体受体2（CR2，即C3dR/C3dgR）、补体受体3（CR3，即iC3bR）、C1q受体、H因子受体和C3a/C5a受体。

参与经典激活途径的固有成分，按其被发现的先后顺序分别称为C1、C2、C3……C9。C1

由 C1q、C1r、C1s 三个亚单位组成。补体系统的其他成分以英文大写字母表示,如 B 因子、D 因子、P 因子、H 因子等。补体调节成分多以其功能命名,如 C1 抑制物、C4 结合蛋白、促衰变因子等。补体活化后的裂解片段,以该成分的符号后面加小写英文字母表示,如 C3a、C3b 等,通常 a 表示小片段,b 表示大片段。具有酶活性的成分或复合物在其符号上方划一横线表示,如 $\overline{C1}$、$\overline{C3bBb}$ 等;灭活的补体片段,在其符号前面加英文字母 i 表示,如 iC3b 等。

补体各成分分别由肝细胞、巨噬细胞、肠黏膜上皮细胞和脾细胞等多种细胞产生。其化学成分均为糖蛋白,约占血清球蛋白总量的 10%。补体成分大多为 β 球蛋白,少数为 γ 球蛋白或 α 球蛋白,分子量差别甚大(25000~590000)。在血清中以 C3 含量最高。补体性质很不稳定,能使蛋白质变性的许多理化因素均可破坏补体活性。56℃ 30min 可使补体中大部分组分丧失活性,称为补体灭活。室温下补体也易失活,0~10℃时其活性只能保持 3~4 天。故补体应保存在 -20℃ 条件下。紫外线、机械振荡及化学物质等也可破坏补体。

第二节　补体系统的激活

在生理条件下,血清中大多数补体成分均以无活性的酶前体形式存在,只有被激活物激活后,才表现出其生物学活性。补体系统的激活有三条途径:①以抗原-抗体复合物为主要激活物,使补体固有成分以 C1、C4、C2、C3、C5~C9 顺序发生酶促级联反应的补体活化途径,因该途径最先被人们所认识,故称为经典途径;②血浆中的 MBL 直接与多种病原微生物表面的 N—氨基半乳糖或甘露糖残基结合后,使补体固有成分以 MASP-1、MASP-2、C4、C2、C3、C5~C9 顺序发生酶促级联反应的补体活化途径,称为 MBL 途径;③在 B 因子、D 因子和 P 因子参与下,直接由微生物或外源异物激活 C3,以 C3、C5~C9 顺序发生酶促级联反应的补体活化途径,称为旁路途径。上述三条途径具有共同的末端通路,即膜攻击复合物(MAC)的形成及溶解细胞效应的发生。

一、经典激活途径

(一)激活物

经典激活途径是以抗原-抗体复合物(免疫复合物)为主要激活物,主要是指 IgG1、IgG2、IgG3 和 IgM 类抗体与相应抗原形成的免疫复合物(IC)。此外,C 反应蛋白、细菌脂多糖(LPS)、髓鞘脂和某些病毒蛋白(如 HIV 的 gP120)等也可作为激活物。

(二)激活过程

1.识别阶段

抗原和抗体结合后,抗体发生构象改变,使 Fc 段的补体结合部位暴露,补体 C1 与之结合并被激活,这一过程称为补体激活的启动或识别。C1 是由 C1q、C1r 和 C1s 分子组成的多聚体复合物(图 4-1)。C1q 为六聚体,其每一亚单位的头部是 C1q 与 Ig 结合的部位。当 C1q 的两个或多个球形头部与 IC 中的 IgM 或 IgG Fc 段结合后,即引起 C1q 6 个亚单位的构象改变,导致两个 C1r 裂解,产生具有酶活性的小片段 $\overline{C1r}$;$\overline{C1r}$ 又可裂解 C1s,形成具有酶活性的小片段 $\overline{C1s}$;$\overline{C1s}$ 再依次裂解 C4 与 C2。因 IgG 为单体,故只有两个以上的 IgG 分子与抗原结合且邻近才能使 C1 活化。而 IgM 分子为五聚体,故一个 IgM 分子与抗原结合后即可激活 C1。

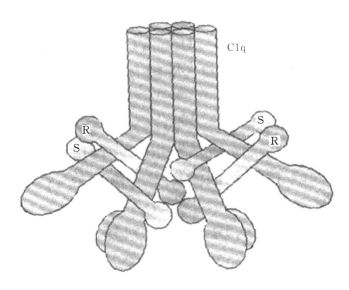

图 4-1　C1 分子结构示意图

2. 活化阶段

活化阶段是指 C $\overline{1s}$ 依次裂解 C4、C2，形成 C3 转化酶（C $\overline{4b2a}$）和 C5 转化酶（C $\overline{4b2a3b}$）的阶段。

C4 和 C2 都是 C $\overline{1s}$ 的底物。C $\overline{1s}$ 裂解 C4 产生 C4a 和 C4b 两个片段，C4b 与靶细胞膜或抗原-抗体复合物结合。在 Mg^{2+} 存在的情况下，C2 与细胞膜上的 C4b 结合，继而被 C $\overline{1s}$ 裂解为两个片段，C2a 与 C4b 结合于靶细胞表面，形成 C $\overline{4b2a}$ 复合物，此即经典途径的 C3 转化酶。在 C3 转化酶（C $\overline{4b2a}$）的作用下，C3 被裂解成 C3a 和 C3b。C3b 与细胞膜上的 C $\overline{4b2a}$ 结合形成 C $\overline{4b2a3b}$ 复合物，此即经典途径的 C5 转化酶。补体裂解过程中生成的小分子 C4a、C2b、C3a 释放到液相中，发挥各自的生物学活性。

3. 膜攻击阶段

膜攻击阶段形成膜攻击复合物（membrane attack complex，MAC），使靶细胞裂解。

C5 转化酶裂解 C5，产生 C5a 和 C5b，前者释放入液相，后者仍结合在细胞表面，并可依次与 C6、C7 结合，所形成的 C5b67 复合物插入细胞膜脂质双层中，进而与 C8 呈高亲和力结合，形成 C5b678 复合物，该复合物可牢固地附着于细胞表面，但其溶细胞的能力有限。附着于细胞表面的 C5b678，可与 12~15 个 C9 分子联结形成 C5b~C9，即膜攻击复合物（MAC）。"多聚 C9"在细胞膜上形成管状跨膜孔道，使电解质从细胞内逸出，水分大量进入，导致细胞膨胀破裂。此外，MAC 插入细胞膜也可使钙离子被动向细胞内弥散，导致细胞死亡（图 4-2）。

二、旁路激活途径

(一)激活物

旁路途径的激活物主要是细菌细胞壁成分（脂多糖、肽聚糖、磷壁酸）、酵母多糖和凝聚的

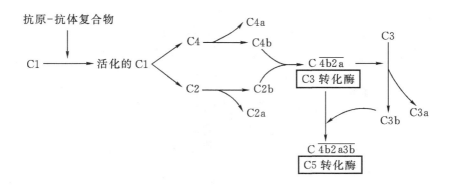

图 4-2 补体经典激活途径示意图

IgA、IgG4。激活物主要是通过提供补体活化反应的接触表面而实现其作用的。

(二)激活过程

不需 C1、C4、C2 参加,C3 首先被激活,然后完成 C5~C9 活化的级联反应,亦称 C3 旁路途径。参与的补体成分还包括 B 因子、D 因子和 P 因子(备解素)。

1. C3 转化酶的形成

经典途径中产生或正常生理情况下自发产生的 C3b,可随机与细胞表面形成共价键。C3b 若沉积在自身细胞表面,可被调节蛋白迅速灭活,并中止后续激活反应。反之,C3b 若与缺乏调节蛋白的微生物(细菌脂多糖)表面结合,则 C3b 可与 B 因子形成稳定的 C3bB。血清中的 D 因子可将结合状态的 B 因子裂解成 Ba 和 Bb。Ba 游离于液相中,Bb 仍与 C3b 结合形成 C $\overline{3bBb}$。C $\overline{3bBb}$ 即是旁路途径的 C3 转化酶,可使 C3 裂解。C $\overline{3bBb}$ 极不稳定,可被迅速降解。血清中的 P 因子可与 C $\overline{3bBb}$ 结合形成 C $\overline{3bBbP}$,使之稳定。

2. C5 转化酶的形成

C $\overline{3bBb}$ 使 C3 裂解产生 C3a 和 C3b,C3b 与邻近细胞表面上的 C $\overline{3bBb}$ 结合,形成多分子复合物 C $\overline{3bnBb}$ 或 C $\overline{3bnBbP}$,此即旁路途径的 C5 转化酶,其功能与经典途径的 C5 转化酶(C $\overline{4b2a3b}$)相同,可使 C5 裂解成 C5a 和 C5b。后续 C6~C9 各成分的活化过程与经典途径相同,最终形成 MAC,导致靶细胞溶解。

3. C3b 正反馈途径

旁路途径活化过程是补体系统重要的放大机制,补体激活过程中形成的稳定的 C $\overline{3bBb}$ 可使更多的 C3 裂解,产生的 C3b 沉积于颗粒物质表面,形成更多的 C3 转化酶,可放大起初的激活作用。因此,C3b 既是 C3 转化酶作用于 C3 生成的产物,又是 C3 转化酶的组成部分。此过程形成了旁路途径的正反馈放大机制(图 4-3)。

三、MBL 激活途径

(一)激活物

MBL 激活途径的激活物是在病原微生物感染早期,体内炎症反应诱导肝细胞产生的急性期蛋白,如甘露聚糖结合凝集素(MBL)和 C 反应蛋白。

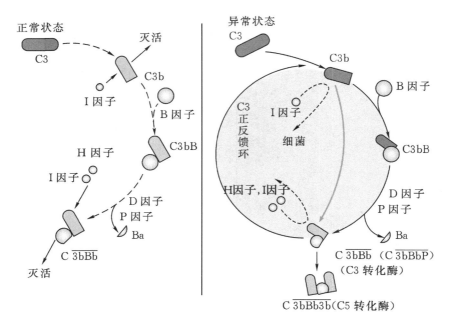

图 4-3　补体旁路激活途径示意图

(二)激活过程

MBL 是一种糖蛋白,属于凝集素家族,可与甘露糖残基结合。正常血清中 MBL 的含量极低,在感染急性期,其水平明显提高。MBL 首先与病原微生物的甘露糖残基结合,再与丝氨酸蛋白酶结合,形成 MBL 相关的丝氨酸蛋白酶(MASP-1、MASP-2)。MASP 具有与活化 C1 类似的生物学活性,可水解 C4 和 C2,继而形成 C3 转化酶,其后的反应与经典途径相同(图 4-4)。

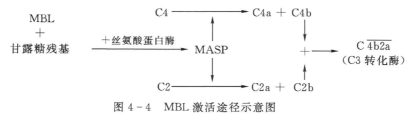

图 4-4　MBL 激活途径示意图

四、三条补体激活途径的比较

旁路激活途径和 MBL 激活途径不需要抗原-抗体复合物参与,微生物细胞壁的脂多糖等或炎症早期急性期蛋白即可直接激活补体。在病原微生物感染时,补体发挥作用的顺序依次是旁路途径、MBL 途径、经典途径。在初次感染微生物或感染早期,机体内没有特异性抗体或特异性抗体的量很少的情况下,旁路途径和 MBL 途径对机体的防御均具有重要意义。当经典途径和 MBL 途径活化后,通过放大机制也可激活旁路途径。所以,在体内生理条件下,三条途径密切相关,都以 C3 活化为中心。

三条补体激活途径全过程见图 4-5。三条激活途径的比较见表 4-1。

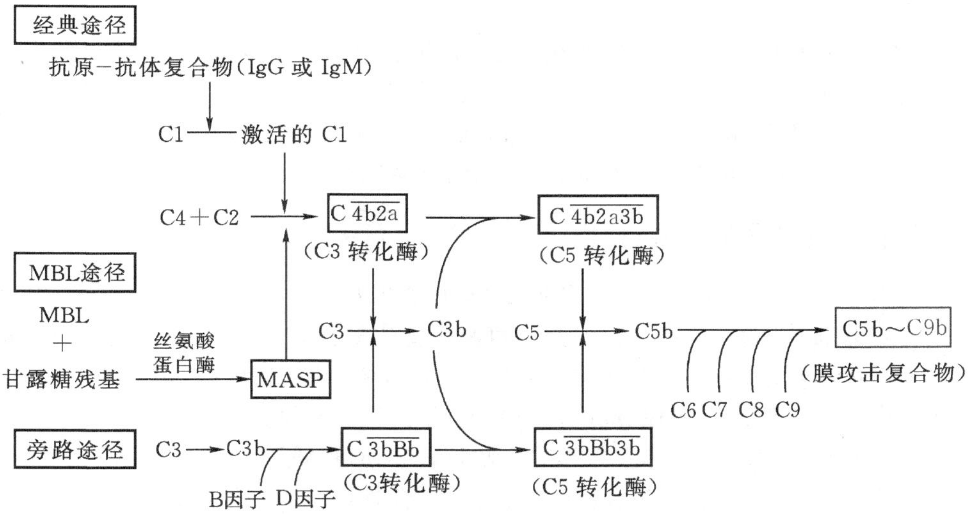

图 4-5　三条补体激活途径示意图

表 4-1　三条补体激活途径的比较

区别点	经典激活途径	MBL 激活途径	旁路激活途径
激活物质	抗原-抗体（IgM/IgG1、IgG2、IgG3）复合物	MBL，C 反应蛋白	脂多糖，酵母多糖，葡聚糖，凝聚的 IgA、IgG4 等
参与补体成分	C1～C9	C2～C9	C3，C5～C9，B 因子，D 因子，P 因子
所需离子	Ca^{2+}，Mg^{2+}	Ca^{2+}，Mg^{2+}	Mg^{2+}
C3 转化酶	C $\overline{4b2a}$	C $\overline{4b2a}$	C $\overline{3bBb}$ 或 C $\overline{3bBbP}$
C5 转化酶	C $\overline{4b2a3b}$	C $\overline{4b2a3b}$	C $\overline{3bnBb}$ 或 C $\overline{3bnBbP}$
作　用	参与特异性体液免疫的效应阶段	参与非特异性免疫，在感染急性期起重要作用	参与非特异性免疫，自身放大，在感染早期发挥作用

第三节　补体系统的主要生物学作用

一、溶解细胞作用

补体裂解外源微生物是宿主抗感染的重要机制之一。某些微生物表面成分可直接激活补体旁路途径或与急性期蛋白 MBL 结合激活 MBL 途径,若有特异性抗体产生则激活补体经典途径。微生物表面形成 MAC 导致细胞裂解死亡。如革兰氏阴性菌、支原体、含脂蛋白包膜的病毒以及异体红细胞和血小板等对补体都敏感。革兰氏阳性菌对补体则不敏感。在病理情况下,自身抗体在自身组织细胞上可通过经典途径活化补体,出现补体参与的组织、细胞破坏等病理现象。

二、调理作用

C3b 和 C4b 称为调理素,它们与细菌及其他颗粒性物质结合,可促进吞噬细胞的吞噬,称为补体的调理作用。C3b、C4b 的氨基端与靶细胞(或免疫复合物)结合,羧基端与带有相应受体的吞噬细胞(中性粒细胞、巨噬细胞等)结合,在靶细胞和吞噬细胞间起桥梁作用,促进微生物与吞噬细胞的黏附及被吞噬。这种调理作用在机体抗感染免疫中尤为重要。

三、清除免疫复合物作用

抗原、抗体在体内结合形成的循环免疫复合物,如未被及时清除而沉积在组织中,则可活化补体,造成组织损伤。而补体成分的存在,可减少免疫复合物的产生,溶解已生成的复合物。C3 和 C4 可共价结合到免疫复合物上,阻碍免疫复合物结合形成大网格在组织中沉积。补体激活途径产生的 C3b,嵌入到抗原、抗体的网格中,使抗体与抗原分子间的亲和力降低,部分抗原、抗体分离,导致复合物变小,易于排出或降解。补体还可通过 C3b 或 C4b 使免疫复合物黏附到具有 CR1 和 CR3 的血细胞表面,形成较大的复合物,在肝中被巨噬细胞清除,称为免疫黏附作用。血循环中的红细胞数量大,CR1 丰富,因此在清除免疫复合物中起主要作用。

四、炎症介质作用

C3a、C4a 和 C5a 亦称过敏毒素,具有炎症介质作用,可与肥大细胞、嗜碱性粒细胞表面上的相应受体结合,促使其脱颗粒,释放组胺等血管活性介质,引起血管扩张、毛细血管通透性增加及平滑肌收缩等炎症反应。过敏毒素也可直接与平滑肌上的受体结合,从而刺激其收缩。C5a 作用最强。C5a 又称中性粒细胞趋化因子,能吸引中性粒细胞,使其向组织炎症部位聚集,加强对病原微生物的吞噬,同时增强炎症反应。C2a 具有激肽样作用,能增加血管通透性,引起炎症、充血。

五、参与特异性免疫应答作用

有些补体成分(如 C3、C3b、CR1、CR2 等)对 APC 加工、处理、提呈抗原,及 B 细胞的活化、增殖分化与杀伤细胞效应等,有一定的调节作用。

补体成分的生物学功能见表 4-2。

表 4-2　补体成分的生物学功能

补体成分	生物学功能
C1~C9	溶菌、杀菌、溶解细胞作用
C3b、C4b	调理作用,免疫黏附作用
C3a、C4a、C5a	过敏毒素
C2a	补体激肽
C5a	趋化作用
C3、C4、CR1	清除免疫复合物
C3、C3b、CR1、CR2	免疫调节

第四节　补体系统的调节

补体系统激活是一种高度有序的级联反应,能产生多种生物学效应,对机体既有保护作用,又有损伤作用。正常情况下,体内有一系列调节机制控制补体的激活,使之反应适度,以防止补体成分过度消耗和对自身组织的损伤。这种调控可通过补体成分的自发性衰变以及体内存在的多种可溶性和膜结合的补体调节蛋白来实现。

一、补体活性片段的自发性衰变

某些处于激活状态的补体成分极不稳定,易于衰变失活,这是补体激活过程中的一种重要调控机制。例如,液相中的 C3b、C4b 及 C5b 很快失去活性,与细胞膜结合的 C3b、C4b 及 C5b 也易衰变。不同激活途径中的 C3 转化酶和 C5 转化酶均易衰变失活,从而限制了后续补体成分的连锁反应。

二、体液中可溶性补体调节蛋白及其主要作用

C1 抑制物(C1 inhibitor,C1INH)可使 $\overline{C1r}$、$\overline{C1s}$ 失去酶活性而不能裂解 C4 和 C2,即不能形成经典途径的 C3 转化酶。I 因子和 H 因子协同作用破坏游离的或结合在细胞膜上的 C3b。I 因子亦能裂解 C4b,由此抑制补体各激活途径。C4 结合蛋白(C4b binding protein,C4bp)抑制 C4b 和 C2 的结合,辅助 I 因子裂解 C4b。当这些因子发生缺陷时可导致相应的疾病,如遗传性 C1 抑制分子缺乏,可导致遗传性血管神经性水肿。

三、膜结合调节蛋白及其主要作用

CR1(C3b 受体)抑制 C3 转化酶的组装并加速其解离,协助 I 因子裂解 C3b 和 C4b。膜辅助蛋白(MCP)辅助 I 因子裂解 C3b 和 C4b。衰变加速因子(DAF)与 C4b 结合,抑制 C3 转化酶的形成并促进其分解。同源限制因子(HRF)又称 C8 结合蛋白(C8bp),能与 C8 结合,阻碍 C8 与 C9 的结合。膜反应性溶解抑制物(MIRL)阻碍 C7、C8 与 C5b6 的结合,从而阻止 MAC 的形成及其对宿主正常细胞的溶细胞作用。细胞膜上的补体调节蛋白的主要功能是防止补体活化过程中对自身正常细胞的损伤,从这一角度来说,补体活化过程能识别自己与非己。膜结合调节蛋白缺乏时,会引起相应的临床病症,如阵发性夜间血红蛋白尿即由红细胞表面缺乏 DAF、HRF 和 MIRL 所致。

 目标检测

1. 简述补体系统的生物学作用。
2. 简述补体经典激活途径。
3. 简述三条补体激活途径的主要差异。

（段斯亮）

第五章　主要组织相容性复合体

【掌握】MHC 与 HLA 的概念。

【熟悉】HLA 的分子结构、分布及功能。

【了解】HLA 复合体的结构与遗传特征。

第一节　MHC 与 HLA 的概念

一、HLA

20 世纪初,人们发现在不同种属或同种属不同系别的个体间进行组织移植,会出现排斥反应。经研究证明,其诱因是存在于供体和受体组织细胞表面的同种异型抗原导致的免疫反应,这种抗原称为移植抗原或组织相容性抗原。凡能引起快而强的排斥反应者称为主要组织相容性抗原或 MHC 分子,引起慢而弱的排斥反应者称为次要组织相容性抗原。人的主要组织相容性抗原称为人类白细胞抗原(human leucocyte antigen,HLA)。

二、MHC 和 HLA 复合体

编码主要组织相容性抗原的基因是染色体上一组紧密连锁的基因群,称为主要组织相容性复合体(major histocompatibility complex,MHC)。从鱼类到人类都存在结构功能相似的 MHC,但命名不同,如人的 MHC 命名为 HLA 复合体,小鼠的命名为 H - 2 复合体。MHC 是目前已知多态性最丰富的基因系统,不仅与移植排斥反应有关,更重要的是与机体免疫应答、免疫调节及某些病理状态的产生密切相关。

第二节　HLA 复合体的结构与遗传特征

一、HLA 复合体的结构

HLA 复合体位于第 6 号染色体短臂上,共有 224 个基因座位,其中 128 个为功能性基因,其余为伪基因。根据基因位点及其编码产物的结构与功能不同,可将 HLA 复合体分为三个基因区,从着丝点一侧起依次为Ⅱ类、Ⅲ类和Ⅰ类基因区(图5-1)。

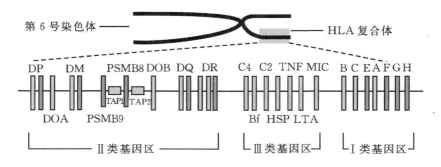

图5-1　人类HLA复合体结构示意图

(一)Ⅰ类基因区

Ⅰ类基因区包括多个等位基因位点,内含经典 HLA-A、HLA-B、HLA-C 基因座位及非经典 HLA-E、HLA-F、HLA-G、HLA-H 等基因座位;编码 HLA Ⅰ类分子重链,可表达于几乎所有有核细胞表面。

(二)Ⅱ类基因区

Ⅱ类基因区主要包括经典的 HLA-DP、DQ、DR 亚区和新近确定的 TAP、LMP、DO、DM 等亚区,每个亚区又包括两个或两个以上的功能基因座位;编码产物表达于部分细胞表面,与抗原提呈有关。

(三)Ⅲ类基因区

Ⅲ类基因区已定位的至少有 36 个基因,其中与免疫功能相关的基因有 C4A、C4B、C2、Bf 基因,肿瘤坏死因子(TNF)基因,LT 基因和热休克蛋白 70(HSP70)基因,分别编码 C4A、C4B、C2、B 因子,TNF-α,LT(淋巴毒素)和 HSP70 分子。还有 MHC Ⅰ类相关基因(MHC class Ⅰ chain related gene,MIC),编码产物 MICA/B 分子在乳腺癌、卵巢癌、胃癌、结肠癌等上皮肿瘤细胞表面高表达,可被 NK 细胞识别。大多数Ⅲ类基因产物合成后分泌到体液中,参与免疫应答和炎症反应。

二、HLA 复合体的遗传特征

(一)单倍型遗传

HLA 复合体在同一条染色体上的等位紧密相连的基因组合称为 HLA 单倍型(haplo-type),体细胞中一对同源染色体上 HLA 单倍型的组合称为 HLA 基因型(genotype)。

一条染色体上 HLA 各位点紧密相连,很少发生同源染色体间的交换。遗传过程中,亲代的 HLA 单倍型作为一个整体遗传给下一代。因此,子女的 HLA 基因型中,一个单倍型与父亲相同,另一个与母亲相同(图5-2)。而子代同胞间 HLA 基因型完全相同的概率为 25%,完全不相同的概率亦为 25%,一个单倍型相同的概率为 50%。这一特点可用于器官移植供者的选择和法医学中的亲子鉴定。

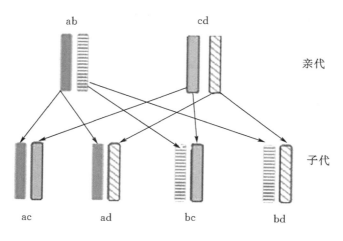

图 5-2　HLA 单倍型遗传示意图

（二）高度多态性

HLA 多态性（polymorphism）是指在随机婚配的群体中，同一基因位点可存在两个或两个以上的等位基因，可能编码两种或两种以上的基因产物的现象。

1. 共显性遗传

HLA 复合体为共显性遗传，即等位基因彼此无显性与隐性的区别，在杂合状态时，两种基因都能编码基因产物的遗传方式。这就大大增加了 HLA 抗原系统的复杂性和多样性。

2. 复等位基因

在一个群体中，位于一对同源染色体上同一对应基因座位上不同的基因序列称复等位基因。HLA 复合体的每一基因座均有众多的复等位基因，这是导致 HLA 高度多态性的主要原因。HLA 复合体是多位点的共显性、复等位基因系统，具有高度多态性，主要表现在经典的Ⅰ、Ⅱ类基因（表 5-1）。多态性给同种移植时选择供体造成极大困难，但 HLA 复合体的高度多态性保证了种群对各种病原体进行合适的免疫应答，以保证群体的延续和稳定性。

表 5-1　HLA 等位基因数

基因型	经典Ⅰ类基因			经典Ⅱ类基因			其他	合计
	A	B	C	DR	DQ	DP		
等位基因数	733	1115	392	700	129	159	256	3484

（三）连锁不平衡

连锁不平衡（linkage disequilibrium）是指群体中单倍型基因非随机分布的现象。某些基因经常在一起出现，其单倍型频率比理论值高，而另一些基因又较少一起出现。导致连锁不平衡的原因尚不清楚，目前研究发现连锁不平衡与某些疾病的发生有一定相关性。

第三节　HLA 的分布、结构及功能

一、HLA 的分布和结构

(一)HLA 分布

经典的 HLA Ⅰ类分子广泛分布于人体各种有核细胞表面,包括血小板和网织红细胞,而在成熟红细胞、神经细胞和滋养层细胞一般不表达。各种组织细胞以外周血白细胞、脾、淋巴结、胸腺细胞的表达最丰富。滋养层细胞虽不表达经典的 HLA Ⅰ类分子,却表达 HLA 的 G 和 E 分子,在母胎耐受形成中可能起重要作用。

经典的Ⅱ类分子(HLA - DR、DP、DQ)分布面较窄,主要分布于 B 细胞、树突状细胞、巨噬细胞等专职 APC 的细胞以及胸腺上皮细胞、血管内皮细胞、某些活化的 T 细胞与精细胞。有些组织在病理情况下亦可表达Ⅱ类分子。

HLA Ⅰ、Ⅱ类分子分布在细胞的表面,也可以可溶性形式出现在血清、尿液、唾液、精液及乳汁中。

(二)HLA 结构

HLA Ⅰ类分子是由 MHC Ⅰ类基因编码的 α 链与第 15 号染色体编码的 β_2 微球蛋白(β_2 - m)非共价结合形成的糖蛋白。α 链由胞外区、跨膜区和胞内区组成。胞外区可进一步分为 α1、α2 和 α3 三个功能区。α1、α2 共同构成抗原结合槽,可结合抗原肽;β_2 - m 与 α3 功能区连接,有助于Ⅰ类分子的表达和稳定,α3 为 T 细胞 CD8 分子的识别部位。胞质区负责向胞内传递信息(图 5 - 3)。

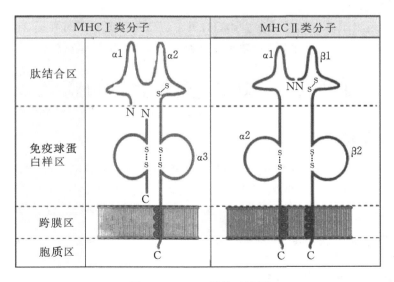

图 5 - 3　HLA 结构示意图

HLA Ⅱ类分子为由 MHC Ⅱ类基因编码的 α 链和 β 链非共价连接形成的糖蛋白。α 链和β 链均由胞外区、跨膜区和胞内区组成,胞外区各含两个功能区 α1、α2 和 β1、β2。α1、β1 共同构成抗原结合槽,可结合抗原肽;α2 与 β2 具有 Ig 恒定区样结构,为 T 细胞 CD4 分子的识别部位。胞质区负责将信息向胞内传递。

二、HLA 的生物学功能

(一)参与对抗原的处理与提呈
两类 HLA 分子均有抗原提呈作用,但各有其不同的特点。

(二)参与 T 细胞发育
经典的 HLA Ⅰ、Ⅱ类分子通过胸腺中的阳性选择与阴性选择参与 T 细胞发育。

(1)阳性选择　胸腺皮质的双阳性 T 细胞,凡与胸腺上皮细胞表面 MHC Ⅰ类/Ⅱ类分子以适度亲和力结合者,分别分化为 CD8/CD4 单阳性 T 细胞,反之发生凋亡而被清除。

(2)阴性选择　进入胸腺髓质的单阳性 T 细胞,凡与胸腺巨噬细胞(或 DC)表面自身抗原肽-MHC 分子复合物结合者,即发生凋亡。由此,自身反应性 T 细胞被清除,从而建立中枢性免疫耐受。

(三)制约免疫细胞间的相互作用——MHC 限制性
免疫应答过程中 Th 与 APC、Th 与 B、Tc 与靶细胞之间作用时,只有当作用双方的 MHC 分子一致时,免疫应答才能发生,这一现象称为 MHC 限制性(MHC restriction)。Tc 与靶细胞之间的相互作用受 MHC Ⅰ类分子限制,Th 与 APC 之间、Th 与 B 之间的相互作用受 MHC Ⅱ类分子限制。经典的 Ⅰ、Ⅱ类 HLA 参与构成抗原肽-HLA-TCR 三分子复合体从而启动免疫应答,非经典的 HLA-E、HLA-G 可抑制 NK 细胞的杀伤活性,参与母胎免疫及调节 T 细胞功能,从而参与免疫调节。

(四)诱导移植排斥反应
在同种异基因组织器官移植或输血中,HLA Ⅰ、HLA Ⅱ类分子可在受者体内诱导产生相应的抗体和特异的 T 细胞(Tc/Th1),攻击供体细胞,从而发生排斥反应。

第四节　HLA 在医学上的意义

一、HLA 与器官移植
器官移植是近代医学重要的治疗手段之一。同种异体器官或组织移植物存活率的高低,与供、受者间的 HLA 抗原是否匹配及匹配程度密切相关,且 HLA Ⅱ类分子的匹配度比 Ⅰ类分子更为重要。HLA 各位点基因匹配度的重要性依次为 HLA-DR、HLA-B、HLA-A。

二、HLA 与疾病的关系

(一)HLA 与疾病的相关性
近年研究发现,某些疾病的发生与一些特殊型别的 HLA 相关。例如,强直性脊柱炎患者中 90%以上带有 HLA-B27;发作性睡眠患者几乎均有 HLA-DR2 抗原。与 HLA 有关的疾病,大多是发病机制不明并伴有免疫功能异常和有遗传倾向的疾病。由于近年已检出了众多的多态性 HLA 基因,故有可能在 HLA 复合体中发现某些疾病的易感基因或保护基因,这将有助于阐明某些疾病的发病机制及制订全新防治措施。

(二)HLA 表达异常与某些疾病的关系

研究发现,许多肿瘤细胞表面 HLA Ⅰ类分子出现缺失、密度降低或 HLA 特异性改变,使 Tc 不能对其识别,从而使肿瘤细胞逃避 Tc 对其的杀伤,使肿瘤得以生长与转移。裸淋巴细胞综合征(bare lymphocyte syndrome,BLS)患者的 B 淋巴细胞及其他 APC 表面 HLA Ⅱ类分子表达存在缺陷,而其他体细胞则表达正常,患者表现为严重的免疫缺陷,常于婴儿期死亡。Graves 病患者的甲状腺上皮细胞、1 型糖尿病患者的胰岛 β 细胞等均有 HLA Ⅱ类分子异常表达,其机制可能为自身细胞异常表达Ⅱ类分子,将自身抗原递呈给自身反应性 T 细胞,启动了自身免疫应答。

三、HLA 与输血反应

多次接受输血的患者体内可产生抗 HLA 的抗体,导致白细胞和血小板破坏而发生非溶血性输血反应。因此,对多次接受输血者应尽量选择 HLA 抗原相同或不含抗 HLA 抗体的血液。

四、HLA 与法医学

由于 HLA 的多基因性和高度多态性,HLA 可视为个体特异性的终生遗传标志。在无血缘关系的人群中,HLA 的基因型和表型完全相同的概率极低,且亲代与子代间 HLA 以单倍型方式遗传,因此,HLA 基因型和(或)表型的检测,已成为法医学中进行个体识别和亲子鉴定的重要手段。

 目标检测

1. 简述 MHC 的遗传特点。
2. 简述 MHC 分子的主要生物学功能。
3. 简述 HLA Ⅰ类、Ⅱ类分子的分布。

(段斯亮)

第六章　免疫应答

第一节　固有免疫应答

一、概述

固有免疫(innate immunity)的概念和特点见绪论的第二节。

二、参与固有免疫应答的组织、细胞和分子

(一)组织屏障

1. 皮肤黏膜及其附属成分

(1)物理屏障　由皮肤和黏膜组织构成的物理屏障具有机械屏障作用,在正常情况下可有效阻挡病原体侵入体内。

(2)化学屏障　皮肤和黏膜分泌物中的抗菌物质构成化学屏障抵抗病原体的入侵。抗菌物质主要包括由皮脂腺分泌的不饱和脂肪酸、由汗腺分泌的乳酸、胃液中的胃酸及呼吸道、消化道和泌尿生殖道黏液中的溶菌酶、抗菌肽等。

(3)微生物屏障　寄居在皮肤和黏膜表面的正常菌群构成微生物屏障。正常菌群可通过与病原体竞争结合上皮细胞和营养物质或通过分泌某些杀菌、抑菌物质对病原体产生防御作用。临床上不适当地应用广谱抗生素,可因消化道正常菌群大部分被杀灭或抑制,故使耐药性金黄色葡萄球菌大量生长,从而引发葡萄球菌性肠炎。

2. 血-胎屏障

血-胎屏障由母体子宫内膜的基蜕膜和胎儿的绒毛膜滋养层细胞共同构成,可防止母体内病原体和有害物质进入胎儿体内,但不妨碍母子间营养物质的交换,使胎儿正常发育。妊娠早期(三个月内)血-胎屏障的发育尚未完善,此时孕妇若感染风疹和巨细胞等病毒,可导致胎儿畸形或流产。

3. 血-脑屏障

软脑膜、脉络丛的毛细血管壁和包在血管壁外的星形胶质细胞共同组成血-脑屏障,能阻挡血液中的病原体和其他大分子物质进入脑组织及脑室,对中枢神经系统具有保护作用。婴幼儿因血-脑屏障尚未发育完善,故容易发生中枢神经系统感染。

(二)固有免疫细胞

在前面的章节中,对人体内执行非特异性免疫功能的固有免疫细胞已经做了较全面的介绍(详见第一章),在此仅进行简要论述。

1. 吞噬细胞

吞噬细胞包括中性粒细胞和单核巨噬细胞,是执行非特异性免疫作用的效应细胞,可及时清除侵入体内的病原微生物,在机体早期抗感染免疫过程中发挥重要作用。中性粒细胞具有很强的趋化作用和吞噬功能。病原体感染局部时,它们可迅速穿过血管内皮细胞进入感染部位,对侵入的病原体发挥吞噬、杀伤和清除作用;还可通过其表面的 IgGFc 受体和补体 C3b 受体发挥调理作用,促进和增强其吞噬、杀菌作用。单核巨噬细胞在特异性免疫应答的各个阶段也起重要作用。

2. 自然杀伤细胞

自然杀伤细胞主要分布在外周血和脾脏中,CD56 和 CD16 是目前常用于人 NK 细胞检测的表面标志。自然杀伤细胞是执行机体免疫监视作用的重要效应细胞。

3. NKT 细胞

NKT 细胞可非特异性杀伤肿瘤、病毒或被胞内寄生菌感染的靶细胞,也可分泌细胞因子参与免疫调节和介导炎症反应。

4. γδT 细胞

γδT 细胞主要分布于黏膜和上皮组织,执行非特异性免疫功能。γδT 细胞表面抗原受体识别的抗原主要是某些病原微生物或感染/突变细胞表达的共同抗原,如热休克蛋白、CD1 提呈的脂类抗原、病毒蛋白等,也可直接识别、结合某些完整的多肽抗原,且不受 MHC 限制,与αβT 细胞不同。γδT 细胞是皮肤、黏膜局部抗病毒感染的重要效应细胞,对肿瘤细胞也有一定的杀伤作用,其杀伤机制与 CD8$^+$CTL 基本相同。活化的 γδT 细胞还可通过分泌多种细胞因子参与免疫调节。

5. B1 细胞

B1 细胞来源于胚肝,是表面具有 CD5 和单体 IgM 分子的 B 细胞,主要定居于腹腔、胸腔和肠壁固有层,具有自我更新能力。B1 细胞主要识别某些细菌表面共有的多糖类抗原。

6. 其他固有免疫细胞

其他固有免疫细胞包括肥大细胞、嗜碱性粒细胞、嗜酸性粒细胞等。它们在炎症反应中发挥重要作用,在各型超敏反应中各自扮演着重要角色。

(三)固有免疫效应分子

1. 补体系统

补体的组成及其生物学效应在前面章节已有详述,在此不再赘述。

2. 细胞因子

病原体感染机体后,可刺激机体免疫细胞和感染的组织细胞产生多种细胞因子。细胞因子具有抗病毒、促进炎症反应、增强抗肿瘤等作用。

3. 溶菌酶

溶菌酶是一种不耐热的碱性蛋白质,分布于各种体液(如唾液、血液)、外分泌液和吞噬细胞溶酶体中,其能溶解革兰氏阳性菌细胞壁中的肽聚糖,从而溶解、破坏细菌。

4. 防御素

防御素(defensin)是一类耐受蛋白酶的富含精氨酸的小分子多肽,对细菌、真菌和某些有包膜病毒具有直接杀伤作用。

5. 乙型溶素

乙型溶素是血清中一种对热较稳定的碱性多肽,在血浆凝固时由血小板释放。乙型溶素可作用于革兰氏阳性菌的细胞膜,产生非酶性破坏效应。

三、固有免疫应答的作用时相

固有免疫应答的作用时相分为三个阶段。

(一)瞬时固有免疫应答阶段

瞬时固有免疫应答阶段发生于感染后的 0～4 小时。当病原体入侵时,首先是皮肤、黏膜发挥屏障作用。当少量病原体突破机体屏障结构,进入皮肤或黏膜下组织后,可及时被局部存在的巨噬细胞吞噬、清除。有些病原体的成分可通过旁路途径激活补体,从而使补体发挥抗感染作用。中性粒细胞是机体抗细菌、抗真菌感染主要的效应细胞,中性粒细胞浸润是细菌感染性炎症反应的重要特征。通常绝大多数病原体感染终止于此时相。

(二)早期固有免疫应答阶段

早期固有免疫应答阶段发生于感染后 4～96 小时。该阶段主要通过以下几种方式来发挥抗某些病毒及胞内病原体感染的作用:细胞因子(IL-1、IL-6、TNF)等引起炎症反应;MBL途径等激活补体;B1 细胞识别病原体表面的 LPS,荚膜多糖等共有多糖成分后合成、分泌 IgM类抗体;NK 细胞、NKT 细胞和 γδT 细胞杀伤靶细胞。在细胞因子作用下,感染周围组织中的巨噬细胞被募集到炎症反应部位,并被活化,以增强局部抗感染免疫应答能力。B1 细胞接受多糖抗原刺激后,可在 48 小时内产生相应的以 IgM 为主的抗菌抗体,在血清补体协同作用下,可对少数进入血流的表达上述共有多糖抗原的病原体产生泛特异性杀伤溶解作用。

(三)适应性免疫应答诱导阶段

适应性免疫应答诱导阶段发生在感染 96 小时以后。活化的专职抗原提呈细胞(巨噬细胞、树突状细胞)加工处理、呈递抗原,同时表达协同刺激分子,诱导适应性免疫应答。

第二节 适应性免疫应答

当微生物突破固有免疫进入机体后,适应性免疫应答开始启动。适应性免疫应答主要由 αβT 细胞和 B2 细胞介导。淋巴结过滤经过组织的抗原,脾脏摄取血液中的抗原,黏膜相关淋巴组织摄取经黏膜进入的抗原,免疫应答在这些集中了抗原的外周淋巴器官或组织中进行。另外,骨髓也是 B 细胞发生免疫应答的场所,尤其是在发生再次免疫应答时,可缓慢、持续地产生大量抗体。

一、适应性免疫应答的概念

适应性免疫应答(adaptive immune response)又称获得性免疫应答或特异性免疫应答,是指免疫活性细胞受到抗原刺激后发生活化、增殖并分化成效应细胞,最终通过效应细胞或抗体将抗原清除的全过程。

二、适应性免疫应答的类型

适应性免疫应答根据其对抗原刺激的反应状态和最终的效应,可分为正免疫应答和负免疫应答。在某些特定条件下,抗原也可诱导机体免疫系统对其产生特异性不应答状态,即形成免疫耐受(immunological tolerance),又称负免疫应答(详见本章第五节)。免疫应答的生物学意义主要是有效排除体内抗原性异物,以保持机体内环境的相对稳定,但在某些情况下也可对机体造成损伤,引起超敏反应或其他免疫性疾病。所以免疫应答还可分为生理性免疫应答和病理性免疫应答。根据参与的细胞类型和效应机制的不同,可将适应性免疫应答分为由 T 细胞介导的细胞免疫应答和 B 细胞介导的体液免疫应答。本章第三节和第四节就以此分类详细介绍适应性免疫应答。

三、适应性免疫应答的基本过程

适应性免疫应答的基本过程可以人为地分为三个阶段。

(1)抗原的呈递和识别阶段 该阶段是抗原提呈细胞摄取、加工处理、呈递抗原和 T、B 细胞识别抗原的阶段。内源性抗原通常是通过蛋白酶体途径,以抗原肽-MHC I 类分子复合物的形式呈递给 CD8$^+$T 细胞;外源性抗原通常是通过溶酶体途径,以抗原肽-MHC II 类分子复合物的形式呈递给 CD4$^+$T 细胞。

(2)活化、增殖、分化阶段 该阶段是 T、B 细胞识别、接受抗原刺激后活化、增殖、分化的阶段。B 细胞活化、增殖并分化为浆细胞后合成、分泌抗体;T 细胞活化、增殖并分化成致敏(效应性)T 细胞。其中部分细胞分化成长寿命的记忆细胞(Tm、Bm)。

(3)效应阶段 该阶段是免疫应答产生的效应产物(抗体及致敏淋巴细胞)分别发挥体液免疫效应和细胞免疫效应的阶段。

适应性免疫应答中不论是体液免疫应答还是细胞免疫应答,抗原处理和呈递的过程都是关键步骤,在此先较为详细地介绍抗原呈递过程。

(一)抗原提呈细胞

抗原提呈细胞(antigen-presenting cell,APC)泛指具有摄取、加工处理抗原,并将抗原肽提呈给 T/B 淋巴细胞的一类免疫细胞,可分为专职抗原提呈细胞和非专职抗原提呈细胞两大类。专职抗原提呈细胞是指能够组成性表达 MHCⅡ/Ⅰ类分子和多种黏附分子,具有摄取、加工处理抗原的能力,并能向 T 细胞提呈抗原肽的一组异质性细胞,主要包括树突状细胞、单核-巨噬细胞和 B 细胞。非专职抗原提呈细胞主要是指诱导后可表达 MHCⅡ类分子,并具有加工处理、提呈抗原能力的细胞,或能够表达 MHCⅠ类分子,可通过 MHCⅠ类分子向CD8[+] T 细胞提呈相应内源性抗原肽的细胞,如被病毒感染的细胞和肿瘤细胞等。

(二)抗原提呈细胞对抗原的加工处理和提呈

抗原提呈细胞对抗原的加工处理和提呈分为外源性抗原和内源性抗原加工处理、提呈两种途径。

1.外源性抗原加工处理和提呈途径(MHCⅡ类分子途径)

外源性抗原加工处理和提呈途径(MHCⅡ类分子途径)见图 6-1。

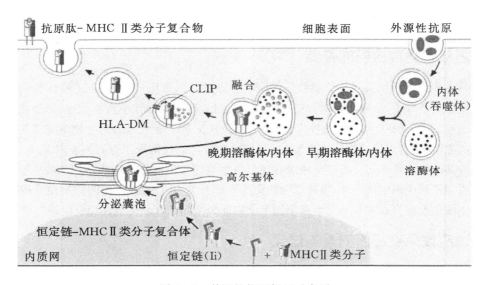

图 6-1　外源性抗原提呈示意图

1)外源性抗原被 APC 摄入胞质形成吞噬体。

2)吞噬体与溶酶体融合形成早期溶酶体/内体。

3)外源性抗原在吞噬溶酶体内被蛋白水解酶降解成小分子抗原肽,形成晚期溶酶体/内体。

4)同时在内质网中,新合成的 MHCⅡ类分子通过其抗原肽结合槽与恒定链(Ⅰa-associated invariant chain,Ⅰi 链)中的Ⅱ类相关恒定链短肽(classⅡassociated invariant chain peptide,CLIP)结合,形成恒定链-MHCⅡ类分子复合体。该复合体形成后,可阻止内质网中的内源性抗原肽与 MHCⅡ类分子结合。

5)恒定链-MHCⅡ类分子复合体在恒定链引导下形成分泌囊泡。分泌囊泡通过高尔基体经糖基化修饰后,进入胞质与晚期内体融合,在蛋白酶作用下恒定链降解,但 CLIP 仍结合在 MHCⅡ类分子抗原肽结合槽内。

6)在 HLA-DM 分子协助下,CLIP 与 MHCⅡ类分子解离,外源性抗原肽与 MHCⅡ类分子结合,形成抗原肽-MHCⅡ类分子复合体。

7)抗原肽-MHCⅡ类分子复合体通过胞吐作用被转运至 APC 表面,供 CD4$^+$ T 细胞识别。

2. 内源性抗原加工处理和提呈途径(MHCⅠ类分子途径)

内源性抗原加工处理和提呈途径(MHCⅠ类分子途径)见图 6-2。

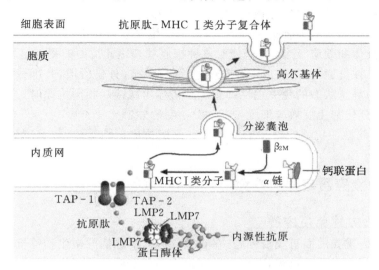

图 6-2 内源性抗原提呈示意图

1)内源性抗原在泛素引导下由胞质进入蛋白酶体。

2)蛋白酶体由多种蛋白水解酶组成,β亚单位-8、9(proteasome subunit beta type-8、9,PSMB-8、9)是蛋白酶体中具有重要酶活性的组分,内源性抗原经其作用降解为抗原肽。

3)内源性抗原肽与内质网膜上抗原加工相关转运体 1、2(transporter associated with antigen processing1,2,TAP-1 和 TAP-2)结合,介导抗原肽进入内质网腔。

4)MHCⅠ类分子的 α 链在内质网中合成后,立即与钙联蛋白结合(保护 α 链不被降解),辅助 β$_2$ 微球蛋白与 α 链结合形成 MHCⅠ类分子,并使之与进入内质网的抗原肽结合,组成抗原肽-MHCⅠ类分子复合物。

5)抗原肽-MHCⅠ类分子复合物在高尔基体内经糖基化修饰后,以分泌囊泡的形式进入胞质,并通过胞吐作用表达于 APC 表面,供 CD8$^+$ T 细胞识别。

3. MHC 分子对抗原的交叉提呈途径

现已证实,MHC 对抗原的提呈存在交叉提呈现象。在某些情况下,外源性抗原可由 MHCⅠ类分子提呈,而内源性抗原也可由 MHCⅡ类分子提呈(表 6-1),但这种交叉提呈不是抗原提呈的主要形式。

表 6-1 内源性和外源性抗原加工处理途径特点的比较

区别点	外源性抗原	内源性抗原
抗原提呈细胞	专职抗原提呈细胞	所有有核细胞
抗原肽处理部位	溶酶体	蛋白酶体
参与的 MHC 分子	MHCⅡ类分子	MHCⅠ类分子
MHC 分子与抗原肽结合的部位	晚期溶酶体	内质网腔
呈递对象	CD4$^+$ T 细胞	CD8$^+$ T 细胞

四、适应性免疫应答的特点

（1）精准地识别"自己"和"非己" 抗原特异性 T、B 淋巴细胞通常对自身正常组织细胞产生天然免疫耐受，对非己抗原性异物产生免疫排斥反应。

（2）特异性 机体接受某种抗原刺激后，只能产生对该种抗原的特异性免疫应答，相应的免疫应答产物（抗体和效应 T 细胞）只能对该种抗原和表达此抗原的靶细胞发挥作用。

（3）记忆性 在抗原特异性 T/B 淋巴细胞活化、增殖、分化阶段，有部分 T、B 淋巴细胞中途停止分化，成为静息状态的免疫记忆细胞。当机体再次接触相同抗原时，这些长寿免疫记忆细胞可迅速增殖分化为免疫效应细胞，产生相应免疫效应。

（4）MHC 限制性 抗原的处理呈递以及 T 细胞抗原识别受体（TCR）对抗原的识别，均需要自身 MHC 分子参与。

五、固有免疫应答与适应性免疫应答的关系

（一）启动适应性免疫应答

巨噬细胞作为重要的固有免疫细胞，在吞噬、杀伤、清除病原微生物等抗原性异物的同时，也启动了抗原加工和提呈的过程，即将抗原降解为小分子肽段后以抗原肽-MHC 复合物的形式呈递给 T 细胞，为其活化提供第一信号。此外，巨噬细胞识别、结合病原微生物后，其表面共刺激分子（如 B7 和 ICAM 等）的表达量增加，有助于 T 细胞活化第二信号的产生。T 细胞在两种信号的作用下活化，启动特异性免疫应答。

（二）影响特异性免疫应答的类型

固有免疫细胞通过模式识别受体（PRR）对不同种类病原体的识别，可启动不同类型的适应性免疫应答。由于不同的固有免疫细胞通过 PRR 接受不同配体分子（疾病相关分子模式，PAMP）的刺激后，可产生不同的细胞因子，这些细胞因子可决定特异性免疫细胞的分化方向，从而决定适应性免疫应答的类型。如巨噬细胞接受胞内寄生菌刺激后，可产生以 IL-12 和 IFN-γ 为主的细胞因子，诱导 Th0 细胞分化为 Th1 细胞，发生细胞介导的免疫应答。NKT 细胞和肥大细胞接受某些寄生虫刺激后，可产生以 IL-4 为主的细胞因子，诱导 Th0 细胞分化为 Th2 细胞，分泌 Th2 型细胞因子，诱导活化 B 细胞增殖、分化为浆细胞，发生抗体介导的体液免疫应答。

（三）协助适应性免疫应答发挥免疫效应

体液免疫应答通过分泌抗体产生免疫效应，但抗体只有在固有免疫细胞和固有免疫分子参与下，通过调理吞噬、ADCC 和补体介导的溶菌效应等作用机制，才能有效杀伤、清除病原体等抗原性异物。细胞免疫效应中除 FasL 等途径可直接诱导靶细胞或其他细胞发生凋亡外，多数细胞因子可活化吞噬细胞和 NK 细胞，增强其吞噬、杀伤功能，从而有效清除入侵的病原体。

由上可见，机体通过固有免疫应答对入侵机体的病原体迅速发生反应，将其清除，防止机体感染；同时又可以有效地启动和影响适应性免疫应答过程并参与适应性免疫应答的效应阶段。固有免疫和适应性免疫的关系是佐剂发挥效应的基础，许多佐剂是通过激发强烈的固有免疫应答，引发局部炎症，从而促进适应性免疫应答。

第三节　体液免疫应答

一、B细胞对TD抗原的应答

由TD抗原引起的体液免疫应答至少需要三种免疫细胞,即抗原提呈细胞、CD4$^+$Th2细胞和B细胞。TD抗原诱导的体液免疫应答可分为识别阶段,活化、增殖、分化阶段,效应阶段。

(一)识别阶段

识别阶段是抗原进入机体被T、B细胞识别的阶段。抗原初次进入机体一般是由DC细胞摄取,进入外周淋巴器官后处理呈递给Th0细胞。抗原再次进入机体则主要由单核巨噬细胞或B细胞呈递给Th0细胞。B细胞可通过BCR直接识别抗原决定簇,获取抗原信息。抗原提呈过程在前面已有描述,此处不再赘述。

(二)活化、增殖、分化阶段

1.CD4$^+$Th细胞的活化、增殖阶段

TD抗原诱导产生的体液免疫应答需要CD4$^+$Th细胞协助,CD4$^+$Th细胞活化是诱导B细胞活化和产生抗体必不可少的条件。CD4$^+$Th0细胞通过表面抗原受体与APC表面相应抗原肽-MHCⅡ类分子复合体结合后,可获得活化第一信号;通过细胞表面共刺激分子(CD28、LFA-1)与APC表面相应共刺激分子配体(B7、ICAM-1)互补结合后,可获得共刺激信号即活化第二信号,使CD4$^+$Th0细胞活化。活化CD4$^+$Th0细胞表达CD40L和IL-2、IL-4、IL-12、IL-13、INF-γ等多种细胞因子的受体,在相应细胞因子作用下进一步活化。活化CD4$^+$Th0经旁分泌和自分泌作用方式,在以IL-4为主的细胞因子作用下,可增殖分化形成CD4$^+$Th2细胞克隆。Th2细胞可产生大量以IL-4、IL-5、IL-6、IL-10和IL-13为主的细胞因子,为活化B细胞的增殖、分化做好物质准备。同时Th2分泌的细胞因子参与免疫调节。B细胞与T细胞的相互作用见图6-3。

2.B细胞的活化、增殖、分化阶段

B细胞可通过表面抗原识别受体结合抗原,获得活化第一信号。其表面辅助受体,即CD21-CD19-CD81复合物对B细胞活化第一信号的产生具有重要的促进和增强作用。在活化第一信号产生的基础上,B细胞通过表面CD40等共刺激分子与活化CD4$^+$Th2细胞表达的CD40L等互补结合,可诱导产生B细胞活化第二信号,导致B细胞活化。活化B细胞可表达多种细胞因子的受体,为其增殖和分化做好准备,也可分泌细胞因子参与免疫调节。

活化B细胞通过其表面的IL-2、IL-4、IL-5、IL-6等细胞因子受体,与活化CD4$^+$Th2细胞产生的IL-2、IL-4、IL-5、IL-6等细胞因子结合后,可进一步增殖、分化为浆细胞。浆细胞是具有合成、分泌抗体功能的效应细胞,在不同细胞因子作用下,可合成、分泌不同类型的抗体,发挥体液免疫效应。同时有部分B细胞停止分化,成为记忆B细胞。记忆B细胞再次与相同抗原接触后,可迅速增殖、分化为浆细胞,分泌抗体发生再次免疫应答。

(三)效应阶段

此阶段是抗体发挥生物学作用的阶段。

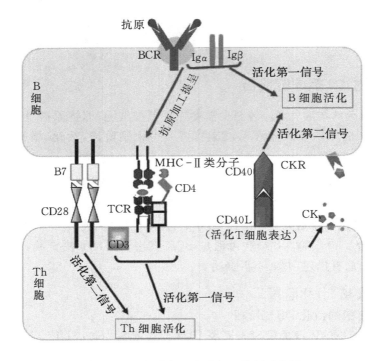

图 6-3　T 细胞与 B 细胞相互作用示意图

二、B 细胞对 TI 抗原的应答

根据抗原分子结构特征,可将 TI 抗原分为 TI-1 和 TI-2 两种类型。TI-1 型抗原〔如细菌脂多糖(LPS)〕具有两种不同的分子结构,一种是可被 B 细胞表面抗原受体(BCR)识别、结合的抗原表位,另一种是可被 B 细胞表面丝裂原受体识别、结合的丝裂原分子。TI-2 型抗原是由众多相同抗原表位构成的抗原分子,主要包括葡聚糖、聚合鞭毛素和细菌荚膜多糖。TI-2 抗原可通过与 B 细胞表面相应抗原受体(mIgM)交联结合,而使 B 细胞活化,进而增殖、分化,产生某种泛特异性抗体。

目前已知,对 TI 抗原产生免疫应答的细胞为 CD5⁺B1 细胞。此类 B 细胞应答不受 MHC 限制,主要产生 IgM 类抗体,不发生 Ig 类别转换,无免疫记忆。

机体对 TI 抗原与对 TD 抗原的应答方式不同,二者比较见表 6-2。

表 6-2　机体对 TI 抗原与对 TD 抗原应答方式的比较

抗　　原	体液免疫	细胞免疫	抗　　体	免疫记忆	T 细胞辅助
TD 抗原	+	+	主要为 IgG	有	需要
TI 抗原	+	−	只有 IgM	无	不需要

三、体液免疫应答的一般规律

TD 抗原进入机体引起特异性体液免疫应答,产生抗体而发挥生物学效应。免疫应答抗体产生可分为四个阶段。①潜伏期:是指抗原进入体内到抗体产生之前的阶段,短者几天,长者数周。②对数期:是指抗体水平呈指数增长的阶段。③平台期:是指抗体水平相对稳定的阶段。④下降期:是指抗体合成速度降低,血清中抗体水平逐渐下降的阶段。

　　TD 抗原初次进入机体引发的体液免疫应答称为初次免疫应答(primary immune response)。初次免疫应答后,机体再次接受相同抗原刺激产生的体液免疫应答称为再次免疫应答(secondary immune response)。初次免疫应答与再次免疫应答相比,其特点如下(表 6 - 3,图 6 - 4)。

表 6 - 3　初次免疫应答与再次免疫应答特点的比较

	初次免疫应答	再次免疫应答
抗原提呈	DC 为主	B 细胞为主
潜伏期	长(5~15 天)	短(2~3 天)
Ab 量	少	多
Ab 维持时间	短	长
Ab 亲和力	低	高
占优势的 Ab 类型	IgM	IgG

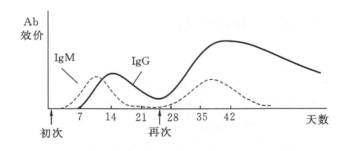

图 6 - 4　抗体产生的一般规律示意图

(一)初次免疫应答的特点

　　初次免疫应答的特点:①抗体产生所需潜伏期较长;②抗体含量低;③平台期持续时间较短,抗体水平下降迅速;④血清中的抗体以 IgM 为主,IgG 为辅,且出现相对较晚;⑤抗体与抗原结合的强度较低,为低亲和性抗体。

(二)再次免疫应答的特点

　　再次免疫应答的特点:①潜伏期明显缩短;②抗体倍增所需时间短,抗体含量迅速大幅度上升;③平台期维持时间较长,抗体水平下降缓慢;④血清中的抗体以 IgG 为主;⑤抗体为高亲和性抗体。

　　再次免疫应答主要由记忆 T 淋巴细胞、B 淋巴细胞介导产生,其规律已广泛应用于传染性疾病的预防和诊治。例如,从免疫动物中提取抗体时,需要多次免疫来获取高效价的抗血清。在疫苗接种及免疫血清制备中制订最佳的接种方案或免疫程序,通过再次或多次加强免疫,使机体产生高效价、高亲和力、维持时间较长的抗体,以达到理想的免疫效果,从而获得对某种传染病更强、更持久的免疫力。在某些疾病的免疫学诊断中,利用 IgM 类抗体产生最早的特点,如通过检测脐血中的 IgM 类抗体作为子宫内感染的指标;通过检测针对某种病原体的特异性 IgM 类抗体作为近期感染的指标。若以 IgG 类抗体或总抗体作为诊断病原体感染的指标,则应进行动态观察,取疾病的早期和恢复期双份血清,抗体效价增高 4 倍以上才有诊断意义。

四、体液免疫应答参与的生物学效应

体液免疫的效应是通过浆细胞分泌的免疫球蛋白(抗体)发挥免疫保护作用或引起免疫病理损伤。免疫球蛋白的生物学意义有:通过可变区结合抗原直接发挥中和作用,中和外毒素毒性或阻断病毒感染的作用,还可以在结合抗原后激活补体系统发挥溶解细胞作用,调理作用增强吞噬细胞的吞噬功能,杀伤靶细胞,发挥保护作用或参与病理损伤。

第四节　细胞免疫应答

本节主要介绍细胞介导的适应性免疫应答,即 αβT 细胞特异性识别抗原后活化、增殖、分化为效应性 T 细胞,从而发生一系列特异性免疫效应的过程。诱导细胞免疫应答的抗原主要是 TD 抗原。参与细胞免疫应答的细胞包括抗原提呈细胞、$CD4^+$Th1 细胞和 $CD8^+$Tc 细胞。

一、T 细胞对抗原的识别和活化过程

(一)$CD4^+$Th1 细胞的形成

$CD4^+$Th0 细胞通过表面抗原识别受体分子,与 APC 表面相应的抗原肽-MHC Ⅱ类分子复合物特异性结合,诱导 T 细胞活化第一信号的产生。APC(主要为 DC)和 $CD4^+$Th0 细胞表面的黏附分子作为共刺激分子,互为受体和配体(B7 与 CD28、LFA-3 与 LFA-2 等)发生相互作用后,可诱导产生共刺激信号,即 T 细胞活化第二信号,导致 $CD4^+$Th 细胞活化。活化的 $CD4^+$T 细胞在以 IL-12 为主的细胞因子作用下分化为 $CD4^+$Th1 细胞,其中部分 $CD4^+$T 细胞成为长寿命的记忆性 T 细胞(Tm)。

(二)$CD8^+$Tc 细胞的形成

$CD8^+$Tc 细胞的活化也需要双信号,即 $CD8^+$Tc 细胞通过表面抗原识别受体与 APC 表面相应的抗原肽-MHC Ⅰ类分子复合物特异性结合后,诱导产生 T 细胞活化第一信号;在活化第一信号产生的基础上,$CD8^+$Tc 细胞通过其表面的 CD28 等共刺激分子与 APC 表面的 B7 等共刺激分子发生相互作用,可诱导产生共刺激信号即 T 细胞活化第二信号。在双信号作用下,$CD8^+$T细胞充分活化、增殖并分化为致敏性 Tc。$CD8^+$T 细胞的活化还可通过另外两种方式:在靶细胞不表达或低表达共刺激分子时,需要由活化 $CD4^+$Th1 细胞产生的多种细胞因子(如 IL-2、IFN-γ 等)提供第二信号,使 $CD8^+$T 细胞活化;某些病毒抗原、肿瘤抗原或MHC 抗原可通过交叉提呈作用,诱导或促进表达共刺激分子(如 B7),使与同一 APC 结合只产生第一信号的 $CD8^+$T 细胞获得 B7 分子刺激并产生第二信号而活化。Tc 细胞活化的过程见图 6-5。

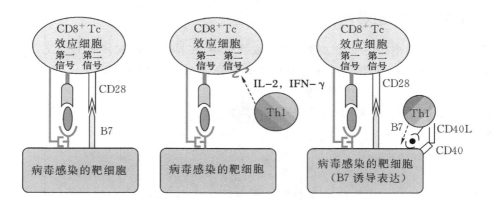

图 6-5 Tc 细胞活化示意图

二、效应性 T 细胞的应答效应

(一)效应 Th1 细胞介导的炎症反应

效应性 CD4$^+$Th1 细胞可释放多种细胞因子,作用于单核吞噬细胞和淋巴细胞等,产生局部的炎症反应。效应性 CD4$^+$Th1 细胞释放 IL-2、INF-γ、TNF-β 等细胞因子,通过正反馈方式扩大免疫效应,吸引中性粒细胞、淋巴细胞、单核细胞等迁移至局部组织并活化和增强其吞噬活性,从而产生以淋巴细胞和单核吞噬细胞浸润为主的慢性炎症反应或迟发型超敏反应。

(二)效应 Tc 细胞介导的细胞毒作用

致敏性 T 细胞对靶细胞具有杀伤作用,其杀伤作用具有特异性,并受 MHC I 类分子的限制。致敏性 T 细胞主要通过释放穿孔素-颗粒酶和 Fas-FasL 途径导致靶细胞破裂和诱导靶细胞凋亡(图 6-6)。

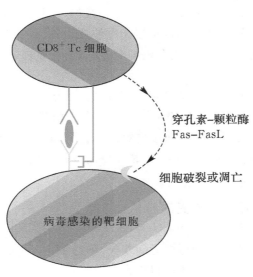

图 6-6 Tc 细胞介导的细胞毒作用示意图

三、细胞免疫应答参与的生物学效应

CD4⁺Th1 细胞途径主要通过细胞因子发挥作用,在排除异物的同时引起炎症反应,对机体造成损伤。CD8⁺Tc 细胞则特异性杀伤具有自身 MHC 分子的靶细胞,一个效应 CD8⁺Tc 细胞(CTL)可连续杀伤数十个靶细胞。

细胞免疫的生物学意义:①抗胞内病原体感染;②抗肿瘤作用;③参与移植排斥反应和免疫损伤。

知识链接

T 细胞、B 细胞接受抗原信号和协同刺激双信号刺激后,通过一系列信号转导途径(PLC-γ、Grb2 活化途径)将活化信号传递至转录因子 NFAT、NF-B、AP-1,使之转位到效应分子编码基因调控区相应部位,启动基因转录和翻译。这主要是因为在 T 细胞表面的 CD3 分子胞质区、B 细胞表面的 Igα/Igβ 胞质区有 ITAM 基序,它可转导活化信号;而活化的 T 细胞表面的 CTLA-4、B 细胞表面的 FcγR Ⅱ-B 受体的胞质区有 ITIM 基序,它可转导抑制信号而起负调节作用。

第五节　免疫耐受

一、免疫耐受概述

免疫耐受(immunological tolerance)是指机体免疫系统接受某种抗原作用后产生的特异性免疫无应答状态。对某种抗原产生耐受的个体,再次接受相同抗原刺激时,不能产生用常规方法可检测到的特异性免疫应答,但对其他抗原仍产生正常的免疫应答。

免疫耐受与免疫抑制(immunosuppression)是截然不同的。免疫抑制是指机体对任何抗原都不发生反应或反应减弱的非特异性免疫无应答或应答减弱状态。其原因有:①遗传所致免疫系统缺陷或免疫功能障碍;②应用免疫抑制药物、放射线或抗淋巴细胞血清等影响免疫系统功能的正常发挥。

耐受原(tolerogen)是指能诱导免疫耐受的抗原。由自身抗原诱导产生的免疫耐受称为天然耐受(natural tolerance),由外来抗原诱导产生的免疫耐受称为获得性耐受(acquired tolerance)。目前认为,免疫耐受是一种特殊形式的免疫应答,具有一般免疫应答的共性,即耐受需经抗原诱导产生,具有特异性和记忆性。正常免疫耐受机制的建立对维持机体自身稳定具有重要意义。

(一)T 细胞、B 细胞免疫耐受的特点

T 细胞和 B 细胞免疫耐受的特点有所不同。

1)T 细胞免疫耐受易于建立但持续时间较长,可达 150 天左右;B 细胞免疫耐受建立所需时间较长但持续时间较短,在 50 天内即可消失。

2)高剂量 TD 抗原能使 T、B 细胞均产生免疫耐受;低剂量 TD 抗原只能使 T 细胞产生

耐受。

3)TI抗原不能使T细胞产生耐受,只能在高剂量时使B细胞产生耐受。

（二）影响免疫耐受形成的因素

（1）抗原因素（性质、剂量） 小分子可溶性、非聚合状态的抗原,如多糖和脂多糖等多为耐受原。抗原剂量随抗原种类、细胞类型、动物种属/品系和年龄而异。

（2）抗原的注射部位 抗原经静脉注射最易诱导产生免疫耐受,腹腔注射次之,皮下和肌内注射最难。不同部位静脉注射引起的结果也不相同,如人丙种球蛋白经肠系膜静脉注入可引起耐受,经颈静脉注入则引起免疫应答。口服某些抗原后除可在黏膜局部引发免疫应答同时外,还可引起全身性免疫耐受,称为耐受分离。

（3）抗原的持续存在 耐受原持续存在是维持机体免疫耐受状态的重要条件。这可能是由于持续存在的耐受原可使新生的免疫活性细胞产生耐受,从而使已建立的免疫耐受维持下去。

（4）机体因素 免疫耐受形成的难易与机体免疫系统的发育成熟程度有关。胚胎期最易形成免疫耐受,新生期次之,成年期最难。未成熟免疫细胞易于诱导产生免疫耐受,成熟免疫细胞难以诱导产生免疫耐受。另外,免疫耐受诱导和维持的难易程度随动物种属、品系不同而异。大鼠和小鼠在胚胎期或新生期均易诱导形成免疫耐受;兔、有蹄类和灵长类在胚胎期较易诱导产生免疫耐受,出生后则较难。同一种属不同品系诱导产生免疫耐受的难易程度也有很大差异。免疫抑制措施的联合应用可诱导机体产生免疫耐受。

二、研究免疫耐受的意义

免疫耐受的研究在理论上和医学实践中均有重要意义。通过对免疫耐受机制的研究,使我们较好地解释了机体如何"识别"并清除"非己"成分,并为阐明自身抗原不应答的现象、免疫应答的调节机制提供依据,而且还能帮助我们理解免疫应答的形成机制。免疫耐受的诱导、维持和破坏与许多临床疾病的发生、发展和转归有关。防治Ⅰ型超敏反应、自身免疫病和器官移植排斥反应,可考虑通过建立免疫耐受的途径来解决;而对某些传染性疾病和肿瘤等,则可通过打破免疫耐受、激发免疫应答来促进和加强机体对病原体、肿瘤的清除。

第六节 免疫调节

免疫调节(immunoregulation)是指在遗传基因的控制和神经-内分泌系统的参与下,在抗原刺激机体发生免疫应答的过程中,免疫系统内部各种免疫细胞和免疫分子相互促进、相互制约,以及免疫系统与其他系统之间相互作用而使机体产生最适应答,以维持机体免疫功能稳定的复杂生理过程。

一、分子水平上的免疫调节

免疫应答受控于遗传因素,机体对抗原是否产生免疫应答及应答水平由个体遗传背景决定。免疫应答基因主要包括 MHC 和 TCR、BCR 等基因。

（一）抗原对免疫应答的调节

抗原的性质可影响免疫反应的类型,如多糖和脂类抗原只能诱导产生体液免疫应答且抗体多为低亲和力 IgM 类抗体。抗原的剂量和免疫途径也影响免疫应答的类型,如抗原剂量适当,经皮下或皮内免疫,可获得正免疫应答;如抗原剂量过高或过低,或经口进入体内,常可诱导产生免疫耐受。

(二)抗体负反馈调节

高浓度抗体能有效封闭抗原,并使之从体内迅速清除,从而降低或抑制抗原对免疫细胞的刺激作用;还能诱导机体产生抗独特型抗体,如 IgG 类抗独特型抗体通过其 Fc 段能与存在于同一 B 细胞表面的 FcγR-Ⅱ 结合,而使 B 细胞表面的 BCR 与 FcγR-Ⅱ 交联,产生抑制信号,终止 B 细胞增殖、分化和产生抗体(图 6-7)。

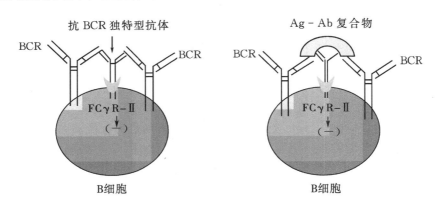

图 6-7 抗体通过 FcγR-Ⅱ 负反馈调节示意图

(三)独特型-抗独特型网络调节

Jerne 于 1974 年提出,体内某种抗原特异性抗体(Ab1)数量足够大时,其 V 区独特型表位可诱导机体产生抗独特型抗体(Ab2)。独特型表位存在于抗体分子及 TCR/BCR 的互补结合区(CDR)和骨架区(FR)。

二、细胞水平上的免疫调节

(一)CD4$^+$Th 细胞的调节

Th1 细胞通过分泌 IL-2 和 IFN-γ 等细胞因子,介导细胞免疫效应的发生,同时可抑制 Th0 细胞向 Th2 细胞分化,使体液免疫功能下降。Th2 细胞通过分泌 IL-4 和 IL-10 等细胞因子,增强体液免疫效应,同时可抑制 Th0 细胞向 Th1 细胞分化,导致细胞免疫功能下降。Th3 细胞可通过分泌 TGF-β,使特异性体液和细胞免疫应答及吞噬细胞和 NK 细胞的吞噬杀伤功能显著下降。

(二)CD8$^+$Tc 细胞的调节

Tc 细胞可分为 Tc-1 细胞和 Tc-2 细胞两个亚群。Tc-1 细胞主要分泌 IL-2 和 IFN-γ 等细胞因子,可促进 Th1 细胞生成,增强细胞免疫功能,使体液免疫应答能力下降。Tc-2 细胞主要分泌 IL-4 和 IL-10 等细胞因子,可促进 Th2 细胞生成,增强体液免疫功能,使细胞免疫应答能力下降。

(三)NKT 细胞及 γδT 细胞对免疫应答的调节

NKT 细胞活化后,可使肿瘤细胞和被病毒感染的细胞溶解破坏,也可分泌细胞因子而发挥免疫调节作用。在胞内病原体刺激下,NKT 细胞分泌的细胞因子以 IL-12 和 IFN-γ 为主,增强细胞免疫应答能力;在胞外病原体感染刺激下,NKT 细胞分泌的细胞因子以 IL-4 为主,增强体液免疫应答能力。γδT 细胞的免疫调节作用与 NKT 细胞类似。

(四)免疫细胞表面抑制性受体介导的负反馈调节作用

免疫细胞可表达激活性受体和抑制性受体两类受体。激活性受体胞质区含有免疫受体酪氨酸活化基序(ITAM),ITAM 中的酪氨酸磷酸化后,通过招募 PTK 参与启动激活信号的转导。抑制性受体胞质区含有免疫受体酪氨酸抑制基序(ITIM),其中磷酸化酪氨酸识别蛋白酪氨酸磷酸酶(PTP),招募 PTP 并活化后,可阻断激活信号在胞内的传递过程,对细胞活化发挥抑制作用。

常见抑制性受体及作用如下:只表达于活化 T 细胞表面的 CTLA-4 为抑制性受体,能与 APC 表面的 B7 分子高亲和力结合,产生与 CD28 结合相反的作用,终止活化 T 细胞增殖、分化;B 细胞表面的 FcγR-Ⅱ介导的免疫抑制作用,终止 B 细胞增殖、分化和产生抗体;在生理条件下,NK 细胞表面杀伤抑制性受体,即 KIR2DL/3DL 和 CD94/NKG2A,其与组织细胞表面的 HLA Ⅰ类分子结合,可产生杀伤抑制作用,使正常组织细胞不被杀伤、破坏,以维持机体内环境的生理平衡。

三、神经系统-内分泌系统-免疫系统相互调节

神经系统、内分泌系统、免疫系统在控制机体生命活动的过程中起重要作用。这三大系统通过相互刺激、相互制约的多维控制网络,在维持机体的正常生理功能和健康中发挥极其重要的作用。

(一)神经系统和内分泌系统对免疫应答的调节

大脑是神经系统的最高中枢,有免疫功能分区现象。中枢和外周免疫器官直接受外周自主神经支配。下丘脑是生命中枢所在,也是免疫调节的重要器官。下丘脑通过释放下丘脑激素调节垂体素的生成,进而通过垂体激素影响内分泌腺相应激素的合成和分泌。肾上腺皮质激素是最早发现的具有免疫抑制功能的激素,它几乎对所有的免疫细胞都有抑制作用。由下丘脑-垂体-肾上腺组成的神经系统与内分泌系统对机体免疫功能具有重要的负反馈调节作用,可通过分泌神经肽、内分泌激素对免疫功能产生调节作用。应激可对免疫功能造成影响,如恐惧、悲伤、精神打击、焦虑以及创伤引起的刺激都可引起糖皮质激素增高,引起免疫抑制,导致免疫功能降低。

(二)免疫系统对神经系统和内分泌系统的调节

免疫细胞不仅可以接受神经系统和内分泌系统的调控,其本身也可产生多种神经递质、细胞因子和激素样物质对神经系统和内分泌系统产生调节作用。如由单核吞噬细胞分泌的 IL-1、IL-6 和 TNF-α 等,可通过下丘脑-垂体-肾上腺轴,刺激皮质激素合成,对机体免疫细胞的活性产生抑制作用,使其合成细胞因子的能力下降,致使皮质激素合成降低,解除对免疫细胞的抑制作用;免疫细胞的抑制被解除后,细胞因子含量增加,又可促进皮质激素合成。如此循

环,构成免疫-神经-内分泌调节网络。

 目标检测

    1.简述固有免疫应答的构成及其主要功能。

    2.简述体液免疫应答中再次免疫应答与初次免疫应答的不同之处。

    3.简述细胞免疫应答的基本过程。

(张凯波　蓝天才　陈艺方)

第七章　超敏反应

⬛ **学习目标**

【掌握】Ⅰ、Ⅱ、Ⅲ、Ⅳ型超敏反应的发生机制;超敏反应的防治原则。

【熟悉】超敏反应的概念与分型;临床常见的Ⅰ、Ⅱ、Ⅲ、Ⅳ型超敏反应性疾病。

【了解】Ⅰ、Ⅱ、Ⅲ、Ⅳ型超敏反应的特点。

超敏反应(hypersensitivity)是指机体再次受到某些抗原刺激时,出现生理功能紊乱或组织细胞损伤的异常适应性免疫应答。超敏反应又称变态反应(allergy)。

引起超敏反应的抗原称为变应原(allergen)或过敏原(anaphylactogen)。变应原的种类繁多,可以是完全抗原,也可以是半抗原。在接触变应原的人群中,只有少数个体会发生超敏反应,这类个体被认为具有过敏体质。

根据超敏反应的发生机制和临床特点,将其分为四型:Ⅰ型超敏反应,即过敏反应;Ⅱ型超敏反应,即细胞毒型或细胞溶解型超敏反应;Ⅲ型超敏反应,即免疫复合物型或血管炎型超敏反应;Ⅳ型超敏反应,即迟发型超敏反应。其中Ⅰ、Ⅱ、Ⅲ型超敏反应由抗体介导,Ⅳ型超敏反应由效应 T 细胞介导。

第一节　Ⅰ型超敏反应

Ⅰ型超敏反应又称过敏反应(anaphylaxis),是临床上最常见的一类超敏反应,主要由特异性 IgE 抗体介导产生,可发生于局部,亦可发生于全身。

一、发生机制

(一)参与Ⅰ型超敏反应的物质

1.变应原

临床常见的变应原主要有以下几种。

(1)某些药物或化学物质　如青霉素、磺胺、普鲁卡因、有机碘化合物等。其本身没有免疫原性,但进入机体后可作为半抗原与某种蛋白结合而获得免疫原性,成为变应原。

(2)吸入性变应原　如花粉颗粒、尘螨排泄物、真菌菌丝及孢子、昆虫毒液、动物皮毛等。

(3)食物变应原　如奶、蛋、鱼虾、蟹贝等食物蛋白或部分肽类物质。

(4)酶类物质　近年来还发现有些酶类物质可作为变应原引发Ⅰ型超敏反应,如尘螨中的半胱氨酸蛋白可引起呼吸道过敏反应,细菌酶类物质(如枯草菌溶素)可引起支气管哮喘。

2.抗体

参与Ⅰ型超敏反应的抗体主要是IgE类抗体。IgE具有亲细胞的特性,能与肥大细胞和嗜碱性粒细胞表面的IgE Fc受体(FcεRⅠ)结合,使该细胞处于致敏状态。产生IgE的浆细胞主要分布在鼻咽部、扁桃体、气管、支气管及胃肠道等处的黏膜固有层中。这些部位是变应原易侵入的门户,也是过敏反应的好发部位。

3.细胞

(1)肥大细胞和嗜碱性粒细胞 肥大细胞主要分布于呼吸道、胃肠道和泌尿生殖道的黏膜下及皮下结缔组织靠近血管处。嗜碱性粒细胞主要分布于外周血中,数量少。两种细胞表面均表达高亲和力的IgE Fc受体,可与IgE的Fc段结合。细胞胞质中含有嗜碱性颗粒,储存有肝素、组胺、嗜酸性粒细胞趋化因子等多种生物活性介质。当肥大细胞和嗜碱性粒细胞被活化后,可释放和合成生物活性介质,导致Ⅰ型超敏反应的发生。

(2)嗜酸性粒细胞 嗜酸性粒细胞主要分布于呼吸道、消化道和泌尿生殖道的黏膜下结缔组织内,在Ⅰ型超敏反应病灶中其数量明显增加。嗜酸性粒细胞活化后除通过释放生物活性介质杀伤寄生虫和病原微生物外,还可直接吞噬肥大细胞释放的颗粒,分泌可灭活组胺、白三烯的酶,如组胺酶、芳基硫酸酯酶等,从而抑制炎症反应,在Ⅰ型超敏反应中发挥重要的负反馈调节作用。

4.生物活性介质

肥大细胞和嗜碱性粒细胞活化后脱颗粒释放的生物活性介质可分为两类:一类是预先合成并储存于颗粒内的介质,如组胺、激肽原酶和嗜酸性粒细胞趋化因子等;另一类是新合成的介质,如白三烯、前列腺素D2和血小板活化因子等。这些生物活性介质的主要作用有:扩张小血管、毛细血管,使其通透性增加;使平滑肌收缩;促进腺体的分泌。

(二)Ⅰ型超敏反应的发生过程

Ⅰ型超敏反应的发生过程可分为致敏、发敏和效应三个阶段(图7-1)。

1.致敏阶段

变应原通过呼吸道、消化道或皮肤等途径进入机体后,诱导特异性B淋巴细胞产生IgE,IgE可在不结合抗原的情况下通过其Fc段与肥大细胞或嗜碱性粒细胞表面的FcεRⅠ结合,使机体处于致敏状态。此时的肥大细胞和嗜碱性粒细胞又称为致敏靶细胞。机体受变应原刺激后约两周即可被致敏,此状态可维持数月或更长时间。若此期间不接触相同变应原,致敏状态可逐渐消失。

2.发敏阶段

当相同变应原再次进入处于致敏状态的机体时,迅速与肥大细胞或嗜碱性粒细胞表面两个或两个以上相邻的IgE特异性结合,使细胞膜表面的FcεRⅠ交联,细胞膜稳定性改变,致敏靶细胞脱颗粒释放组胺等生物活性介质。同时,由于磷脂酶类活化,膜磷脂分解,可新合成白三烯等生物活性介质。细胞脱颗粒后暂时处于脱敏状态,1~2天后细胞将重新形成颗粒。

3.效应阶段

释放的生物活性介质作用于效应组织和器官,可引起平滑肌收缩、毛细血管扩张、腺体分泌增加等病理变化,出现局部或全身的过敏反应。

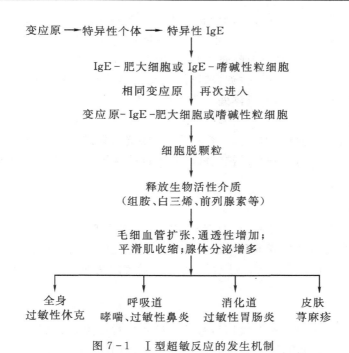

图 7-1 Ⅰ型超敏反应的发生机制

Ⅰ型超敏反应根据效应发生的快慢及持续时间的长短,分为早期反应和晚期反应两种类型。早期反应发生于接触变应原后的数秒钟至数十分钟,可持续数小时,此反应主要由组胺、前列腺素等引起。组胺发挥作用快,但维持时间短,可被组胺酶迅速分解而灭活。晚期反应发生在机体被变应原刺激后的 6~12 小时,可持续数天,该反应主要由白三烯、血小板活化因子等介质引起,尤其是白三烯,其引起支气管平滑肌收缩的作用较组胺强 100~1000 倍,且效应缓慢而持久。晚期反应常表现为以局部嗜酸性粒细胞、中性粒细胞、巨噬细胞、Th2 细胞和嗜碱性粒细胞浸润为特征的炎症反应。

二、特点

Ⅰ型超敏反应的特点是:①超敏反应发生快,消退亦快;②参与的抗体主要是 IgE,补体不参与;③常引起生理功能紊乱,几乎不发生严重组织、细胞损伤;④具有明显个体差异和遗传倾向。

三、临床常见疾病

(一)全身过敏性反应

全身过敏性反应是最严重的一种过敏反应,临床上常见的有药物过敏性休克和血清过敏性休克。患者常在接触变应原后数秒或数分钟内出现胸闷、气急、呼吸困难、面色苍白、四肢冰冷、脉搏微弱、血压下降、意识障碍等临床表现,如抢救不及时患者可迅速死亡。

1. 药物过敏性休克

青霉素、头孢霉素、普鲁卡因、链霉素、有机碘等药物均可引起过敏性休克,以青霉素引起者最为常见。青霉素属于半抗原,本身无免疫原性,但其降解产物青霉噻唑醛酸或青霉烯酸与体内蛋白结合后,即可成为完全抗原,刺激机体产生特异性 IgE,使机体处于致敏状态。当再次接触青霉素时,可诱发过敏反应,甚至导致过敏性休克。青霉素在弱碱性溶液中易降解形成青霉烯酸,故临床上使用青霉素时应临时配制,放置 2 小时后不宜使用。临床上发现少数人在初次注射青霉素时也可发生过敏性休克,这可能与其使用过被青霉素污染的注射器等医疗器械,或吸入空气中青霉菌孢子而使机体处于致敏状态有关。

2. 血清过敏性休克

临床上应用动物免疫血清,如破伤风抗毒素、白喉抗毒素进行治疗或紧急预防时,有些患者可因曾经注射过相同的血清制剂已被致敏而发生过敏性休克,严重者可在短时间内死亡。

(二)局部过敏反应

1. 呼吸道过敏反应

呼吸道过敏反应常因吸入花粉、真菌孢子、尘螨、毛屑等变应原或感染呼吸道病原微生物引起。临床上常见的有过敏性哮喘和过敏性鼻炎。过敏性哮喘有早期相和晚期相反应两类,患者常出现胸闷、呼吸困难等症状。过敏性鼻炎患者表现为鼻黏膜分泌物增加、流涕、打喷嚏等。

2. 消化道过敏反应

少数人进食鱼、虾、蟹、蛋、奶等食物后可发生过敏性胃肠炎,出现恶心、呕吐、腹痛和腹泻等症状,严重者也可发生过敏性休克。已含有抗青霉素特异性抗体的患者口服青霉素时也可引发过敏反应,可能与胃肠道分泌型 IgA 及蛋白水解酶的缺乏有关。

3. 皮肤过敏反应

药物、食物、花粉或冷热刺激等均可引起皮肤过敏反应,主要包括荨麻疹、特应性皮炎(湿疹)和血管神经性水肿等。

四、防治原则

Ⅰ 型超敏反应的防治应遵循两条基本原则:一是尽可能查明变应原,远离或避免再次与其接触;二是根据超敏反应发生的不同阶段,有针对性地采取措施阻止其发生、发展,从而达到治疗目的。

(一)远离变应原

查明变应原,避免与之接触是预防超敏反应最有效的方法。临床检测变应原常采用皮肤试验的方法:将容易引起超敏反应的变应原稀释后取 0.1ml 于前臂内侧做皮内注射,15～20分钟后观察结果,局部皮肤出现红晕且直径>1cm 为皮试阳性。已查明的变应原应避免接触,但有些变应原难以回避,临床上可采用特异性脱敏疗法和减敏疗法。

(二)特异性脱敏疗法和减敏疗法

1. 动物免疫血清脱敏疗法

抗毒素皮试阳性但又必须应用的患者,可采用小剂量、短间隔(20～30 分钟)、多次注射的方法使其暂时脱敏,即脱敏疗法。其机制可能是少量变应原多次进入机体,使体内有限数量的致敏肥大细胞和嗜碱性粒细胞中的颗粒分期、分批脱出而耗竭,由于释放的生物活性介质少,故不足以引起明显的临床症状。此时机体暂时处于脱敏状态,即使大量注射抗毒素血清也不会发生严重的超敏反应。但机体处于脱敏状态是暂时的,经过一段时间后肥大细胞和嗜碱性粒细胞又会形成新的颗粒，机体即可恢复致敏状态。

2. 减敏疗法

减敏疗法是对已查明而难以避免接触的变应原（如花粉、尘螨等），采用小剂量、长间隔（1～2 周）、反复多次皮下注射的方法，使患者再次接触变应原时不出现明显的临床症状。其作用机制可能与机体产生封闭性抗体（变应原特异性 IgG）有关：通过改变抗原进入途径，诱导产生大量特异性的 IgG 类抗体；当变应原再次进入机体时，特异性 IgG 可与变应原竞争结合 IgE，阻断了变应原与 IgE 的结合。此法常用于外源性哮喘和荨麻疹的治疗。

（三）药物防治

1. 抑制生物活性介质合成和释放的药物

阿司匹林为环氧合酶抑制剂，可抑制 PGD_2 等介质的生成。色甘酸二钠可稳定细胞膜，阻止致敏靶细胞脱颗粒释放生物活性介质。肾上腺素、异丙肾上腺素和前列腺素 E 可通过激活腺苷酸环化酶促进 cAMP 合成，使胞内 cAMP 浓度升高；甲基黄嘌呤和氨茶碱则可通过抑制磷酸二酯酶阻止 cAMP 分解，使胞内 cAMP 浓度升高。两者异曲同工，均可通过升高 cAMP 水平抑制靶细胞的脱颗粒和生物活性介质的释放。

2. 生物活性介质拮抗药

苯海拉明、扑尔敏、异丙嗪等抗组胺药物，可通过与组胺竞争结合效应器官细胞膜上的组胺受体而发挥抗组胺作用。阿司匹林为缓激肽拮抗剂。多根皮苷酊磷酸盐则对 LTs 具有拮抗作用。

3. 改善效应器官反应性的药物

肾上腺素不仅可解除支气管平滑肌痉挛，还可使外周毛细血管收缩而升高血压，因此在抢救过敏性休克患者时具有重要作用。葡萄糖酸钙、氯化钙、维生素 C 等除可解痉外，还能降低毛细血管的通透性，减轻皮肤与黏膜的炎症反应。

（四）免疫新疗法

根据 IgE 介导 I 型超敏反应的机制和细胞因子对 IgE 产生的调控作用，近年来应用一些免疫学新方法对 I 型超敏反应进行治疗。

1）将起佐剂作用的 IL-12 等分子与变应原共同使用，可使 Th2 型免疫应答向 Th1 型转换，从而下调 IgE 的产生。

2）用编码变应原的基因与 DNA 载体重组制成 DNA 疫苗进行接种，可成功诱导 Th1 型免疫应答。

3）应用人源化抗 IgE 单克隆抗体，抑制肥大细胞和嗜碱性粒细胞释放介质，治疗持续性哮喘。

4）将重组可溶型 IL-4 受体（sIL-4R）与 IL-4 结合，阻断其生物学效应，降低 Th2 型免疫应答，减少 IgE 的产生。

第二节　II 型超敏反应

II 型超敏反应是指 IgG 或 IgM 类抗体与靶细胞表面的相应抗原结合后，在补体、巨噬细胞及 NK 细胞参与下，引起的细胞溶解或组织损伤的反应，又称为细胞毒型或细胞溶解型超敏反应。

一、发生机制

（一）靶细胞及其表面抗原

正常的组织细胞、改变的自身细胞或吸附有外来抗原、半抗原的自身组织细胞,均可成为被杀伤的靶细胞。靶细胞表面的抗原主要有以下四类。

（1）同种异型抗原　如 ABO 血型抗原、Rh 血型抗原和 HLA 抗原等。

（2）吸附于自身组织细胞表面的药物半抗原或抗原-抗体复合物　如青霉素、磺胺、奎尼丁、非那西汀等药物半抗原吸附在细胞表面,刺激机体产生抗体,抗体与吸附在细胞上的药物半抗原结合或抗体与抗原结合后吸附在细胞上,从而导致细胞损伤。

（3）嗜异性抗原　嗜异性抗原指外源性抗原与正常组织细胞之间具有的共同抗原,如链球菌胞壁的成分与心脏瓣膜、关节组织之间的共同抗原。

（4）其他　由于感染或理化因素的作用改变的自身抗原。

（二）靶细胞损伤机制

参与Ⅱ型超敏反应的抗体主要是 IgG 和 IgM。针对靶细胞表面抗原的抗体通过三条途径杀伤靶细胞(图 7-2)。

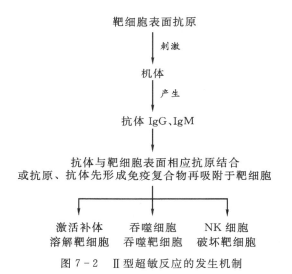

图 7-2　Ⅱ型超敏反应的发生机制

（1）活化补体　当抗体 IgG 或 IgM 与靶细胞表面的抗原结合后,可通过经典途径激活补体,导致靶细胞溶解。

（2）调理吞噬作用　IgG 的 Fc 段或补体裂解片段 C3b、C4b 可与吞噬细胞结合,促进吞噬细胞吞噬靶细胞。

（3）通过 ADCC 效应导致靶细胞损伤　特异性 IgG 与靶细胞表面的抗原结合,其 Fc 段与NK 细胞表面的 Fc 受体结合,激活 NK 细胞发挥 ADCC 效应,破坏靶细胞。

二、特点

Ⅱ型超敏反应的特点为:①主要由 IgG、IgM 介导;②靶细胞主要是血细胞和某些组织细胞;③通过补体、吞噬细胞、NK 细胞损伤靶细胞。

三、临床常见疾病

(一)输血反应

输血反应多发生于 ABO 血型不符的输血。人血清中存在天然血型抗体 IgM,若输血错误,血型抗体与红细胞表面的相应抗原结合,从而激活补体使红细胞裂解,引起溶血反应。

(二)新生儿溶血症

母子间 Rh 血型不符是引起新生儿溶血症的主要原因。血型为 Rh⁻ 的母亲由于输血、流产或分娩等原因接受红细胞表面 Rh 抗原刺激,产生抗 Rh 抗体,此抗体为 IgG 类抗体,可通过胎盘。当已产生抗体的 Rh⁻ 母亲再次妊娠时,若胎儿血型为 Rh⁺,则母亲体内抗 Rh 的抗体可经胎盘进入胎儿体内,与其红细胞结合,导致胎儿红细胞破坏,引起流产、死胎或新生儿溶血症。初次分娩后 72 小时内给母体注射 Rh 抗体,及时清除进入母体内的 Rh⁺ 红细胞,可有效预防再次妊娠时发生新生儿溶血症。ABO 血型不符亦可发生新生儿溶血症,多见于母亲为 O 型血,胎儿为 A 型、B 型或 AB 型血,进入母体的少量胎儿红细胞能诱导产生 IgG 类抗体,此抗体虽能通过胎盘进入胎儿体内,但血清及其他组织中存在的 A、B 型抗原物质能吸附抗体,使抗体不至于全部作用于胎儿红细胞,故此型新生儿溶血症发生率虽高,但症状较轻。

(三)自身免疫性溶血性贫血

服用甲基多巴类药物,或某些病毒(如流感病毒、EB 病毒)感染机体后,可使红细胞膜表面成分发生改变,从而刺激机体产生红细胞自身抗体。这种抗体与自身改变的红细胞特异性结合,可引起自身免疫性溶血性贫血。

(四)药物过敏性血细胞减少症

吸附于血细胞表面的青霉素、磺胺等药物半抗原与特异性抗体结合,或药物半抗原与特异性抗体结合形成抗原-抗体复合物吸附于血细胞表面,可通过激活补体、调理吞噬或 ADCC 效应等作用,导致血细胞破坏。临床表现为药物溶血性贫血、粒细胞减少症和血小板减少性紫癜等。

(五)肾小球肾炎和风湿性心肌炎

由于链球菌与人肾小球基底膜和心肌细胞间存在共同抗原,故抗链球菌的抗体除与链球菌结合外,还可与肾小球基底膜、心肌细胞发生交叉反应,导致这些部位的组织细胞损伤。

(六)甲状腺功能亢进

甲状腺功能亢进(Graves 病)是一种特殊的 II 型超敏反应,即抗体刺激型超敏反应。患者体内产生针对甲状腺细胞表面甲状腺刺激素(TSH)受体的自身抗体。该种抗体与甲状腺细胞表面 TSH 受体结合可刺激甲状腺细胞合成、分泌甲状腺素,引起甲状腺功能亢进,而不是甲状腺细胞的破坏。

(七)肺出血-肾炎综合征

肺泡基底膜与肾小球基底膜之间存在共同抗原,当某些病毒或吸入的有机溶剂造成肺组织损伤后,产生的抗体可与两种组织的基底膜结合,造成肺出血和肾炎。

第三节 Ⅲ型超敏反应

Ⅲ型超敏反应又称免疫复合物型或血管炎型超敏反应,是由可溶性免疫复合物沉积于局部或全身多处毛细血管基底膜后,通过激活补体,并在中性粒细胞、血小板、嗜碱性粒细胞等效应细胞参与下,引起的以充血、水肿、局部坏死和中性粒细胞浸润为主要特征的炎症反应和组织损伤。

一、发生机制

(一)可溶性免疫复合物的形成与沉积

存在于血液循环中的可溶性抗原与相应的 IgG 或 IgM 类抗体结合,可形成可溶性抗原-抗体复合物,即免疫复合物(图 7-3)。正常情况下,免疫复合物的形成有利于机体通过单核巨噬细胞的吞噬作用将抗原性异物清除。但在某些情况下,受到一些因素的影响,可溶性免疫复合物不能有效地被清除,可沉积于毛细血管基底膜引起炎症反应和组织损伤。

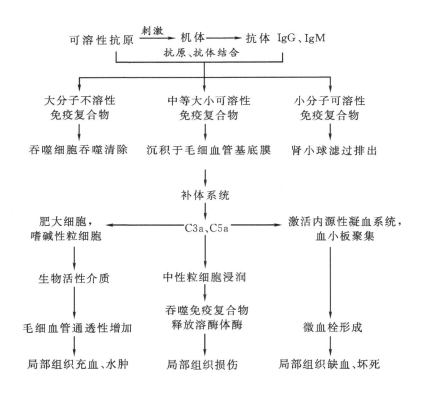

图 7-3 Ⅲ型超敏反应的发生机制

多种因素能影响可溶性免疫复合物的清除和其在组织内的沉积。

导致清除可溶性免疫复合物能力降低的因素包括:①补体功能障碍或补体缺陷;②免疫复合物的量过大,或吞噬细胞功能异常或缺陷,不能将其有效清除等。

易于使免疫复合物沉积的因素有：①血管通透性增加。免疫复合物可激活补体产生过敏毒素（C3a 和 C5a）和 C3b，使肥大细胞、嗜碱性粒细胞和血小板活化，也可直接与血小板表面的 Fcγ R 结合使之活化，释放组胺等血管活性物质；而高浓度血管活性物质可使血管内皮细胞间的间隙增大，血管通透性增加，有助于免疫复合物向组织内沉积。②血管内高压及涡流形成。肾小球基底膜和关节滑膜等处的毛细血管血压较高，约为其他部位毛细血管压力的 4 倍，血流缓慢；动脉交叉口、脉络膜丛和眼睫状体等处易产生涡流。血管内高压与涡流均有助于免疫复合物向组织内沉积。

（二）免疫复合物沉积引起的组织损伤

1. 补体的作用

免疫复合物通过经典途径激活补体，产生补体裂解片段 C3a 和 C5a。C3a、C5a 与肥大细胞或嗜碱性粒细胞上的 C3a 和 C5a 受体结合，使其释放组胺等炎性介质，致局部毛细血管通透性增加，渗出增多，引起水肿。C3a 和 C5a 同时又可趋化中性粒细胞至免疫复合物沉积的部位。

2. 中性粒细胞的作用

聚集的中性粒细胞在吞噬免疫复合物的同时，还释放许多溶酶体酶，包括蛋白水解酶、胶原酶和弹性纤维酶等，可水解血管及局部组织。

3. 血小板和嗜碱性粒细胞的作用

肥大细胞或嗜碱性粒细胞活化释放的血小板活化因子（PAF），可使局部血小板集聚、激活，促进血栓形成，引起局部出血、坏死。血小板活化还可释放血管活性胺类物质，进一步加重水肿。

二、特点

Ⅲ型超敏反应的特点是：①主要由 IgG、IgM、IgA 类抗体介导；②中等大小的可溶性免疫复合物沉积是致病的关键；③由中性粒细胞释放的溶酶体酶是引起损伤的主要原因；④病理变化以血管炎和血管周围炎为主。

三、临床常见疾病

（一）局部免疫复合物病

1903 年，Arthus 发现用马血清经皮下反复免疫家兔数周后，当再次注射马血清时，注射局部可出现红肿、出血和坏死等剧烈炎症反应，称为 Arthus 反应。临床上也发现反复注射胰岛素、狂犬病疫苗等制剂时，也可在注射局部出现类似 Arthus 反应的局部炎症反应，称为类 Arthus 反应。

（二）全身免疫复合物病

1. 血清病

因治疗破伤风、白喉等外毒素性疾病，大量注射动物免疫血清后，经过 7~14 天，患者出现发热、皮疹、关节肿痛、淋巴结肿大及一过性蛋白尿等症状，一般病程短，停止注射动物免疫血清后症状可自行消失。这是由于患者体内产生的抗毒素抗体与残存的抗毒素结合形成免疫复合物（IC）所致。有时长期使用青霉素、磺胺等药物也可引起血清病样反应。

2.链球菌感染后肾小球肾炎

链球菌感染后肾小球肾炎多发生在 A 族链球菌感染后的 2～3 周,此时体内产生抗链球菌抗体,与链球菌可溶性抗原结合形成循环免疫复合物,沉积于肾小球基底膜所致。也可由其他病原微生物,如葡萄球菌、肺炎链球菌、乙型肝炎病毒、疟原虫等感染引起。

3.类风湿关节炎

类风湿关节炎可能与病毒或支原体持续感染有关。这些病原体或其代谢产物可使体内的 IgG 变性,而变性的 IgG 刺激机体产生抗变性 IgG 的自身抗体,即类风湿因子(RF),多以 IgM 类抗体为主。RF 与变性 IgG 结合形成 IC,沉积于小关节滑膜处引起类风湿关节炎。

4.系统性红斑狼疮(SLE)

患者体内产生包括抗核抗体在内的多种自身抗体,与自身成分结合形成 IC,沉积于全身多处血管基底膜,引起多脏器损伤。

第四节　Ⅳ型超敏反应

Ⅳ型超敏反应又称迟发型超敏反应,是由致敏 T 淋巴细胞与相应抗原作用后引起的以单个核细胞浸润和组织损伤为主要特征的免疫病理损伤。

一、发生机制

Ⅳ型超敏反应的发生机制与细胞免疫应答的机制基本相同(图 7 - 4),但前者主要引起组织损伤,而后者以清除病原体为主,两者常伴随发生。

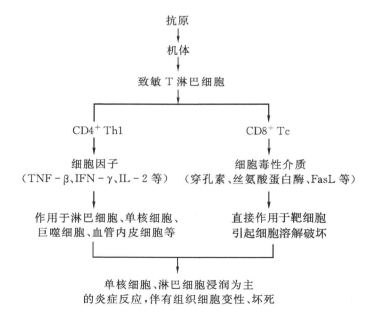

图 7 - 4　Ⅳ型超敏反应的发生机制

(一)T 淋巴细胞致敏

引起Ⅳ型超敏反应的变应原主要有胞内寄生菌、病毒、真菌、寄生虫和化学物质等。当变应原进入体内经 APC 摄取、加工处理后,提呈给相应的 T 淋巴细胞识别,并使之活化、增殖、分化为效应 T 淋巴细胞,也称致敏 T 淋巴细胞(即 CD4$^+$ Th1 和 CD8$^+$ CTL 细胞)。

(二)T 淋巴细胞介导的免疫病理损伤

1. Th1 细胞介导的炎症反应和组织损伤

效应 Th1 细胞再次与相应变应原接触后分泌产生 IL－2、TNF－α及 IFN－γ 等多种细胞因子,在这些细胞因子的作用下于变应原所在部位形成以单个核细胞浸润和组织损伤为主的炎症反应。

2. CTL 细胞介导的细胞毒作用

效应 CTL 细胞与具有相应抗原的靶细胞相互作用,通过释放穿孔素、颗粒酶等介质使靶细胞溶解破坏,导致组织细胞变性、坏死;或通过其表面表达的 FasL 与靶细胞表面的 Fas 结合,导致靶细胞凋亡。

Ⅳ型超敏反应的病理改变是:在抗原存在部位形成以单个核细胞(单核细胞、淋巴细胞)浸润和组织细胞变性、坏死为主要特征的炎症反应。

二、特点

Ⅳ型超敏反应的特点是:①反应发生慢(24～72 小时);②与抗体和补体无关;③引起以单核细胞浸润和细胞变性、坏死为主的炎症反应;④无明显个体差异。

三、临床常见疾病

(一)感染性迟发型超敏反应

感染性迟发型超敏反应是在病原微生物感染过程中伴随发生的Ⅳ型超敏反应,常见于胞内寄生菌(结核分枝杆菌、麻风分枝杆菌、布氏杆菌等)、病毒和真菌等的感染。机体抗胞内感染主要依靠细胞免疫,但细胞免疫在清除病原体的同时也可导致组织损伤。临床上当患者再次感染结核杆菌时,病灶往往较初次感染时局限,结核杆菌生长受到抑制,这是细胞免疫作用的结果,但是患者出现的干酪样坏死、结核空洞等就属于Ⅳ型超敏反应。此外,结核菌素试验为典型的试验性感染性迟发型超敏反应。

(二)接触性皮炎

小分子半抗原(药物、塑料、油漆、染料、农药等)接触皮肤时,能与表皮角质蛋白结合形成完全抗原,经朗格汉斯细胞摄取并提呈给 T 淋巴细胞后使机体致敏,当机体再次接触相同变应原时,约 24 小时后局部出现红肿、皮疹、水疱,严重者可出现剥脱性皮炎。

(三)移植排斥反应

引起移植排斥反应的主要是组织相容性抗原。临床上进行同种异体组织或器官移植时,由于供者和受者之间的组织相容性抗原不同,可刺激受者免疫系统产生效应 T 淋巴细胞,常于移植后 2～3 周发生Ⅳ型超敏反应,导致移植物被排斥。

临床上超敏反应的发生比较复杂,有些超敏反应性疾病可由多种损伤机制引起,如肾小球肾炎主要由Ⅲ型超敏反应引起,但也可由Ⅱ型超敏反应引起。同一抗原物质也可在不同条件下引起不同类型的超敏反应性疾病,如青霉素可引起Ⅰ、Ⅱ、Ⅲ和Ⅳ型超敏反应。因此,在临床上应针对不同超敏反应性疾病,进行具体分析。四种类型超敏反应的比较见表7-1。

表7-1 四种类型超敏反应的比较

型别	参与成分	发病机制	常见疾病
Ⅰ型超敏反应	IgE、IgG4、肥大细胞、嗜碱性粒细胞	(1)IgE抗体与肥大细胞、嗜碱性粒细胞结合 (2)抗原与肥大细胞、嗜碱性粒细胞上的IgE结合 (3)肥大细胞和嗜碱性粒细胞脱颗粒,释放生物活性介质,作用于效应器官	(1)全身过敏反应(过敏性休克) (2)呼吸道过敏反应(支气管哮喘、过敏性鼻炎) (3)消化道过敏反应(过敏性胃肠炎) (4)皮肤过敏反应(荨麻疹、湿疹)
Ⅱ型超敏反应	IgG、IgM、补体、吞噬细胞、NK细胞	(1)抗体与细胞表面的抗原结合,或抗原-抗体复合物吸附在细胞表面 (2)通过激活补体、调理吞噬、ADCC效应三条途径溶解、破坏靶细胞	(1)输血反应 (2)新生儿溶血症 (3)自身免疫性溶血性贫血 (4)药物过敏性血细胞减少症 (5)肾小球肾炎和风湿性心肌炎 (6)甲状腺功能亢进 (7)肺出血-肾炎综合征
Ⅲ型超敏反应	IgG、IgM、补体、中性粒细胞、血小板	(1)抗原、抗体结合形成可溶性免疫复合物 (2)沉积于毛细血管基底膜 (3)激活补体系统 (4)吸引中性粒细胞聚集,释放溶酶体酶等 (5)引起血管炎及周围组织炎	(1)Arthus反应 (2)血清病 (3)链球菌感染后肾小球肾炎 (4)类风湿关节炎 (5)系统性红斑狼疮
Ⅳ型超敏反应	Th1细胞、CTL细胞	(1)抗原刺激T细胞形成致敏T细胞 (2)Th1释放多种生物活性介质,引起炎症反应 (3)Tc释放多种生物毒性介质,杀伤靶细胞,造成组织损伤	(1)感染性迟发型超敏反应 (2)接触性皮炎 (3)移植排斥反应

 目标检测

1.简述Ⅰ型超敏反应的特点及其防治原则。

2.以青霉素引起的过敏性休克为例,说明Ⅰ型超敏反应的机制。

3.简述由Ⅰ、Ⅱ、Ⅲ、Ⅳ型超敏反应导致的临床常见病。

(陈艺方)

第八章 临床免疫病

第一节 自身免疫病

一、自身免疫病的概念和基本特征

正常情况下,机体免疫系统对自身的组织和细胞不产生免疫应答,即形成自身免疫耐受。当免疫系统对自身成分发生免疫应答,产生自身抗体或自身反应性 T 淋巴细胞时,这种现象称为自身免疫(autoimmunity)。适当的自身免疫并不引起机体的病理损伤,反而能促进体内衰老细胞的清除,维持机体内环境的稳定。但当某种原因使自身免疫应答过分强烈时,也会导致自身组织、器官出现病理损伤或功能障碍,这种病理状态就称为自身免疫病(autoimmune disease,AID)。

自身免疫病具有以下基本特征。

1)患者血液中可检测到高效价的自身抗体和(或)自身反应性效应淋巴细胞。应用患者的血清或淋巴细胞可使疾病被动转移。

2)自身抗体和(或)效应淋巴细胞作用于相应自身抗原所在的组织、器官,造成相应组织、器官的病理损伤和功能障碍。患者组织、器官损伤的范围取决于自身抗体或效应淋巴细胞针对自身抗原的分布格局。

3)多数自身免疫病病情迁延,发作与缓解交替,有的成为终身疾患。疾病的转归与自身免疫反应的强度密切相关。

4)某些自身免疫病有明显的诱因,但多数原因不清。

5)患者以女性多见,发病率随年龄增高而增高,有一定的遗传倾向,有些自身免疫病与 HLA 基因相关。

6)疾病的重叠现象,即一个患者可同时患有一种以上的自身免疫病。

7)用免疫抑制剂治疗有一定疗效。

二、自身免疫病的发病机制

(一)抗原因素

1. 免疫隔离部位的抗原释放

机体脑、睾丸、眼睛和子宫等部位的成分通常不与免疫系统接触,但在手术、外伤或感染等情况下,这些部位的抗原释放出来,与免疫系统接触便能诱导相应的自身免疫应答,导致自身免疫病的发生。例如,眼外伤时晶状体蛋白释放入血,刺激机体产生针对晶状体蛋白的抗体,从而引发针对正常侧眼睛的免疫攻击,即交感性眼炎。

2. 自身抗原的改变

一些理化因素(如 X 线照射或服用某些药物)或生物学因素(如病毒感染)可直接引起组织成分改变,导致自身免疫病的发生。例如,变性的自身 IgG 可刺激机体产生自身抗体,即类风湿因子(RF),RF 和变性的自身 IgG 结合形成的免疫复合物沉积在关节等部位,引起类风湿关节炎。

3. 共同抗原诱导

某些外源性抗原与人体正常组织成分有相同或类似的抗原决定簇,这些抗原进入人体后诱发的免疫应答还可与相应的自身组织成分发生交叉反应。例如,因为 A 群链球菌与人的心肌组织、肾小球基底膜有共同抗原,所以感染链球菌后容易引发急性肾小球肾炎或风湿性心脏病。

(二)机体免疫功能异常

1. 多克隆 T、B 淋巴细胞活化

许多病原微生物成分为多克隆激活剂或超抗原,可激活大量淋巴细胞产生自身抗体或自身反应性 T 淋巴细胞。例如,EB 病毒可活化多克隆 B 淋巴细胞,除产生抗病毒的抗体外,还可诱导机体产生抗平滑肌、核蛋白、淋巴细胞和红细胞等的自身抗体。

2. T 淋巴细胞旁路活化

在免疫耐受的诱导中,T 淋巴细胞比 B 淋巴细胞更易产生耐受,而机体对某些自身抗原的耐受正是由于 T 淋巴细胞处于耐受状态,B 淋巴细胞缺少 Th 细胞的辅助而不能有效活化。某些微生物具有与自身抗原相同或相似的 B 淋巴细胞表位,但 T 淋巴细胞表位不同,在微生物感染机体后,激活特异性的 T 淋巴细胞克隆,使由于缺乏 Th 辅助信号处于静止状态的自身抗原特异性 B 淋巴细胞激活,产生自身免疫应答。

3. HLA 分子和共刺激分子表达异常

某些病原微生物可刺激机体组织细胞表达 HLA Ⅱ类分子、B7、CD40L 等,刺激自身反应性 T 淋巴细胞活化,引起自身免疫病。如 Graves 病患者的甲状腺上皮细胞异常表达 HLA Ⅱ类分子。

4. 免疫调节失常

正常情况下,免疫功能处在一个调节网络的控制之下,当调节作用失控或抑制细胞存在缺陷时,具有识别自身抗原能力的免疫细胞未及时被消除,可导致自身免疫病。因此,在发生免疫缺陷病或恶性肿瘤时易伴发自身免疫病。

(三)遗传因素

遗传因素在一定程度上决定了机体对自身免疫病的易感性,尤其是 HLA 分子的作用最为重要,某些带有特殊 HLA 分子的人群容易发生自身免疫病。例如,携带 HLA - DR3 的个

体易患重症肌无力、系统性红斑狼疮、1型糖尿病；携带 HLA-B27 的人群易患强直性脊柱炎；HLA-DR4 与类风湿关节炎、寻常型天疱疮的发生关系密切。

自身免疫病的病理损伤由自身抗体和自身反应性 T 淋巴细胞引起，与超敏反应相似，以Ⅱ、Ⅲ、Ⅳ型超敏反应为主。例如，在自身免疫性溶血性贫血、药物引起的血小板减少性紫癜及粒细胞减少症等疾病中，自身抗体与血细胞结合可激活补体，促进巨噬细胞吞噬和清除自身细胞（Ⅱ型超敏反应）；系统性红斑狼疮患者体内针对自身核抗原的抗体与核抗原结合后，形成大量循环免疫复合物沉积在肾小球、关节、皮肤和其他器官的毛细血管，引起多器官、多系统病变（Ⅲ型超敏反应）；在 1 型糖尿病中，CD4$^+$和 CD8$^+$T 淋巴细胞浸润胰岛组织，CTL 特异性杀伤胰岛 β 细胞，Th1 细胞产生细胞因子引起炎症反应，并损伤胰岛细胞（Ⅳ型超敏反应）。

三、自身免疫病的分类与常见的自身免疫病

自身免疫病按病变组织的涉及范围不同可分为器官特异性自身免疫病（organ specific autoimmune disease）和非器官特异性自身免疫病（non-organ specific autoimmune disease）两大类（表 8-1）。一般器官特异性自身免疫病预后较好，而非器官特异性自身免疫病病变广泛，预后不良。这种区分并不十分严格，因为在血清检查中常出现介于两者之间的现象，如自身免疫性甲状腺炎属于器官特异性自身免疫病，但自患者血清中除可检出抗甲状腺球蛋白抗体外，还可检出抗胃黏膜抗体、抗核抗体和类风湿因子等。

表 8-1　自身免疫病及其相应的自身抗原

类　型	自身免疫病	病变器官和组织	自身抗原
器官特异性自身免疫病	慢性甲状腺炎	甲状腺	甲状腺球蛋白、甲状腺过氧化酶
	Graves 病	甲状腺	甲状腺细胞表面的 TSH 受体
	Addison 病	肾上腺	肾上腺皮质细胞、ACTH 受体
	胃炎	胃	胃壁细胞腺苷酸环化酶、内因子
	乳糜泻	小肠	谷氨酰胺转移酶
	白斑	黑色素细胞	酪氨酸酶、酪氨酸酶相关蛋白-2
	1 型糖尿病	胰岛	胰岛 β 细胞 GAD
	多发性硬化症	脑、脊髓	髓磷脂碱蛋白
	重症肌无力	肌肉	乙酰胆碱受体
	自身免疫性溶血性贫血	红细胞	红细胞膜表面分子
	特发性血小板减少性紫癜	血小板	血小板膜蛋白
	天疱疮	皮肤	桥粒核心糖蛋白
	Goodpasture 综合征	肾和肺基底膜	Ⅳ型胶原
非器官特异性自身免疫病	类风湿关节炎	关节、肺、心脏	IgG、中间丝相关蛋白、纤维蛋白
	多发性肌炎	骨骼肌	肌肉抗原
	舍格伦综合征	唾液腺、肾、甲状腺	唾液腺管、细胞核、甲状腺球蛋白
	系统性红斑狼疮	皮肤、关节、肾、肺、心、脑等	核抗原、细胞质成分

四、自身免疫病的治疗原则

由于人工诱导免疫耐受的方法仍不成熟,故目前临床对自身免疫病的治疗主要限于缓解或减轻其临床症状。

(一)常规治疗

1. 对症治疗

应用皮质激素、水杨酸制剂等可抑制炎症反应,有效改善自身免疫病的临床症状。对于由自身免疫病导致的某些物质的减少,可给予替代疗法,控制病情,如对糖尿病患者补充胰岛素、对甲状腺炎患者补充甲状腺激素等。为降低血浆中免疫复合物的含量,可进行血浆置换,其对治疗由免疫复合物沉积导致的系统性红斑狼疮、类风湿关节炎等自身免疫病有一定疗效。

2. 非特异性免疫抑制治疗

抗细胞代谢的药物可杀伤快速增殖的细胞,抑制自身反应性淋巴细胞的增殖和分化,如硫唑嘌呤、环磷酰胺、甲氨蝶呤等,常与皮质激素联合应用;一些真菌代谢产物,如环孢素 A 和 FK506,可抑制 T 淋巴细胞的活化和增殖,常用于治疗由自身反应性 T 淋巴细胞介导的自身免疫病,如 1 型糖尿病、肾病综合征、牛皮癣等。

(二)特异性免疫抑制治疗

1. 单克隆抗体治疗

单克隆抗体可抑制自身反应性淋巴细胞的活化及其功能,如抗 TNF 单克隆抗体已成功用于治疗类风湿关节炎。

2. T 淋巴细胞疫苗

动物实验表明,用自身反应性 T 淋巴细胞克隆进行主动免疫,可使实验性自身免疫性脑脊髓炎小鼠的症状获得持续性缓解。

3. 细胞因子治疗

应用细胞因子、细胞因子拮抗剂或细胞因子受体阻断剂等对一些自身免疫病有一定的疗效。动物实验证明,IFN - β 可通过抑制 IL - 12 治疗多发性硬化症。

第二节　免疫缺陷病

免疫缺陷病(immunodeficiency disease,IDD)是免疫系统因先天发育不全或后天因素的影响,出现免疫细胞发育、分化、增殖和代谢异常,导致免疫功能障碍的临床综合征。免疫缺陷病按其病因不同,可分为原发性免疫缺陷病(primary immunodeficiency disease,PIDD)和继发性免疫缺陷病(secondary immunodeficiency disease,SIDD)两大类;按其累及的成分不同,可分为细胞免疫缺陷(T 淋巴细胞缺陷)、体液免疫缺陷(B 淋巴细胞缺陷)、联合免疫缺陷(T、B 淋巴细胞缺陷)、吞噬细胞缺陷和补体缺陷等。

免疫缺陷病的主要特点如下。

(1)感染　免疫缺陷病最常见的表现就是反复感染,这也是导致患者死亡的主要原因。免疫缺陷的类型决定了感染的性质:由体液免疫缺陷、吞噬细胞缺陷和补体缺陷导致的感染主要以化脓性细菌感染为主,而由细胞免疫缺陷导致的感染主要由病毒、真菌、胞内寄生菌和原虫引起。

（2）肿瘤 免疫缺陷病患者，尤其是 T 淋巴细胞缺陷患者，易发生肿瘤，以白血病和淋巴系统肿瘤居多，发病率较正常人群高 100～300 倍。

（3）自身免疫病 正常人群自身免疫病的发病率为 0.001％～0.01％，而免疫缺陷病患者则高达 14％，以系统性红斑狼疮、类风湿关节炎和恶性贫血最为常见。

（4）遗传倾向 多数原发性免疫缺陷病有遗传倾向，约 1/3 为常染色体遗传，1/5 为性染色体隐性遗传。

一、原发性免疫缺陷病

PIDD 是指由免疫系统的遗传缺陷或先天性发育障碍导致免疫功能不全而引起的疾病，常伴其他组织、器官的发育异常或畸形，故又称为先天性免疫缺陷病（congenital immunodeficiency disease，CIDD）。缺陷可发生于免疫系统发育成熟的各个环节，多见于婴幼儿，严重者可危及生命（表 8－2）。

表 8－2 原发性免疫缺陷病的种类

分 类	占原发性免疫缺陷病百分比	代表性疾病
特异性免疫缺陷病		
B 细胞缺陷病	50％～75％	X 连锁无丙种球蛋白血症、选择性 Ig 缺陷、高 IgM 血症、Ig 重链缺失等
T 细胞缺陷病	5％～10％	先天性胸腺发育不全、T 细胞膜分子表达缺陷
联合免疫缺陷病	10％～25％	严重联合免疫缺陷、共济失调毛细胞血管扩张、Wiskott-Aldrich 综合征
非特异性免疫缺陷病		
吞噬细胞缺陷	1％～2％	慢性肉芽肿病、白细胞黏附缺陷、Chediak-Higashi 综合征、6-磷酸葡萄糖脱氢酶缺陷、髓过氧化物酶缺陷
补体缺陷	<1％	补体 C1～C9 任一组分的缺陷，C1 抑制物缺乏，D 因子、H 因子或 I 因子缺乏，补体受体缺陷

（一）原发性 B 淋巴细胞缺陷病

原发性 B 淋巴细胞缺陷病是由 B 淋巴细胞先天发育不全，或 B 淋巴细胞不能接受 Th 细胞传递的信号，引起的抗体合成或分泌缺陷，亦称原发性体液免疫缺陷病。患者体内 Ig 水平下降或缺失，外周血 B 淋巴细胞减少。

（二）原发性 T 淋巴细胞缺陷病

原发性 T 淋巴细胞缺陷病包括先天性胸腺发育不全及 T 淋巴细胞活化和功能缺陷。

（三）原发性联合免疫缺陷病

原发性联合免疫缺陷病指 T、B 淋巴细胞同时存在数量或功能缺陷导致的细胞免疫和体液免疫联合缺陷性疾病。多见于婴幼儿,患者常因发生反复感染且难以控制而在 2 岁内死亡。

(四)吞噬细胞缺陷

吞噬细胞缺陷包括由还原型辅酶Ⅱ氧化酶系统基因缺陷导致的慢性肉芽肿病和白细胞黏附缺陷病。

(五)补体缺陷

补体系统中的固有成分、调控蛋白及补体受体均可发生遗传缺陷,从而导致相应的疾病。

二、继发性免疫缺陷病

继发性免疫缺陷病是指由后天因素造成的、继发于某些疾病或使用药物后产生的免疫缺陷性疾病,可发生于任何年龄,较原发性免疫缺陷病多见,其缺陷的程度和类型与造成免疫功能缺陷的原因有关。

(一)诱发因素

(1)感染　某些病原体,如人类免疫缺陷病毒、EB 病毒、结核杆菌等的感染常损伤机体的细胞免疫功能,导致继发性免疫缺陷病。

(2)肿瘤　肿瘤本身以及放疗、化疗、消耗等原因均可损伤机体的细胞免疫和体液免疫功能。

(3)营养不良　营养不良可影响免疫细胞的发育和成熟,降低机体的免疫应答能力。

(4)医源性免疫缺陷　免疫抑制药物和放射性损伤均可抑制免疫功能。

(二)获得性免疫缺陷综合征

获得性免疫缺陷综合征(acquired immunodeficiency syndrome,AIDS)即艾滋病,是由人类免疫缺陷病毒(human immunodeficiency virus,HIV)感染,通过性接触、血液传播和垂直传播等方式,造成机体免疫功能低下,并且以由此产生的各种机会性感染和某些罕见肿瘤为特征的免疫缺陷病。详见第二十三章第一节内容。

三、免疫缺陷病的治疗原则

(一)预防和控制感染

感染是 IDD 患者的主要并发症和死亡原因,有效控制和长期预防感染是防治免疫缺陷病的重要措施。

(二)补充或替代疗法

补充或替代疗法即补充缺陷的成分。如对 Ig 缺陷者输入 Ig,对细胞免疫功能缺陷者用过继免疫细胞进行治疗。但其疗效有限,且有可能引起超敏反应。

(三)免疫功能重建

近年来开始应用的骨髓、胎儿胸腺、胎肝及干细胞移植术等方法,在重症联合免疫缺陷病、慢性肉芽肿病等的治疗中显示出良好的应用前景。转基因治疗也开始应用,如对由腺苷脱氨酶缺陷导致的免疫缺陷病,可在体外用外源性腺苷脱氨酶基因转染患者淋巴细胞,再回输给患者,使其自主产生腺苷脱氨酶而重建免疫功能。

第三节 肿瘤免疫

肿瘤免疫学是研究肿瘤抗原，机体对肿瘤的免疫应答，机体免疫功能与肿瘤的发生、发展和转归的关系以及肿瘤的免疫学诊断和防治的学科。

一、肿瘤抗原

肿瘤抗原是指在细胞癌变过程中出现的新抗原或过度表达的抗原物质。肿瘤抗原可诱导机体产生抗肿瘤免疫，这也是肿瘤免疫学诊断和治疗的基础。肿瘤抗原的分类方法有很多种，目前常用的是按肿瘤抗原的特异性或产生机制进行的分类。

（一）根据肿瘤抗原的特异性分类

（1）肿瘤特异性抗原　肿瘤特异性抗原（tumor specific antigen，TSA）是指只表达于肿瘤细胞而不存在于正常细胞的新抗原。TSA 能被机体的免疫系统识别，诱导免疫应答发挥抗肿瘤效应。目前，人们应用肿瘤特异性 CTL 结合分子生物学技术，从分子水平证实了 TSA 的存在，发现了多种肿瘤抗原的存在。

（2）肿瘤相关抗原　肿瘤相关抗原（tumor-associated antigen，TAA）是指肿瘤细胞和正常组织细胞均可表达，但其含量在细胞癌变时明显增高的抗原。TAA 仅表现为量的变化而无严格的肿瘤特异性。如胚胎抗原、分化抗原等均属 TAA。

（二）根据诱发肿瘤抗原的因素分类

根据诱发肿瘤抗原的因素，可将肿瘤抗原分为理化因素诱发的肿瘤抗原、病毒诱发的肿瘤抗原、自发性肿瘤抗原和胚胎抗原四种类型，其中胚胎抗原在某些肿瘤的免疫学诊断和治疗中有重要意义。胚胎抗原是在胚胎发育阶段由胚胎组织产生的正常成分，出生后表达量降低或仅微量表达，当细胞癌变时，可大量表达。由于机体在胚胎期已接触过此类抗原，因此形成耐受，很难诱导产生抗肿瘤效应。目前研究最为深入和临床应用较多的有甲胎蛋白（AFP）和癌胚抗原（CEA）。

二、机体对肿瘤的免疫应答

机体抗肿瘤的免疫学机制涉及固有免疫和适应性免疫两方面。对免疫原性较弱的肿瘤，固有免疫应答发挥更重要的作用，主要通过 NK 细胞、巨噬细胞和 $\gamma\delta T$ 淋巴细胞的杀瘤效应以及补体的溶细胞作用来完成。适应性免疫应答在免疫原性较强的肿瘤中起主要作用，一般认为，细胞免疫是抗肿瘤的主要力量，尤其是 $CD8^+$ CTL 起关键作用，而 $CD4^+$ Th1 主要通过分泌细胞因子作用于其他效应细胞诱导炎症反应而发挥抗肿瘤作用。体液免疫可以产生抗肿瘤抗原的特异性抗体，但只在某些情况下起协同作用。

三、肿瘤的免疫逃逸机制

免疫系统可以产生多种抗肿瘤的免疫学效应，但肿瘤仍能在人体发生、发展和转移，表明肿瘤细胞能通过某些途径逃避宿主免疫系统的攻击，可能与以下因素有关。

（1）肿瘤抗原缺失或调变　由于肿瘤抗原与正常蛋白的差异小、免疫原性较弱或属胚胎抗原、已形成免疫耐受,故无法诱导机体产生有效的抗肿瘤免疫应答。在某些情况下,肿瘤抗原表位减少或丢失,从而逃避免疫系统的识别和杀伤,称为抗原调变。

(2)MHC 分子表达异常　某些肿瘤细胞表面的 MHC I 类分子表达减少或缺失,使肿瘤抗原不能被 CD8⁺CTL 识别杀伤。

(3)协同刺激分子表达异常　某些肿瘤细胞尽管表达肿瘤抗原,但很少表达 B7 等协同刺激分子,使 T 淋巴细胞的活化缺乏第二信号,故无法诱导免疫应答。

(4)肿瘤细胞的免疫抑制作用　某些肿瘤细胞分泌 TGF - β、IL - 10 等抑制性细胞因子,抑制机体的抗肿瘤免疫应答。

(5)肿瘤细胞的抗凋亡作用　肿瘤细胞高表达 FasL,可诱导表达 Fas 的特异性 T 淋巴细胞凋亡,同时由于肿瘤细胞不表达 Fas 分子,故使由 T 淋巴细胞介导的细胞凋亡效应无法发挥,从而使肿瘤细胞得以逃避机体的抗肿瘤效应。

(6)肿瘤细胞的"漏逸"　肿瘤细胞的"漏逸"是指由于肿瘤细胞的生长迅速,超过了机体抗肿瘤免疫效应的限度,致使机体不能有效地清除大量生长的肿瘤细胞。

四、肿瘤的免疫学诊断和免疫学治疗

(一)肿瘤的免疫学诊断

肿瘤的免疫学诊断主要是通过生化和免疫学技术检测肿瘤抗原、抗肿瘤抗体和其他肿瘤标志物,尤其是肿瘤抗原的检测是目前最常用的诊断方法。例如,AFP 的检测有助于原发性肝癌的诊断,CEA 的检测有助于结肠癌的诊断,CA199 的检测有助于胰腺癌的诊断。此外,特异性单抗免疫组织化学或流式细胞仪分析、放射免疫显像诊断技术等也可应用于肿瘤的诊断,为其治疗及预后判断提供了依据。

(二)肿瘤的免疫学治疗

肿瘤的免疫学治疗作为一种辅助疗法,常与手术、化疗、放疗等联合应用,通过激发和增强机体的免疫功能,抑制肿瘤细胞的转化,达到控制和杀灭肿瘤细胞的目的。肿瘤的免疫学治疗包括主动免疫治疗和被动免疫治疗两大类。主动免疫治疗是给患者注射具有免疫原性的肿瘤疫苗,激发机体对肿瘤的特异性免疫反应。常用的肿瘤疫苗包括肿瘤细胞活疫苗、减毒或灭活的肿瘤细胞疫苗、修饰或改变的肿瘤细胞以及基因修饰疫苗、分子疫苗等。该方法往往需要考虑肿瘤的免疫原性及机体的免疫状态,以确保机体能够产生抗肿瘤效应。被动免疫治疗是给患者输入免疫效应物质,如抗体、细胞因子、免疫效应细胞等,可较快地发挥治疗作用。

第四节　移植免疫

用正常的细胞、组织或器官替换丧失功能的细胞、组织或器官,以维持和重建机体生理功能的方法,称为移植(transplantation)。在移植术中,提供移植物的个体称为供者(donor),而接受移植的个体称为受者(recipient),被移植的细胞、组织或器官称为移植物(graft)。

根据移植物的来源和遗传背景不同,可将移植分为四类。①自体移植:移植物来源于受者自身,不发生移植排斥反应。②同系移植:移植物来源于遗传基因完全相同的供者,如同卵孪生子,一般不发生排斥反应。③同种异体移植:移植物来源于同种但遗传背景有差异的不同个

体,通常会发生不同程度的排斥反应。④异种移植:移植物来源于不同种属动物,移植后往往会出现严重的排斥反应。目前临床进行的主要是同种异体移植。

一、同种异体移植排斥反应的机制

同种异体移植排斥反应的本质是受者免疫系统针对移植物产生的免疫应答,由存在于移植物中的同种异体抗原引起,受者 T 淋巴细胞在应答中起关键作用。

(一)诱导排斥反应的同种异体抗原

(1)主要组织相容性抗原　主要组织相容性抗原可引起强烈而迅速的排斥反应。HLA 是人类的主要组织相容性抗原,而供者、受者之间的 HLA 型别差异是导致急性排斥反应的主要原因。

(2)次要组织相容性抗原　次要组织相容性抗原指某些非 MHC 基因编码的、能引起 T 淋巴细胞介导的移植排斥反应的一系列同种异体抗原。由次要组织相容性抗原导致的排斥反应一般发生得慢而弱。

(3)其他同种异体抗原　其他同种异体抗原,如红细胞血型抗原和组织特异性抗原。血型不符的受者血清中的血型抗体可与移植物血管内皮细胞表达的血型抗原结合,导致超急性移植排斥反应;组织特异性抗原是表达在特定细胞、组织和器官表面的抗原,不同组织该抗原的免疫原性不同,引起的移植排斥反应强度也不同。

(二)同种异体移植排斥反应的机制

在移植排斥反应中,细胞免疫应答发挥主要作用,尤其是 CD4+ Th1 细胞,可通过直接或间接途径识别移植物 APC 表面的 MHC 分子。

在排斥反应中,体液免疫与细胞免疫协同发挥作用,产生的针对同种异型抗原的特异性抗体可通过多种途径参与排斥反应,但一般来说,除了超急性移植排斥反应外,体液免疫一般不起重要作用。

二、移植排斥反应的类型

同种移植排斥反应包括宿主抗移植物反应(host versus graft reaction,HVGR)和移植物抗宿主反应(graft versus host reaction,GVHR)两种。

(一)宿主抗移植物反应

宿主免疫系统针对移植物抗原产生的特异性免疫应答称为 HVGR,主要发生在临床上实质器官移植术后。根据排斥反应发生的快慢、强度和病理变化不同,可分为超急性移植排斥反应、急性移植排斥反应和慢性移植排斥反应三种。

1. 超急性移植排斥反应

超急性移植排斥反应由体液免疫介导,多发生于移植术后数分钟至数小时内。该反应是由于在受者体内预先存在抗移植物的抗体,如 ABO 血型抗体、抗 HLA 的抗体和抗血管内皮细胞抗原的抗体等。这些预存抗体与移植物表面相应抗原结合后可迅速激活补体系统,引起出血、水肿、血栓形成等病理改变,导致移植物急性坏死。

2. 急性移植排斥反应

急性移植排斥反应是临床上最常见的排斥反应,多发生于移植术后数天至两周。其发生机制以 T 淋巴细胞介导的细胞免疫应答为主,CD4$^+$T 淋巴细胞引起的迟发型超敏反应在移植物损伤中占主导地位。病理特征表现为移植物实质性细胞坏死伴有大量淋巴细胞和巨噬细胞浸润。尽早给予适当的免疫抑制剂治疗,此型排斥反应多可获得缓解。

3. 慢性排斥反应

慢性排斥反应多发生于移植术后数月至数年,是影响移植物长期存活的主要障碍。病理特征是移植物组织结构损伤、纤维增生和血管平滑肌细胞增生,移植物功能进行性丧失,应用抗排斥药物无效。其发生机制尚不明确。

(二)移植物抗宿主反应

移植物中的淋巴细胞识别宿主同种异型抗原发生的排斥反应称为 GVHR。GVHR 的发生有一定的前提条件:①移植物中有一定数量的成熟淋巴细胞,尤其是 T 淋巴细胞;②受者的免疫功能低下(被抑制或免疫缺陷);③供者和受者的 HLA 型别不同。GVHR 主要见于骨髓移植后,此外,在胸腺、脾脏等富含淋巴细胞器官的移植和新生儿大量输血时也可发生。

GVHR 的发生主要是由于移植物中成熟 T 淋巴细胞被受者的同种异型抗原激活,分化为效应 T 淋巴细胞并游走于受者全身,对组织、器官发起免疫攻击。病理改变为受者皮肤、肝脏、胃肠道等器官的上皮细胞坏死,一旦发生,一般难以逆转。

三、移植排斥反应的防治

(一)供者的选择

选择组织型别匹配的供者,以免发生超急性排斥反应。

(1)ABO 血型检测 ABO 血型抗原不仅存在于红细胞表面,在多种实质脏器和血管内皮细胞表面也有,因此,供者、受者的 ABO 血型应相同。

(2)HLA 配型 HLA 型别的匹配程度决定了排斥反应的强度,也决定了移植的成功与否。通常 HLA - A 和 HLA - B 匹配的位点越多,移植物的存活率越高。此外,HLA - DR 的匹配也十分重要。

(二)免疫抑制药物的应用

终身使用免疫抑制药以预防和治疗移植排斥反应,已成为器官移植的常规治疗方案。这些药物的作用机制主要是通过抑制受者 T 淋巴细胞的免疫功能来抑制排斥反应的发生,从而延长移植物的存活期。

1. 免疫抑制剂

目前临床上最常用的免疫抑制剂是环孢素 A,其作用机制是通过抑制 T 淋巴细胞活化过程中 IL-2 的转录,阻断 T 淋巴细胞的生长和分化。此外,常用的免疫抑制剂还有 FK506、硫唑嘌呤、环磷酰胺、西罗莫司、糖皮质激素等。

2. 生物制剂

生物制剂主要是抗免疫细胞表面抗原的单克隆抗体,如抗 CD3、CD25、CD4、CD8 等的抗体,可抑制相应免疫细胞的活化和功能。

3. 其他

应用血浆置换、淋巴细胞置换、脾切除、用放射线照射移植物等方法防治排斥反应,在临床上已取得一定疗效。

（三）诱导移植耐受

从理论上讲,诱导受者免疫系统产生针对移植物抗原的免疫耐受是防治排斥反应的最佳方案。目前,已有许多诱导移植耐受的方案,如用供者的可溶性 MHC 分子或合成多肽阻断受者 T 淋巴细胞表面的 TCR 与移植物表面的 MHC 分子结合,使 T 淋巴细胞不能活化;阻断 T 淋巴细胞活化的协同信号通路,使受者 T 淋巴细胞进入免疫无能状态等。

 目标检测

1.简述自身免疫病的损伤机制及典型的疾病。
2.简述自身免疫病的基本特点。
3.简述免疫缺陷病的共同特点。

（肖　敬）

第九章　免疫学应用

▶ X **学习目标**

【掌握】人工免疫的概念与分类；常见人工自动免疫与人工被动免疫制剂及应用。

【了解】抗原-抗体反应的特点、类型及应用；免疫细胞及其功能检测。

免疫学被广泛应用于临床医学的各个领域，主要应用在三个方面，即各种感染性疾病（包括传染病和非传染病）的预防、诊断和治疗。近年来，免疫学的基本理论还应用于阐明临床上与免疫有关的疾病（如肿瘤、自身免疫病和器官移植的排斥反应）的发病机制、指导针对这些疾病的治疗与预防措施的制订等。

第一节　免疫预防

免疫预防（免疫学防治）是依据免疫学原理，应用免疫制剂或免疫调节剂来诱导或调节机体的免疫功能，从而预防和治疗疾病。随着免疫学理论与技术的飞速发展，免疫学防治已从治疗、控制传染性疾病的传播，扩展到了肿瘤、自身免疫病、免疫缺陷病、超敏反应性疾病和器官移植等许多疾病的防治。

一、人工免疫的概念和种类

人工免疫就是有计划、有目的地给人体接种抗原或输注抗体或免疫细胞，使机体获得某种特异性抵抗力，从而达到预防或治疗某种疾病的方法。人工免疫可依据给机体注入的物质不同，分为人工主动免疫和人工被动免疫两种（表 9-1）。

表 9-1　两种人工免疫的主要区别

区别点	主动免疫	被动免疫
注入物质	抗原制剂（细菌和病毒疫苗等）	抗体制剂（抗毒素、人免疫球蛋白）
免疫力出现时间	慢，1～4 周	快，立即产生
免疫力维持时间	长（数月至数年）	较短（2 周至数周）
用　途	主要用于预防	主要用于紧急预防或治疗

（一）人工主动免疫

人工主动免疫（artificial active immunization）是用疫苗或类毒素等抗原性物质免疫机体，

使之产生特异性免疫应答,从而对相应病原体感染产生抵抗作用的措施,也称为预防接种。人工主动免疫的特点是免疫力出现较晚,接种后 1~4 周才能产生,但维持时间较长,可达数月至数年。人工主动免疫主要用于传染性疾病的特异性预防。

(二)人工被动免疫

人工被动免疫(artificial passive immunization)是给机体注射含特异性抗体的免疫血清(如抗毒素)或细胞因子等免疫效应分子,以治疗或紧急预防传染性疾病的措施。人工被动免疫是通过被动输入方式获得,效应分子进入机体后可立即产生免疫作用。但是这些效应分子并非由接种者自身产生,故免疫力维持时间较短,通常为 2~3 周。人工被动免疫多用于临床治疗或紧急预防某些疾病。

二、用于人工主动免疫的生物制品

人工免疫所用的各种抗原制剂、免疫血清、免疫细胞制剂、细胞因子以及免疫诊断所用的菌液与抗血清等,因来源于生物体,故统称为生物制品(biological product)。

疫苗(vaccine)是用各种病原微生物制备的用于人工主动免疫的抗原性制剂。通常将用细菌制备的生物制品称为菌苗,用病毒、螺旋体、立克次体和衣原体等制成的生物制品称为疫苗;而国际上把以上两类制剂以及类毒素统称为疫苗。习惯上,将用灭活或减毒的完整病原体与类毒素制备的疫苗称为常规疫苗。

(一)常规疫苗

1. 死疫苗

选用免疫原性强的病原微生物标准株,经人工大量培养后,用物理或化学方法将其杀死或灭活而制成的生物制品,称死疫苗(death vaccine),又称灭活疫苗(inacti vated vaccine)。常用的死疫苗有伤寒、副伤寒、百日咳、霍乱、钩端螺旋体、鼠疫、狂犬病、乙型脑炎、流感、甲肝、斑疹伤寒疫苗等。死疫苗的优点是易于制备,较稳定,易保存,但死疫苗在体内不能生长繁殖,对人体刺激时间短,故需多次重复接种才能获得较好的免疫力。此外,死疫苗主要诱导机体产生体液免疫应答,而难以诱导机体产生细胞免疫应答,因此,其免疫效果有一定的局限性。为减少注射次数并获得较好的免疫效果,常可制成混合制剂,如百白破三联疫苗等。

2. 活疫苗

用人工诱导变异或从自然界筛选出来的毒力高度减弱或基本无毒的活的病原微生物制成的生物制品,称活疫苗(live vaccine),又称减毒活疫苗(live-attenuated vaccine)。例如,用牛型结核杆菌在人工培养基上多次传代后制成的卡介苗,用脊髓灰质炎病毒在猴肾细胞中反复传代后制成的脊髓灰质炎减毒活疫苗。活疫苗在体内有一定的增殖能力,可产生类似自然状态下的轻型或隐性感染的免疫作用。目前使用的减毒活疫苗主要有卡介苗(BCG)、脊髓灰质炎、麻疹、腮腺炎、风疹、水痘-带状疱疹、黄热病、腺病毒、轮状病毒疫苗等。

活疫苗的接种途径一般采用自然感染途径,如脊髓灰质炎疫苗以口服为佳。

减毒活疫苗的主要优点是:①接种剂量小,免疫效果好,一般接种一次就可获得 3~5 年或更长时间的免疫保护作用。②不仅能诱导机体产生特异性体液免疫应答,还能诱导产生特异性细胞免疫应答。

减毒活疫苗的缺点是：①对运输、保存条件要求较高，保存不当可使疫苗丧失原有的免疫作用。②活疫苗有发生突变、恢复毒力的可能性，必须严格鉴定。此外，免疫缺陷个体和孕妇一般不宜接种活疫苗。

死疫苗与活疫苗的主要区别见表9-2。

表 9 - 2　死疫苗与活疫苗的主要区别

区别点	死疫苗	活疫苗
制剂性状	完整的、无生命的病原微生物	弱或无毒株、有生命的病原微生物
接种量及次数	量大，2～3 次	量小，1 次
保存及有效期	易保存，较稳定，有效期 1 年	不易保存，4℃数周失效
免疫效果	较差，维持数月至 1 年	较好，维持 1～5 年或更长

3. 类毒素

类毒素(toxoid)是将细菌外毒素经 0.3％～0.4％甲醛处理，使其毒性丧失而仍保留其原有免疫原性而制成的生物制品。临床常用的类毒素有白喉类毒素、破伤风类毒素等。目前使用的百白破三联疫苗即是用白喉类毒素、百日咳杆菌死疫苗和破伤风类毒素混合制成。

(二)新型疫苗

新型疫苗是指用能诱导产生有效保护性反应的病原体抗原成分或 DNA 等制备的疫苗。

1. 亚单位疫苗

亚单位疫苗(subunit vaccine)是去除病原体中与诱发保护性免疫无关或有害的成分，选用有效抗感染免疫成分制成的疫苗。目前研制成功的亚单位疫苗包括肺炎球菌和脑膜炎球菌荚膜多糖疫苗、流感病毒血凝素和神经氨酸酶亚单位疫苗、百日咳杆菌丝状血凝素亚单位疫苗等。为提高亚单位疫苗的免疫原性，可加入适当佐剂或与蛋白载体耦联后使用。

2. 结合疫苗

细菌荚膜多糖具有抗吞噬作用，属 T 细胞非依赖性抗原。用细菌荚膜多糖制备的多糖疫苗进行免疫，可直接刺激 B 细胞产生 IgM 类抗体，但不能产生记忆细胞，也无 Ig 的类别转换。该种疫苗对婴幼儿的免疫效果较差。结合疫苗(conjugate vaccine)是由细菌荚膜多糖水解物与白喉类毒素化学耦联组成的疫苗。白喉类毒素为蛋白质载体，其与荚膜多糖耦联形成的结合疫苗为 T 细胞依赖性抗原。该种疫苗具有良好的免疫作用，可诱导机体产生具有免疫保护作用的 IgG 类抗体。目前已获得批准使用的结合疫苗有 b 型流感杆菌多糖/肺炎球菌荚膜多糖/脑膜炎球菌 A 群多糖-破伤风类毒素疫苗。

3. 合成肽疫苗

合成肽疫苗(synthetic peptide vaccine)是将具有保护性免疫作用的人工合成的多肽抗原与适当载体结合后组成的疫苗。为提高其免疫原性，可辅以佐剂一起使用。目前，根据疟原虫孢子表位研制的疟疾疫苗已进入临床试验阶段；细菌毒素、HIV 和肿瘤等合成肽疫苗也在研制之中。

4. 基因工程疫苗

基因工程疫苗主要包括重组抗原疫苗、重组载体疫苗和 DNA 疫苗。

（1）重组抗原疫苗 重组抗原疫苗（recombinant antigen vaccine）是采用DNA重组技术制备的只含保护性抗原组分的基因工程疫苗。

（2）重组载体疫苗 重组载体疫苗（recombinant vector vaccine）又称重组减毒活疫苗（recombinant attenuated live vaccine）。该种疫苗是将编码病原体有效免疫原的基因插入活载体（无/弱毒的病毒或细菌疫苗株）基因组中所构建的疫苗。接种后，目的基因产物可随疫苗株在宿主体内的增殖而大量表达，并由此诱导机体产生相应免疫保护作用。

（3）DNA疫苗 DNA疫苗（DNA vaccine）是将编码病原体有效免疫原的基因插入细菌表达质粒中所构建的疫苗，又称基因疫苗或核酸疫苗。DNA疫苗转染宿主细胞后，可表达具有免疫保护作用的抗原，从而诱导机体产生相应的特异性免疫应答。

5. 抗独特型疫苗

抗独特型疫苗（anti-idiotype vaccine）是用抗抗体方法获得和天然抗原结构相同的抗体作为抗原而制备的疫苗。

此外，还有多糖交联疫苗、瘤苗和避孕疫苗等。

三、计划免疫

计划免疫（planed immunization）是根据对某些特定传染病的疫情监测和人群免疫状况分析，按照规定的免疫程序有计划地进行人群预防接种，提高人群免疫水平，达到控制传染病流行，最终消灭相应传染病的目的而采取的重要措施。我国目前实施的儿童计划免疫程序见表9-3。

表9-3 我国目前实施的儿童计划免疫程序

接种时间	接种的生物制品
新生儿	卡介苗，乙肝疫苗
2个月	三价脊髓灰质炎疫苗第1丸
3个月	三价脊髓灰质炎疫苗第2丸，百白破三联疫苗第1针
4个月	三价脊髓灰质炎疫苗第3丸，百白破三联疫苗第2针
5个月	百白破三联疫苗第3针
6个月	乙肝疫苗
8个月	麻疹疫苗
1.5~2岁	百白破三联疫苗第4针
4岁	三价脊髓灰质炎疫苗第4丸
7岁	卡介苗，麻疹疫苗，白喉-破伤风二联疫苗
12岁	卡介苗

除此以外，还可对处于不同地区的人群及一些特殊人群接种不同的疫苗，如乙脑、流脑、腮腺炎、黄热病、伤寒等疫苗主要用于流行或重点地区儿童的预防接种，狂犬病疫苗仅用于与动物密切接触的人员和被动物咬伤者，流感疫苗和肺炎球菌多糖疫苗多用于高龄人群。

知识链接

从表面上看,预防接种主要是对易感者进行预防接种,但在提高个体免疫水平的同时,必然会提高整个人群的免疫水平,有助于群体免疫屏障的形成。当疫苗接种率达到一定水平时,即使有传染源侵入,由于大部分易感者接种了疫苗,得到了免疫保护,人与人之间传播的机会大大减少,传染病的传播链被阻断,传播的范围受到限制,降低了传染病扩散和蔓延的可能性。

四、预防接种的注意事项

1. 接种剂量、次数和间隔时间

死疫苗接种量大,接种次数多,为2～3次,每次间隔7～8天;类毒素接种2次,因其吸收缓慢,每次间隔4～6周;活疫苗能在体内繁殖,接种量少,接种次数少,一般只接种1次。在接种时一定要注意接种的对象、接种时间、接种方法,严格按照疫苗的说明书进行接种。

2. 接种途径

死疫苗应采用皮下注射;活疫苗可采用皮内注射、皮上划痕或经自然感染途径接种,如脊髓灰质炎疫苗以口服为佳,麻疹、流感、腮腺炎疫苗以雾化吸入为好。

3. 接种后反应

接种后反应通常表现为局部红肿、疼痛、淋巴结肿大,有些人可出现发热、头痛、恶心等症状,一般无须处理,数天后可恢复正常。少数人可引起Ⅰ、Ⅱ、Ⅲ型超敏反应,如过敏性休克和接种后脑炎等。这可能与机体的生理因素、免疫功能状态有关。

4. 禁忌证

由于免疫接种可引起异常反应,因此有下列情况时不宜进行免疫接种:①免疫功能缺陷,特别是细胞免疫功能低下者;②高热、严重心血管疾病、肝病、肾病、活动性结核、活动性风湿热、急性传染病、甲状腺功能亢进、严重高血压、糖尿病及正在应用免疫抑制剂者;③妊娠期及月经期;④湿疹及其他严重皮肤病者不宜行皮肤划痕法接种。

第二节 免疫治疗

免疫治疗(immunotherapy)是利用免疫学原理,针对疾病的发生机制,用各类生物制品或药物来增强或抑制免疫应答,以调整免疫功能,维持机体免疫功能的相对稳定性,达到治疗疾病的目的所采取的措施。本节主要介绍以抗体、细胞为基础的免疫治疗方法,以及临床常用的免疫增强剂和免疫抑制剂。

一、以抗体为基础的免疫治疗

抗体是体液免疫应答的产物,具有中和毒素、激活补体、ADCC等多种生物学效应,是进行被动免疫的主要生物制剂。目前临床常用的治疗性抗体主要包括多克隆抗体、单克隆抗体和基因工程抗体。

（一）多克隆抗体

多克隆抗体主要包括用抗原多次免疫动物后获得的动物血清和从人血浆或血清中提取的免疫球蛋白。临床常用的多克隆抗体有抗毒素、人丙种球蛋白和抗淋巴细胞抗体等。

1. 抗毒素

抗毒素（antitoxin）是用类毒素对马进行免疫接种后获得的免疫血清，内含针对外毒素的抗体，对相应外毒素具有中和作用。抗毒素主要用于治疗和紧急预防由外毒素导致的疾病。常用的有白喉抗毒素、破伤风抗毒素、肉毒抗毒素和气性坏疽多价抗毒素等。

2. 人丙种球蛋白

人丙种球蛋白分为血浆丙种球蛋白和胎盘丙种球蛋白，它们分别从正常人的血浆和孕妇的胎盘组织中提取获得。人丙种球蛋白可用于麻疹、脊髓灰质炎和甲型肝炎等病毒感染性疾病的紧急预防，也可用于丙种球蛋白缺乏症的治疗。

3. 抗淋巴细胞抗体

抗淋巴细胞抗体是将人外周血淋巴细胞作为抗原，免疫动物后获得的针对人淋巴细胞表面抗原的抗体。将其注入人体后，在补体和吞噬细胞参与下可使淋巴细胞溶解破坏。该种多克隆抗体可用来延长移植物的存活时间，也可用来治疗某些自身免疫病。

（二）单克隆抗体

单克隆抗体（McAb）指由单一克隆 B 细胞杂交瘤产生的针对一种抗原表位的抗体。单克隆抗体和多克隆抗体相比，具有特异性高、均一性好、无批间差异等优点。

1. 抗细胞表面标志性 CD 分子的单克隆抗体

抗 CD3 和 CD4 单克隆抗体可分别与成熟 T 细胞表面的 CD3 分子和 Th 细胞表面的 CD4 分子结合，并在补体作用下使结合上述单克隆抗体的 T 细胞溶解破坏，从而有效控制急性排斥反应的发生。在骨髓移植时，上述单克隆抗体还可用来清除骨髓中的成熟 T 细胞，以防止移植物抗宿主反应的发生。

2. 抗体导向药物

抗体导向药物治疗是将化疗药物、毒素、同位素等细胞毒性物质与肿瘤细胞特异性抗体相连接，利用抗体的导向作用将细胞毒性物质携带至肿瘤病灶局部，特异性杀伤肿瘤细胞的治疗方法。此种治疗方法在动物实验中取得了较好疗效。抗体导向药物在临床 B 细胞淋巴瘤、非霍奇金淋巴瘤和急性髓样白血病的治疗中已得到应用，并取得了一定疗效。但由于目前人类肿瘤特异性抗原发现的数目极少，以及鼠源性单抗可引起较强免疫应答等一系列问题，限制和影响了单克隆抗体在临床的应用。

（三）基因工程抗体

单克隆抗体为鼠源性抗体，人体应用后可产生人抗鼠抗体反应，从而使鼠源性单克隆抗体在体内的功能受到严重影响。通过制备基因工程抗体，可显著减轻由鼠源性抗体诱发的免疫反应。基因工程抗体的种类很多，主要介绍以下两种。

1. 嵌合抗体

嵌合抗体（chimeric antibody）是将鼠源性抗体的可变区与人抗体恒定区嵌合组成的基因工程抗体，这种鼠-人嵌合抗体可减轻由鼠源性抗体诱发的免疫反应，减轻由此产生的副作用。

2. 人源化抗体

互补决定区(CDR)是抗体识别抗原决定簇的区域,可直接介导抗体与抗原的结合。将小鼠抗体分子的 CDR 序列移植到人类抗体可变区框架中形成的抗体称为人源化抗体(humanized antibody),又称 CDR 移植抗体。该种抗体可进一步消除由鼠源性序列引起的免疫反应。

二、以细胞为基础的免疫治疗

以细胞为基础的免疫治疗是给患者输入正常免疫细胞或免疫效应细胞,以激活或增强机体免疫应答能力的方法。

(一)造血干细胞移植

造血干细胞是具有多种分化潜能和自我更新能力的免疫细胞,在适当条件下可被诱导分化为多种组织和细胞。移植造血干细胞能使患者免疫系统得以重建或恢复造血功能。目前造血干细胞移植已经成为临床治疗癌症、造血系统疾病和自身免疫病的重要方法之一。移植所用的造血干细胞可来自骨髓、外周血和脐血细胞。骨髓中造血干细胞的数量较多,是理想的干细胞来源;外周血中干细胞的数量较少,但便于采集。上述两种干细胞因 HLA 型别与供者相同者难以寻找,使其使用受到限制。脐血中的造血干细胞含量与骨髓中的相近,HLA 表达低,免疫原性弱,移植物抗宿主反应发生率低,来源方便,易于采集,故脐血细胞是一种较好的干细胞来源。

(二)免疫效应细胞过继免疫治疗

取自体淋巴细胞经体外激活、增殖后回输给患者,直接杀伤肿瘤细胞或激发机体抗肿瘤免疫效应的治疗方法称为过继免疫治疗。例如,肿瘤浸润淋巴细胞(tumor infiltrating lymphocyte,TIL)是从实体肿瘤组织中分离,在体外经 IL-2 诱导后形成的杀伤性淋巴细胞;淋巴因子激活的杀伤细胞(lymphokine activated killer cell,LAK)是外周血淋巴细胞在体外经 IL-2 诱导培养后形成的杀伤性淋巴细胞。上述细胞能直接杀伤肿瘤细胞,与 IL-2 联合应用,在某些晚期肿瘤的治疗中有一定疗效。

三、以药物为基础的免疫治疗

生物应答调节剂(biological response modifier,BRM)是具有促进和调节免疫功能的生物制剂,通常其对免疫功能正常者无影响,而对免疫功能异常者,特别是免疫功能低下者有促进或调节作用。生物应答调节剂又称免疫增强剂,已广泛用于肿瘤、感染、自身免疫病和免疫缺陷病的治疗。常用的生物应答调节剂包括微生物及其产物、细胞因子、中草药和植物多糖及某些化学合成药物。

1. 微生物及其产物

卡介苗(BCG)、胞壁酰二肽(MDP)、短小棒状杆菌、溶血性链球菌 Su(OK-432)等微生物组分或其代谢产物具有良好的非特异性免疫增强作用和佐剂效应。其中,卡介苗、短小棒状杆菌可通过活化巨噬细胞,增强 NK 细胞活性,诱导免疫细胞产生 IL-1、IL-2、TNF 等多种细胞因子而发挥作用,在抗肿瘤和抗感染治疗中具有较为确切的疗效。

2. 中草药与植物多糖

多种中草药(如人参、黄芪、枸杞等)可明显增强机体免疫功能。某些中草药的有效成分(如人参皂苷、黄芪多糖)已被分离鉴定,并证实它们具有双向、多效的免疫调节作用。多种植物多糖

(如香菇多糖、灵芝多糖)可促进淋巴细胞的增殖和多种细胞因子的产生,能有效增强细胞免疫功能。上述中草药和多糖制剂多用于抗肿瘤和抗感染的辅助治疗,并取得了较好的效果。

3. 细胞因子

目前在临床上应用并取得确切疗效的细胞因子是少数几种作用相对专一的细胞因子,如 IFN、GM-CSF、TNF、IL-3、IL-2、IL-12 等细胞因子可用于治疗病毒感染、增强抗肿瘤疗效及恢复化疗后造血与免疫功能。

4. 化学合成药物

最常用的化学合成药物是左旋咪唑(levamisole),该药原为驱虫药,20 世纪 70 年代发现该药具有活化巨噬细胞、增强 NK 细胞活性和促进 T 细胞产生 IL-2 等细胞因子的作用。此外,西咪替丁(cimetidine)、异丙肌苷(isoprinosine)等也可增强机体免疫功能,后者可用于抗病毒的辅助治疗。

四、以免疫抑制剂为基础的免疫治疗

免疫抑制剂是一类能够抑制机体免疫功能的生物或非生物制剂,主要用于治疗自身免疫病和抑制移植排斥反应的发生。

(一)化学合成药物

(1)糖皮质激素 糖皮质激素(如泼尼松、地塞米松等)具有明显的抗炎和免疫抑制作用,对单核巨噬细胞、T 细胞、B 细胞都有较强的抑制作用。常用于治疗炎症、超敏反应性疾病和移植排斥反应。

(2)环磷酰胺 环磷酰胺属烷化剂抗肿瘤药物,其主要作用是抑制 DNA 复制和蛋白质合成,阻止细胞分裂。活化 T 细胞、B 细胞进入增殖、分化阶段时,对烷化剂敏感,故环磷酰胺可抑制体液免疫和细胞免疫应答。环磷酰胺主要用于治疗自身免疫病、移植排斥反应和肿瘤。

(3)硫唑嘌呤 该药属嘌呤类抗代谢药物,主要通过抑制 DNA、蛋白质的合成,阻止细胞分裂,对细胞免疫、体液免疫均有抑制作用,也具有抗炎作用,主要用于防治移植排斥反应。

(二)微生物制剂

(1)环孢素 A 环孢素 A(cyclosporin A,CsA)是真菌代谢产物的提取物,可通过阻断 T 细胞内 IL-2 基因的转录,抑制 IL-2 依赖的 T 细胞活化。环孢素 A 在治疗移植排斥反应中取得了较好疗效,也可用于自身免疫性疾病的治疗。

(2)FK-506 FK-506 属大环内酯类抗生素,为真菌产物。其作用机制与环孢素 A 类似,但抑制作用更强,且副作用较小,是抗移植排斥反应首选的药物。

(三)中草药

雷公藤多苷是效果较为肯定的免疫抑制剂,对细胞免疫和体液免疫应答均有抑制作用。雷公藤多苷可用来治疗移植排斥反应(包括移植物抗宿主反应)和多种自身免疫病(如类风湿关节炎、系统性红斑狼疮等)。

第三节　免疫学检测

免疫学检测是应用免疫学原理及检测技术,对抗原、抗体、细胞因子、免疫细胞及其功能等

的测定。免疫学检测技术具有特异性强、敏感度高、操作简便、反应快速、可以自动化等特点。随着免疫学和分子生物学、细胞生物学等相关学科的发展,免疫学检测技术不断发展和完善,推动了生命科学的研究过程,揭示了许多生命活动的规律和疾病的本质,为临床疾病的诊断、发病机制的研究、疗效评价、预后判断和防治提供了新的手段和模式。

一、免疫细胞的检测

检测免疫细胞的数量和功能是判断机体免疫功能状态的主要指标。对人类而言,检测的免疫细胞主要来源于外周血;对实验动物而言,检测的免疫细胞除来源于外周血外,也可来自胸腺、脾、淋巴结和其他组织。

(一)T 细胞功能检测

皮肤试验是检测 T 细胞功能的体内试验,简便易行。将一定量的某种抗原注入皮内(或斑贴),经 48~72 小时观察结果,若局部皮肤出现红肿、硬结且硬结直径大于 0.5cm 者为阳性反应,说明此机体已建立了对该抗原的细胞免疫。通常细胞免疫功能正常者皮试阳性,细胞免疫功能低下者反应微弱或皮试阴性。本试验可用于某些传染病和免疫缺陷病的诊断,也可用于评估肿瘤患者的临床疗效和预后。皮试常用的生物性抗原多从病原体中提取,如结核菌素、结核菌素纯蛋白衍生物、麻风菌素、链激酶、链道酶、念珠菌素等,也可用植物血凝素。

(二)B 细胞功能检测

抗体形成细胞测定又称溶血空斑试验,常用于测定针对 SRBC 抗原产生抗体的 B 细胞数目。该试验是将待检的 B 细胞、SRBC、补体及适量的琼脂糖液混合,温育 1~3 小时后,肉眼观察有无溶血空斑出现。若出现空斑,则空斑数目即为抗体形成细胞数。

血清中免疫球蛋白含量的测定即对受试者血清 Ig 进行定量测定,有助于评价 B 细胞功能,同时也是诊断体液免疫缺陷的重要指标。

(三)NK 细胞活性检测

检测 NK 细胞活性常用的 ^{51}Cr 释放法与 T 细胞的细胞毒试验相同。此外尚有乳酸脱氢酶释放法,即将效应细胞与靶细胞按一定比例混合并孵育,若靶细胞被杀伤,则表明存在于胞内的乳酸脱氢酶(LDH)释放。用光度计测定培养上清液中乳酸脱氢酶的活性(通过加入 LDH 底物显色),根据计算公式可获得效应细胞的杀伤活性。其细胞杀伤活性(%)=(实验孔 A 值-自然释放对照孔 A 值)/(最大释放对照孔 A 值-自然释放对照孔 A 值)×100%。

二、抗原或抗体的体外检测

抗原-抗体反应具有高度特异性。在一定条件下,二者特异性结合后可发生肉眼可见或仪器可检测到的反应。据此,在体外可用已知的抗原(或抗体)来检测相应未知的抗体(或抗原)。根据抗原物理性状和参加反应成分的不同,可将抗原-抗体反应分为几种不同的类型。抗体主要存在于血清中,因此体外的抗原-抗体反应又称血清学反应(serological reaction)。

(一)抗原-抗体反应的特点

1. 抗原-抗体反应的特异性

一种抗原通常只能与其刺激机体产生的抗体结合,这种抗原-抗体结合反应的专一性称为特异性。抗原与抗体的结合不同于化学反应,两者是以非共价键的形式结合。抗原表位与抗体分子超变区二者是互补性的特异性结合,但并不形成牢固的共价键。抗原、抗体结合所涉及的非共价键包括:①非极性氨基酸侧链之间的疏水键;②带不同电荷的氨基酸侧链之间的离子键;③不同原子之间的氢键;④相反极性电子云团之间的范德华力等。其中最主要的是疏水键。几种作用力的大小都与两分子间的距离密切相关,只有两分子表面广泛密切接触时,才能产生足够的力使二者结合。抗原与抗体的结合力通常用亲和力(affinity)和亲合力(avidity)来表示。亲和力是指抗体分子上的一个抗原结合部位与一个相应抗原表位之间的结合强度;亲合力是指反应系统中复杂抗原与相应抗体之间的结合强度。亲合力与亲和力有关,也与抗体的结合价和抗原的有效决定簇数目相关。天然抗原分子通常具有多种抗原表位,可刺激机体产生多种特异性抗体。若两种不同的抗原分子具有一种或数种相同的抗原表位,则这两种抗原均能与对方抗血清中的相应抗体结合,即发生交叉反应。交叉反应可影响血清学诊断的准确性,采用单克隆抗体进行检测是克服交叉反应的有效方法之一。

2. 抗原-抗体反应的可逆性

抗原与相应抗体除空间构型具有互补性外,两者主要通过分子表面的氢键、疏水键、静电和范德华力非共价结合。非共价结合的抗原-抗体复合物不稳定,降低溶液 pH 值或提高溶液离子强度可使抗原-抗体复合物解离,即抗原-抗体反应具有可逆性。解离后的抗原和抗体仍能保持原有理化特性和生物学活性。据此,可通过亲和层析法纯化抗原或抗体。

3. 抗原-抗体反应的比例性

抗原与相应抗体结合后能否出现肉眼可见的反应取决于二者的浓度和比例。在一定浓度范围内,二者比例合适,即抗原略多于抗体时,可出现肉眼可见的反应物,即由网格状抗原-抗体复合物形成的沉淀物或凝集物;若比例不合适,即抗原或抗体过剩时,可形成小分子抗原-抗体复合物。此种小分子复合物多呈游离状态,不能为肉眼所见。因此,在实验过程中,应注意调整反应体系中抗原与抗体的比例,以避免出现假阴性结果。

4. 抗原-抗体反应的阶段性

抗原-抗体反应可分为两个阶段:第一个阶段是抗原和抗体特异性结合阶段,其特点是反应快,可在数秒至几分钟内完成,一般不能为肉眼所见;第二阶段为反应可见阶段,根据参加反应的抗原物理性状的不同,可出现凝集、沉淀和细胞溶解等现象。反应可见阶段所需时间较长,从数分钟、数小时到数日不等,且受电解质浓度、温度和酸碱度等因素的影响。

(二)抗原-抗体反应的影响因素

1. 反应物自身因素

(1)抗原 抗原的理化性状、抗原决定簇的数目和种类均可影响抗原-抗体反应的结果。如颗粒性抗原与相应抗体结合后可出现凝集,而可溶性抗原与相应抗体结合后则出现沉淀,单价抗原与相应抗体结合则不出现可见反应,红细胞的 Rh 抗原与相应抗体结合后不出现直接凝集等。

(2)抗体 ①不同动物来源的抗体,其反应性不同,如家兔及大多数动物的免疫血清等价带较宽,马等大型动物和人的免疫血清等价带较窄,家禽的免疫血清不能结合哺乳动物的补体,单克隆抗体不适用于凝集反应和沉淀反应。②抗体的亲和力与特异性:免疫动物 3 周后获得的抗体特异性较好,亲和力也较高。③浓度:合适的浓度才出现明显的可见反应。因此试验前应预先滴定抗体找出合适的反应浓度。

2.环境(反应条件)因素

(1)电解质　抗原和抗体具有胶体性质,在中性或弱碱性条件下有较高的亲水性。当抗原与抗体结合后,其亲水性减弱;在电解质作用下,抗原-抗体复合物失去较多负电荷,从而使之彼此连接出现肉眼可见的凝集或沉淀现象。实验中常用0.85%的NaCl溶液作为稀释液,以提供适当浓度的电解质。

(2)温度　提高温度可增加抗原与抗体分子的碰撞机会,加速抗原-抗体复合物的形成。但温度过高(50℃以上)可使抗原或抗体变性失活,影响试验结果。通常抗原-抗体反应的最适温度是37℃。

(3)酸碱度　抗原-抗体反应的最适pH值为6~8,pH值过高或过低,即过碱或过酸,均可影响抗原或抗体的理化性状。例如,当反应液的pH值接近抗原的等电点时,可因抗原自沉而出现非特异性酸凝集。该种凝集现象不是颗粒性抗原与相应抗体特异性结合的结果,严重影响试验结果的可靠性。

(三)抗原、抗体体外检测常用的方法

1.凝集反应

在一定条件下,细菌、细胞等颗粒性抗原与相应抗体结合后,形成肉眼可见凝集团块的现象,称为凝集反应(agglutination)。

(1)直接凝集反应　直接凝集反应是颗粒性抗原直接与相应的抗体结合所出现的凝集现象,包括玻片凝集和试管凝集两种检测方法。

1)玻片凝集:为定性试验,常用已知抗体检测未知抗原。本法简捷快速,主要用于细菌和人类ABO血型的鉴定。其方法是将含有已知抗体的诊断血清和待检菌液(或红细胞悬液)各取一滴在玻片上混合,数分钟后,细菌或红细胞凝集成簇者为阳性反应。

2)试管凝集:为半定量试验,常用已知抗原检测未知抗体的相对含量。临床诊断伤寒或副伤寒所用的肥达反应、诊断布氏菌病所用的瑞特试验以及诊断斑疹伤寒的外斐反应等均为试管凝集试验。其方法是将待检血清在试管内用生理盐水倍比稀释,然后于各管中加入等量已知菌液,37℃条件下放置一定时间后观察凝集程度,以判断血清中抗体的效价。通常以出现明显凝集现象(++)的血清最高稀释倍数为该血清的抗体效价,也称抗体滴度。

(2)间接凝集反应　间接凝集反应是将可溶性抗原或抗体吸附在一种与免疫无关的载体颗粒表面成为致敏颗粒,在一定条件下与相应抗体或抗原作用后出现颗粒物凝集的现象(图9-1)。

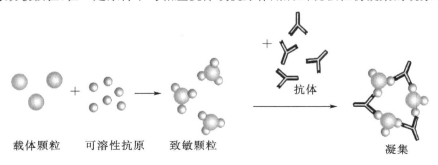

图9-1　间接凝集反应示意图

常用的载体颗粒有人 O 型红细胞、聚苯乙烯乳胶颗粒等,相应的凝集现象分别称为间接血球凝集和间接乳胶凝集。间接凝集反应具有灵敏、快速、简便等特点,已广泛应用,如将链球菌溶血毒素 O 吸附在乳胶颗粒上,可检测受试者血清中的抗链"O"抗体;将人 IgG 吸附在乳胶颗粒上,可检测患者血清中的类风湿因子;将抗 HCG 抗体吸附在胶体金颗粒上,可用于妊娠的快速诊断。

1)间接凝集抑制试验:将待测可溶性抗原与相应抗体先行混合,作用一定时间后,再加入被相应抗原致敏的颗粒悬液。若待测抗原与抗体结合,则反应液中游离抗体不复存在,加入相应致敏颗粒就不会出现凝集现象,称为间接凝集抑制。如临床常用的妊娠诊断试验,其试剂包括诊断抗原〔即人绒毛膜促性腺激素(HCG)致敏的乳胶颗粒〕和诊断血清〔即抗 HCG 的抗体〕,取待检尿液和诊断血清各一滴,在玻片上混匀,然后再加一滴 HCG 致敏的乳胶颗粒,混匀并缓慢摇动数分钟后观察结果。若不出现凝集,表明待检尿中存在 HCG,为妊娠诊断试验阳性;若出现凝集,则表明待检尿中无 HCG,为妊娠诊断试验阴性。

2)协同凝集试验:是以葡萄球菌作为 IgG 类抗体的载体进行的凝集反应。IgG 的 Fc 段可与葡萄球菌蛋白 A(SPA)结合,而可变区与抗原表位结合的能力不受影响。当结合在葡萄球菌表面 SPA 上的 IgG 与相应抗原结合时,可使葡萄球菌发生凝集。

2. 沉淀反应

在一定条件下,血清蛋白、细菌滤液及组织浸出液等可溶性抗原与相应抗体结合后,形成肉眼可见的沉淀物或仪器可检出的沉淀现象,称为沉淀反应(precipitation)。沉淀反应可在液体中进行,也可在半固体琼脂凝胶中进行。在液体中进行的环状和絮状沉淀反应,因其操作复杂、敏感性差,已被免疫比浊法取代。在半固体琼脂凝胶中进行的沉淀反应,是使可溶性抗原和抗体在凝胶中扩散,在比例合适处相遇形成肉眼可见的白色沉淀现象,故称为琼脂扩散(agar diffusion)或免疫扩散(immunodiffusion)。根据试验时是抗原与抗体二者发生扩散,还是其中一者发生扩散,而分为单免疫扩散与双免疫扩散。将琼脂扩散与电泳技术结合,又衍生出了对流电泳、火箭电泳和免疫电泳等多种检测方法。

(1)单免疫扩散　单免疫扩散是一种定量试验,敏感性较高,可用来测定血清中 IgG、IgM、IgA 和补体(如 C3 等)的含量。将一定量的已知抗体与融化琼脂混匀制成凝胶板,在适当位置打孔后,加入待测抗原,置于湿盒中,使抗原向四周扩散与琼脂中相应的抗体相遇,可在比例适宜处形成以孔为中心的白色沉淀环。沉淀环的直径与抗原含量成正比,所以先用已知不同浓度的标准抗原通过扩散绘制标准曲线,便可根据待测样品沉淀环直径的大小,从标准曲线中获知样品中抗原的含量。此试验方法简单、经济,结果易于观察和保存,但需 1~2 天才能得出结果。

(2)双免疫扩散　先制备琼脂板,按规定打孔,将抗原和抗体分别加入不同的小孔内,置于湿盒中,使二者扩散,若二者相对应则在比例合适处形成白色沉淀线。若反应材料中有两种以上抗原-抗体系统,则在小孔间出现两条以上的沉淀线。沉淀线的位置、形状、相互关系等与抗原、抗体的浓度,分子量的大小及两孔内抗原-抗体系统的关系等密切相关。本试验为定性试验,常用于检测抗原或抗体的浓度、组成和两种抗原的相关性,所需时间较长,灵敏度较低。双免疫扩散试验结果见图 9-2。

(3)对流免疫电泳　对流免疫电泳又称免疫电渗电泳,是一种将双免疫扩散和电泳技术结合在一起的检测方法。试验在装有 pH 8.6 缓冲液的电泳槽中进行。试验时将抗原加到阴极孔内,抗体加到阳极孔内,通电后琼脂板孔内的抗原和抗体在电场和电渗作用影响下相对而

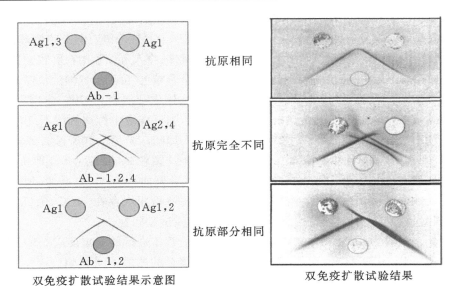

双免疫扩散试验结果示意图   双免疫扩散试验结果

图 9-2　双免疫扩散试验结果

行,在二者比例最适处可形成白色沉淀线。本法操作简便,敏感性高,所需时间短(约 1 小时),可用来检测血清中的 HBsAg 和甲胎蛋白(AFP)等可溶性抗原。

(4)火箭电泳　火箭电泳又称电泳免疫扩散,是将单免疫扩散与电泳技术结合在一起的定量检测方法。将一定量的已知抗体与融化的琼脂混匀制成凝胶板,然后在凝胶板一侧打一排孔,加入待测抗原和所需的标准对照抗原。在装有 pH 8.6 缓冲液的电泳槽中电泳时,将内含抗原的小孔侧置于阴极端。通电后抗原向阳极泳动,与琼脂凝胶中的抗体相遇,在最适比例处可形成锥形沉淀峰,其形状似火箭,故称火箭电泳。鉴于沉淀峰的面积和高低与抗原浓度成正比,所以先用不同浓度的标准抗原制成标准曲线,即可根据样品沉淀峰的面积和高度查出待测样品中的抗原含量。本试验的敏感性与单免疫扩散相当,但所需时间短,故可用于快速测定标本中可溶性抗原的含量。

(5)免疫电泳　免疫电泳是将琼脂平板电泳与双免疫扩散相结合的一种检测方法。先将待检标本放置在琼脂板孔内进行电泳,使标本中迁移率不同的各种成分彼此分开,然后在琼脂板上沿电泳方向挖一与其平行的抗体槽,加入相应抗血清进行双免疫扩散。彼此分开、位于不同区域的抗原与相应抗体相遇,可形成肉眼可见的沉淀弧。根据沉淀弧的数量、位置、形状,并通过与已知标准抗原相比较,可对样品中所含成分及其性质做出判断。本试验样品用量小、特异性高、分辨力强,主要用于血清蛋白及抗体成分的分析研究,亦可用于抗原或抗体提取物的纯化鉴定。

(6)免疫比浊　可溶性抗原与抗体在液相中特异性结合,可形成一定大小的抗原-抗体复合物,使反应液出现一定的浊度。用浊度仪测定各反应体系的浊度,绘制出标准曲线,便可根据检测的浊度,从标准曲线中获知样品中抗原的含量。本法快速、简便,不仅取代了传统环状和絮状沉淀反应,还可替代单免疫扩散测定 Ig 等可溶性抗原的含量。近年来,免疫比浊法发展迅速,已建立数种不同类型的测定方法,如透射比浊法、散射比浊法、免疫乳胶比浊法和速率抑制免疫比浊法等。

3. 免疫标记反应

免疫标记反应又称免疫标记技术,是将抗原-抗体反应与标记技术结合在一起,用以测定抗原或抗体的一种试验方法。为提高抗原和抗体检测的灵敏度,可用易显示的物质标记已知的抗原或抗体,通过检测标记物,间接测定待检抗体或抗原。常用的标记物有酶、荧光素、放射性同位素、生物素-亲和素、胶体金及铁蛋白等,标记后的标记物与抗体或抗原仍保留原有的特性和免疫学活性。免疫标记技术极大地提高了抗原-抗体反应的灵敏度,不但能对抗原或抗体进行定性和精确的定量测定,而且借助光镜或电镜技术,能够观察抗原、抗体或抗原-抗体复合物在组织细胞内的分布和定位。

(1)荧光免疫技术　荧光免疫技术是用荧光素标记特异性抗体(简称荧光抗体)或抗原作为标准试剂,用于相应抗原或抗体的分析鉴定和定量测定。荧光免疫技术包括荧光抗体染色技术和荧光免疫测定。前者是用荧光抗体对细胞、组织切片或其他标本中的抗原进行鉴定和定位检测,可用荧光显微镜直接观察(荧光免疫显微技术)或用流式细胞仪进行自动分析检测(流式荧光免疫技术);后者是应用荧光标记的抗体或抗原测定体液标本中相应抗原或抗体的荧光免疫测定。常用的荧光素有异硫氰酸荧光素(fluorescein isothiocyanate,FITC)和藻红蛋白(phycoerythrin,PE),在荧光显微镜(激发光作用)下,前者(FITC)散发黄绿色荧光,后者(PE)散发红色荧光。若荧光抗体与标本中的相应抗原结合,则在荧光显微镜下就能观察到黄绿色或红色荧光,借此可对标本中的抗原进行鉴定或定位。

1)直接法:用荧光素标记特异性抗体,将特异性荧光抗体直接滴加于待测标本上,直接与相应抗原反应。优点是特异性高,缺点是每检测一种抗原必须制备相应的荧光抗体。

2)间接法:用荧光素标记抗球蛋白抗体(抗抗体),待基质标本中的抗原与相应抗体(第一抗体或待测抗体)结合后,再用荧光素标记的抗抗体(第二抗体)结合第一抗体,通过荧光现象检测抗原或抗体。

3)补体法:用荧光素标记抗补体抗体,待基质标本中的抗原与相应抗体结合后,加入补体,补体与抗原-抗体复合物结合,再加入荧光素标记的抗补体抗体,通过荧光现象检测抗原或抗体。

(2)放射免疫技术　放射免疫技术是用放射性核素标记抗原或抗体进行免疫学检测的技术,兼具放射性核素的高灵敏度和抗原-抗体反应的高度特异性,同时具有重复性好、准确性高等优点。但放射性核素对人有一定的危害性,且易污染环境,因此本法的应用受到一定限制。标记所用的放射性核素主要包括^{125}I、^{131}I、^3H、^{14}C、^{32}P 等。本法主要用于微量物质(如胰岛素、生长激素、甲状腺素、黄体酮等激素)、药物(如吗啡、地高辛等)、IgE的测定。方法有两种。

1)放射免疫测定(radio immunoassay,RIA):以同位素标记的抗原(Ag^*)、标本中待测的抗原(Ag)与固定量的特异性抗体竞争结合。当 Ag^* 与 Ab 的量固定时,形成的 $Ag^* - Ab$ 复合物将随待测标本中抗原(Ag)的增加而减少,即游离的 Ag^* 增加,这是由于 Ag - Ab 复合物的生成量增加所致。因此,$Ag^* - Ab$ 复合物的形成量与待测 Ag 的含量成反比。

2)免疫放射测定或免疫放射量度分析(immunoradiometric assay,IRMA):是将过量的同位素标记抗体与待测抗原直接反应,然后加入固相抗原(免疫吸附剂),使其与游离的同位素标记抗体结合。经离心去除沉淀物后,上清液的放射性强度与待测抗原的含量成正比。

(3)酶免疫技术　酶免疫技术(enzyme immune techniques)是以酶标记的抗体或抗原作为主要试剂,将酶对底物高效、专一的催化作用与抗原-抗体反应的高度特异性相结合的一种测定技术。根据酶作用于底物后的显色反应,可对抗原或抗体进行定位、定性或定量测定。常用的酶有辣根过氧化物酶(horseradish peroxidase,HRP)和碱性磷酸酶(alkaline phosphatase,AP)。酶免疫技术可分为酶免疫组织化学技术和酶免疫测定(enzyme immunoassay,EIA)两大类。前者主要用于细胞、组织切片或其他标本中抗原(抗体)的定位和定性检测,后者主要用于体液标本中抗原或抗体的定性和定量分析。EIA 又可根据抗原-抗体反应后是否需要分离结合的与游离的酶标记物,而分为均相酶免疫测定和非均相酶免疫测定两种类型。非均相酶免疫测定根据是否使用固相支持物作为抗体(抗原)的载体,又可分为液相和固相酶免疫测定两种类型。固相酶免疫测定是将抗原(抗体)吸附在固相支持物(称为载体)上,使免疫反应在固相载体上进行,然后借助与固相抗原-抗体复合物或固相抗体(抗原)特异结合的酶标记物催化底物的显色反应,测定标本中抗原(抗体)的含量,其特点是只需经过固相的洗涤,就可达到使抗原-抗体复合物与其他物质分离的目的,大大简化了操作步骤。

固相酶免疫测定中最常用的是酶联免疫吸附试验(enzyme linked immunosorbent assay,ELISA),是利用抗原或抗体蛋白能非特异性地吸附于聚苯乙烯等固相载体表面的特性,使抗原-抗体反应在固相载体表面进行的一种酶免疫技术,可用于多种可溶性抗原与抗体的检测。常用的 ELISA 方法有双抗体夹心法、双位点一步法、竞争法、间接法、捕获法。

1)间接法:其实验过程如下。将已知可溶性抗原包被在固相载体表面,洗涤后加入待检标本,若标本中含有相应的特异性抗体,即与包被在固相表面的抗原结合;洗涤后加酶标记抗 Ig 抗体(第二抗体),使之与待检抗体的 Fc 段结合;洗涤后加底物显色。其步骤可简化为:第一步,固体抗原→加待测抗体→加酶标抗体;第二步,加底物→显色。

2)捕获法:又称 IgM 抗体捕捉 ELISA(MAC - ELISA),步骤如下。将抗人 IgM 抗体包被在固相载体表面,洗涤去除未吸附的抗人 IgM 抗体及其他杂质;加入待测稀释血清,使血清中的 IgM 与固相抗人 IgM 结合形成免疫复合物;洗涤后加入特异性抗原,使之与固相上相应的特异性 IgM 结合,洗涤去除未结合物;加入酶标抗体(抗特异性抗原的抗体),与结合于固相 IgM 上的特异性抗原结合;洗涤后加底物显色。其步骤可简化为:第一步,固相抗人 IgM→加待测人 IgM→加特异性抗原→加酶标抗体;第二步,加底物→显色。

 目标检测

1.简述人工主动免疫与人工被动免疫的区别。
2.简述沉淀反应和凝集反应的异同。

(肖　敬)

第二篇

医学微生物学总论

第十章　细菌概述

【掌握】G$^+$、G$^-$菌细胞壁的结构特点;细菌特殊结构的种类、功能及医学意义;革兰氏染色法的步骤和结果分析;细菌致病性的相关因素;内、外毒素的区别;细菌全身感染的类型。

【熟悉】细菌的大小、形态及排列方式;细菌基本结构的种类及功能;细菌生长繁殖的条件;细菌在培养基中的生长现象;细菌繁殖的方式及速度;细菌分解代谢产物及生化反应,合成代谢产物及医学意义。

【了解】细菌的概念;L 型细菌及意义;细菌的生长曲线;细菌培养基的种类及人工培养细菌的意义。

细菌(bacterium)属于原核细胞型微生物。细菌有相对恒定的形态与结构,用光学显微镜或电子显微镜可观察到。了解细菌的形态和结构,对研究细菌的生理活动、致病性、免疫性以及细菌鉴别、疾病诊断和防治细菌性感染具有重要的意义。

第一节　细菌的形态与结构

一、细菌的形态

细菌个体微小,常以微米(μm)为测量单位。用显微镜才能观察到细菌。不同种类的细菌大小不一,多数球菌直径约为 1μm,大杆菌,如炭疽芽孢杆菌长 3～10μm,宽 1.0～1.5μm;中等大小杆菌,如大肠埃希菌长 2～3μm,宽 0.5～0.7μm;小杆菌,如布鲁菌长仅 0.6～1.5μm,宽 0.5～0.7μm。同一种细菌也可因菌龄不同和受环境因素的影响而大小有所差异。

细菌按其外形,分为球菌、杆菌和螺形菌三大类(图 10-1)。

(一)球菌

多数球菌的直径为 1μm 左右,呈球形或近似球形。根据繁殖时分裂平面不同和分裂后菌体间相互黏附程度及排列方式不同,可将球菌分为以下几种。

(1)双球菌　双球菌在一个平面上分裂,分裂形成的两个菌体成双排列,如脑膜炎奈瑟菌、肺炎双球菌。

(2)链球菌　链球菌在一个平面上分裂,分裂形成的多个菌体粘连成链状,如溶血性链

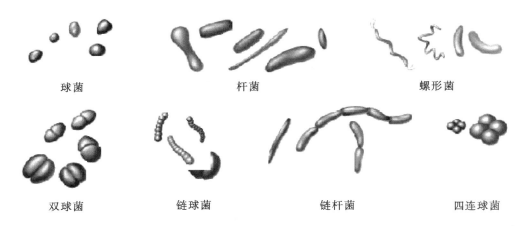

图 10-1 细菌的基本形态

球菌。

（3）葡萄球菌 葡萄球菌在多个不规则的平面上分裂，分裂形成的菌体黏附在一起呈葡萄串状，如金黄色葡萄球菌。

此外，还有四联球菌和八叠球菌等。

（二）杆菌

不同杆菌的大小、长短和粗细差异较大。大多数杆菌呈直杆状，也有的菌体稍弯（如霍乱弧菌）。大多数菌体两端呈钝圆形，少数两端平齐（如炭疽芽孢杆菌）或两端尖细（如大肠梭菌），也有末端膨大成棒状者（如白喉棒状杆菌）。有的杆菌呈分散排列，也有的呈链状排列（如链杆菌）。有的菌体较短近于椭圆形（如球杆菌），有的呈分枝生长趋势（如结核分支杆菌），也有的末端呈分叉状（如双歧杆菌）。

（三）螺形菌

螺形菌菌体弯曲，可分为弧菌和螺菌。弧菌只有一个弯曲，呈弧形或逗点状，如霍乱弧菌；螺菌有数个弯曲，较僵硬，如鼠咬热螺菌。

二、细菌的结构

细菌的结构分为基本结构和特殊结构（图 10-2）。基本结构包括细胞壁、细胞膜、细胞质和核质。特殊结构仅某些细菌有，如荚膜、鞭毛、菌毛、芽孢。

（一）细菌的基本结构

1.细胞壁

细胞壁位于细菌细胞的最外层，紧贴在细胞膜外，是一种无色透明、坚韧而有弹性的膜状结构，因其折光性强，故在普通显微镜下看不见。

（1）功能 维持细菌固有形态，并帮助细菌抵抗低渗环境；与细胞膜共同参与菌体内、外物质交换；细胞壁上带有多种抗原决定簇，决定菌体的免疫原性。

（2）主要成分 细胞壁的化学组成较复杂，用革兰氏染色法可将细菌分为革兰氏阳性菌和革兰氏阴性菌两大类，两者细胞壁的组成有较大差异。

1）革兰氏阳性菌细胞壁：由肽聚糖和磷壁酸组成（图 10 - 3）。

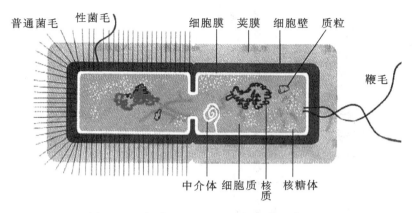

普通菌毛　性菌毛　细胞膜　荚膜　细胞壁　质粒

鞭毛

中介体　细胞质　核质　核糖体

图 10 - 2　细菌的基本结构与特殊结构模式图

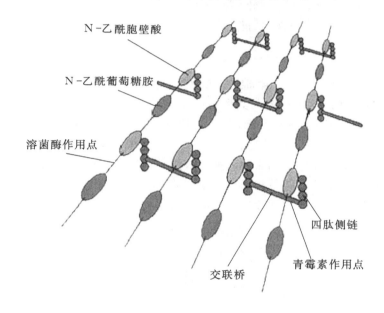

N - 乙酰胞壁酸

N - 乙酰葡萄糖胺

溶菌酶作用点

四肽侧链

青霉素作用点

交联桥

图 10 - 3　革兰氏阳性菌细胞壁肽聚糖结构示意图

①肽聚糖：为原核细胞所特有。革兰氏阳性菌的肽聚糖由三部分组成：聚糖骨架、四肽侧链和五肽交联桥。聚糖骨架由 N - 乙酰葡萄糖胺和 N - 乙酰胞壁酸交替间隔排列，经 β - 1,4 糖苷键连接而成。但四肽侧链的氨基酸组成和连接方式随细菌种类不同而异。如金黄色葡萄球菌四肽侧链连接在聚糖骨架胞壁酸上，由 L - 丙氨酸、D - 谷氨酸、L - 赖氨酸和 D - 丙氨酸依序构成。第三位的 L - 赖氨酸通过一个由五个甘氨酸组成的交联桥连接到相邻聚糖骨架四肽侧链第四位的 D - 丙氨酸上，构成三维立体框架结构。革兰氏阳性菌细胞壁肽聚糖可多达 50 层（图 10 - 4）。

②磷壁酸：是革兰氏阳性菌细胞壁的特有成分，穿插于肽聚糖层中。按其结合部位分为壁磷壁酸和膜磷壁酸，具有黏附宿主细胞的功能，与细菌的致病性有关。磷壁酸抗原性很强，是革兰氏阳性菌重要的表面抗原。

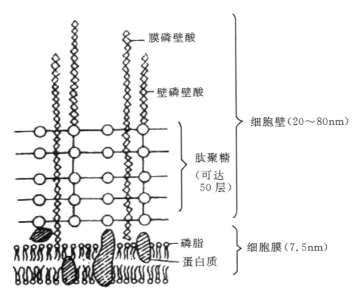

图 10-4　革兰氏阳性菌细胞壁结构示意图

③其他成分：某些革兰氏阳性菌细胞壁表面有一些特殊的表面蛋白，如 A 群链球菌的 M 蛋白、金黄色葡萄球菌的 A 蛋白等，与其致病性和免疫原性相关。

2）革兰氏阴性菌细胞壁：结构较复杂，由肽聚糖和外膜组成，外膜是革兰氏阴性菌的特有结构。

①肽聚糖：革兰氏阴性菌的细胞壁含有 1～2 层肽聚糖结构，肽聚糖仅由聚糖骨架和四肽侧链两部分组成。如大肠埃希菌的聚糖骨架组成同其他细菌，但四肽侧链中，第三位氨基酸是二氨基庚二酸（DAP），DAP 直接与相邻四肽侧链第四位的 D-丙氨酸相连，无五肽交联桥连接，因而只形成二维结构，为单层平面较疏松的网络结构（图 10-5）。

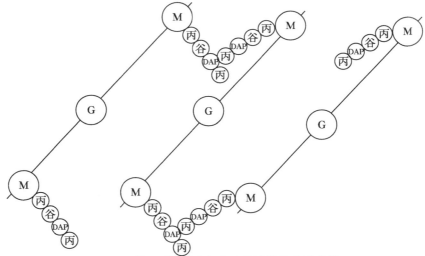

图 10-5　革兰氏阴性菌细胞壁肽聚糖结构示意图

②外膜：位于细胞壁肽聚糖层的外侧，包括脂蛋白、脂质双层和脂多糖三部分。脂蛋白中的脂质部分与外膜的脂质双层连接，蛋白质部分连接在肽聚糖的四肽侧链上。脂质双层的结

构类似细胞膜,中间镶嵌有一些特殊蛋白质,有其重要功能,如允许水溶性分子通过,参与特殊物质的扩散过程,作为噬菌体、性菌毛或细菌素的受体。由脂质双层向细胞外表面伸出的是脂多糖(lipopolysaccharide,LPS),是细菌内毒素的主要成分。

脂多糖由三部分组成:特异多糖在脂多糖最外层,是革兰氏阴性菌的菌体抗原(O 抗原),具有种特异性;核心多糖位于脂质 A 外侧,具有属特异性,同一属细菌的核心多糖相同;脂质 A 是内毒素的毒性部分,无种属特异性,不同种属细菌的脂质 A 骨架基本一致,因此由不同细菌产生的内毒素引起的毒性作用基本相似。革兰氏阴性菌细胞壁结构见图 10 - 6。

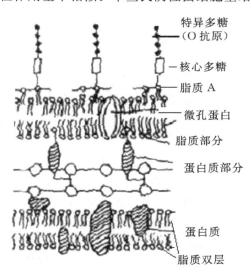

图 10 - 6　革兰氏阴性菌细胞壁结构示意图

革兰氏阳性菌和革兰氏阴性菌细胞壁结构的主要区别见表 10 - 1。

表 10 - 1　革兰氏阳性菌和革兰氏阴性菌细胞壁结构的比较

区别点	革兰氏阳性菌	革兰氏阴性菌
坚韧度	较坚韧	较疏松
厚度	20~80nm	10~15nm
肽聚糖层数	可达 50 层	1~2 层
肽聚糖含量	占细胞壁干重的 50%~80%	占细胞壁干重的 5%~20%
糖类含量	约 45%	15%~20%
磷壁酸	有	无
外膜	无	有

了解细菌细胞壁结构的重要意义:肽聚糖是细胞壁的主要成分,医学上可选择相应的药物破坏肽聚糖的结构或抑制其合成,通过损伤细胞壁而杀伤细菌。如溶菌酶能切断肽聚糖中 N -乙酰葡萄糖胺和 N -乙酰胞壁酸间的连接,破坏聚糖骨架,引起细菌裂解。青霉素可通过干扰四肽侧链上 D -丙氨酸与五肽交联桥之间的连接,使细菌不能合成完整的肽聚糖,而杀伤细菌。革兰氏阴性菌由于细胞壁中肽聚糖的含量少,且有外膜保护,故溶菌酶和青霉素对其作

用甚微;革兰氏阳性菌由于细胞壁中肽聚糖的含量多,故对溶菌酶和青霉素的作用敏感。人与动物的细胞无细胞壁,所以这些药物或酶对其无影响。

当细菌细胞壁受到某种理化因素或药物的作用时,失去细胞壁,在高渗环境中仍能生长、繁殖者,称为 L 型细菌。L 型细菌无细胞壁,呈多形态性,有球状、杆状和丝状,大小不一。生长较缓慢,一般培养 2～7 天后在琼脂平板培养基中形成中间较厚、四周较薄的荷包蛋样细小菌落。L 型细菌常给临床诊断、治疗等带来困难。

2. 细胞膜

细胞膜位于细胞壁内侧,是一层柔软有弹性、具有半渗透性的生物膜。其基本结构是脂质双层中间镶嵌有多种蛋白质,这些蛋白质多为具有特殊作用的酶和载体蛋白。不含胆固醇是与真核细胞的区别点。

细胞膜的主要功能是参与细胞物质转运、生物合成及细胞的呼吸过程。细胞膜向胞质内陷折叠成囊状物,称为中介体,其功能类似于真核细胞的线粒体,参与细菌呼吸、生物合成及分裂繁殖,多见于革兰氏阳性菌。

3. 细胞质

细胞质是无色透明的胶状物,基本成分是水、蛋白质、脂类、核酸及少量糖和无机盐。细胞质中的核酸主要是 RNA,易被碱性染料着色。细胞质内含有多种酶,是细菌进行新陈代谢的主要场所。细胞质中还有质粒、核糖体、胞质颗粒等超微结构。

(1)质粒 质粒是细菌染色体外的遗传物质,为闭合环状的双链 DNA 分子。质粒并非细菌生长所必需,但可控制细菌某些特定的遗传性状,如菌毛、细菌素、毒素和耐药性的产生等。质粒具有自我复制、传给子代、可自行丢失与消除及在细菌之间转移等特性,与细菌的遗传变异有关。

(2)核糖体 核糖体是游离于细胞质中的微小颗粒,数量可达数万个。化学成分为 RNA 和蛋白质,是细菌合成蛋白质的场所。细菌核糖体沉降系数为 70S,由 50S 和 30S 两个亚基组成;真核细胞的核糖体沉降系数为 80S,由 60S 和 40S 两个亚基组成。链霉素与细菌核糖体上的 30S 小亚基结合,红霉素与 50S 大亚基结合,从而干扰蛋白质的合成而导致细菌死亡,但对人体细胞则无影响。

(3)胞质颗粒 胞质颗粒多数是细菌储存的营养物质,包括多糖、脂类和磷酸盐等。胞质颗粒并非细菌恒定结构,常随菌种、菌龄及环境而变化。以 RNA 和多偏磷酸盐为主要成分的胞质颗粒,嗜碱性强,用美兰染色时着色较深,呈紫色,用特殊染色法可染成与菌体颜色不同的颗粒,称为异染颗粒。常见于白喉棒状杆菌和鼠疫耶尔森菌,可作为鉴别细菌的依据。

4. 核质

细菌的遗传物质称为核质、拟核或核区,其没有核膜、核仁和有丝分裂器。核质是由一条双链环状的 DNA 分子反复回旋盘绕形成的松散的网状结构,每个菌体中有 1～2 团,呈球形、棒状或哑铃形。核质具有与细胞核相同的功能,即控制细菌的生命活动,是细菌遗传变异的物质基础。

(二)细菌的特殊结构

1. 荚膜

某些细菌的细胞壁外包着一层黏液性物质,用普通染色法不易使其着色,显微镜下仅能看到在菌体周围有一狭窄未着色的透明圈(图 10-7),若用特殊染色法或用墨汁做负染色,可清楚看到与周围界限分明的荚膜。荚膜的化学成分随细菌种类不同而有差异,多数细菌荚膜的主要成分为多糖(如肺炎链球菌),少数细菌荚膜的为多肽(如炭疽芽孢杆菌),个别细菌荚膜的为透明质酸。

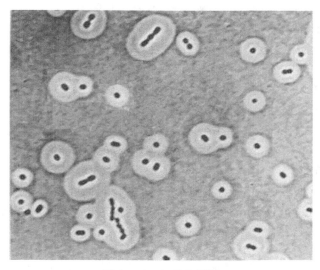

图 10 - 7　细菌的荚膜

　　荚膜是构成细菌致病力的重要因素之一。它能帮助细菌抵抗吞噬细胞的吞噬及消化作用,抵抗溶菌酶、补体、抗菌抗体及抗菌药物等对菌体的损伤,增强细菌的侵袭力。如有荚膜的肺炎链球菌只需几个细菌即可杀死 1 只小鼠,当失去荚膜后则需几亿个细菌才能杀死 1 只小鼠。另外,荚膜具有免疫原性,不同的细菌荚膜组成不同,免疫原性也不同,这对细菌的鉴别和分型有重要作用。

2. 鞭毛

　　鞭毛是附着在某些细菌体表、细长呈波状弯曲的丝状物。鞭毛不易被着色,须用特殊染色法染色才能观察到。

　　根据鞭毛的数目和位置,将鞭毛菌分为四类(图 10 - 8)。

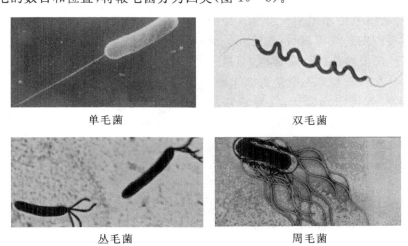

单毛菌　　　　　　　　　双毛菌

丛毛菌　　　　　　　　　周毛菌

图 10 - 8　鞭毛菌的类型

（1）单毛菌　菌体一端有1根鞭毛，如霍乱弧菌。

（2）双毛菌　菌体两端各有1根鞭毛，如空肠弯曲菌。

（3）丛毛菌　菌体一端或两端有1丛鞭毛，如铜绿假单胞菌。

（4）周毛菌　菌体周身有许多鞭毛，如伤寒沙门菌。

鞭毛的化学成分主要是蛋白质，有很强的免疫原性，通常称为 H 抗原，其对细菌的分类和鉴定具有一定意义。鞭毛是细菌的运动器官，可作为鉴定细菌的依据。某些细菌（霍乱弧菌、空肠弯曲菌）的鞭毛有黏附作用，是细菌致病的重要因素。

3. 菌毛

某些细菌菌体表面遍布着比鞭毛更细、更短而直的丝状物，称为菌毛。菌毛必须借助电子显微镜才能观察到。菌毛与细菌运动无关。其化学成分主要是蛋白质，具有免疫原性。菌毛根据功能不同分为两种。

（1）普通菌毛　普通菌毛的数目可达数百根，遍布细菌的表面。普通菌毛具有黏附性，细菌借此可与宿主呼吸道、消化道或泌尿道黏膜细胞表面的特异性受体结合并在该处定植，进而侵入细胞内。无菌毛的细菌则易随宿主黏膜的纤毛运动、肠蠕动或受到尿液冲洗而被排出体外。因此，普通菌毛与细菌致病力有关，丧失菌毛的细菌致病力亦随之消失。

（2）性菌毛　性菌毛比普通菌毛长而粗，仅有1~4根，中空呈管状。性菌毛是由一种被称为致育因子的质粒（F 质粒）编码的，故又称 F 菌毛。有性菌毛的细菌称为 F^+ 菌或雄性菌，无性菌毛的细菌称为 F^- 菌或雌性菌。雄性菌与雌性菌配对结合时，雄性菌能通过性菌毛将质粒传递给雌性菌，从而使后者获得雄性菌的某些遗传特性。细菌的耐药性、毒力等均可通过此种方式传递。

4. 芽孢

某些细菌在一定环境条件下，细胞质脱水浓缩，在菌体内形成具有多层膜状结构的圆形或椭圆形的小体，称为芽孢（图 10 - 9）。芽孢折光性强，壁厚，通透性低，应用普通染色法不易使其着色。芽孢在光镜下观察是无色透明的小体，须用特殊染色法才能使其着色。芽孢带有完整的核质与酶系统等，保持细菌的全部生命活性。革兰氏阳性菌易形成芽孢，芽孢形成后，菌体成为空壳，有些芽孢脱落游离出来，如遇适宜环境，芽孢可吸水膨大，发育成新的菌体。一般认为芽孢是细菌的休眠形式，处于该状态的细菌代谢过程减慢，对营养物质的需求量降低，分裂停止。

一个芽孢只能形成一个菌体，一个菌体只能形成一个芽孢，所以芽孢不是细菌的繁殖方式。而菌体能进行分裂繁殖，故无芽孢的菌体可称为繁殖体。

芽孢的大小、形态和位置随细菌种类不同而异，这有助于细菌的鉴别。如破伤风梭菌的芽

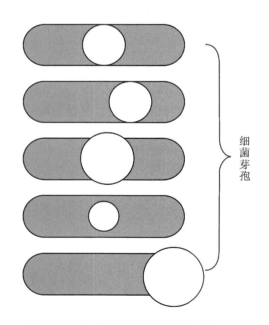

图 10 - 9　细菌芽孢的形态、大小和位置

孢呈正圆形,位于菌体顶端且比菌体宽;炭疽芽孢杆菌的芽孢比菌体小,位于菌体内,为卵圆形。

芽孢对热、干燥、化学消毒剂及辐射等均有较强抵抗力,这与其结构及组成成分有关。有的芽孢在自然界中可存活几年至几十年,有的芽孢能耐煮沸数小时。

细菌芽孢并不直接引起疾病,而是当条件适宜发芽成为繁殖体后,大量繁殖才导致疾病。如土壤中常有破伤风梭菌和产气荚膜梭菌芽孢,一旦宿主发生外伤,芽孢随泥土进入创口内,在适宜条件下,芽孢可发芽成为繁殖体,继而产生毒素引起疾病。因此,要严防芽孢污染伤口和医疗器具。此外,医院内手术器械、敷料等的消毒灭菌效果应以是否杀灭芽孢为指标,常用高压蒸汽灭菌。

三、细菌形态检查法

(一)不染色标本检查法

细菌标本不经染色直接镜检可观察到活菌的形态及其运动情况。常用悬滴法或压滴法,将细菌标本置于普通光学显微镜或暗视野显微镜下观察。而使用相差显微镜能相对较清晰地看到标本内细菌的运动及细胞内的某些结构,弥补了上述两种镜检法的不足。因细菌体小、半透明,要想更清楚地观察其大小和形态,需经染色。

(二)染色标本检查法

细菌的等电点为 2~5,在近于中性(pH7.2~7.6)的环境中细菌多带负电荷,易与带正电荷的碱性染料结合,故多用碱性染料染色,如美兰、碱性复红和甲紫等。常用的细菌染色法有单染法和复染法。

1. 单染法

单染法是只用一种染料染色,如美兰,可用于观察细菌的大小、形态和排列,但不能用于鉴别细菌。

2. 复染法

复染法是用两种或两种以上的染料染色,可将细菌染成不同颜色,除可用于观察细菌的形态外,还能用于鉴别细菌,故又称鉴别染色法。常用的复染法有革兰氏染色法(Gram stain)和抗酸染色法。

(1)革兰氏染色法 革兰氏染色法是针对细菌最经典的染色法。具体方法是:固定标本后,先用结晶紫初染,再加碘液媒染,使之生成结晶紫-碘复合物,此时不同细菌均被染成深紫色;然后用95%的乙醇脱色,有些细菌被脱色,有些不能;最后用稀释复红复染。此法可将细菌分成两大类:不被乙醇脱色仍保留紫色者为革兰氏阳性菌,被乙醇脱色后复染成红色者为革兰氏阴性菌。

革兰氏染色法的实际意义如下。

①鉴别细菌:通过染色可将所有细菌分成两大类。

②选择抗菌药物:大多数革兰氏阳性菌对青霉素、红霉素和头孢霉素等敏感,而革兰氏阴性菌对链霉素和卡那霉素等敏感。

③与细菌致病性有关:大多数革兰氏阳性菌以外毒素致病,而革兰氏阴性菌以内毒素为主要致病物质。

（2）抗酸染色法（acid fast stain）　抗酸染色法可用于鉴别抗酸性细菌和非抗酸性细菌。具体方法是：将固定的标本先经苯酚复红加温染色，再用盐酸乙醇脱色，最后用美兰复染。结核分枝杆菌和麻风分枝杆菌等抗酸性杆菌被染成红色，经脱色被复染成蓝色者为非抗酸性杆菌。

（3）特殊染色法　细菌的荚膜、芽孢、鞭毛以及细胞壁、异染颗粒等，用上述染色法不易使其着色，必须用特殊染色法才能使其着色。这些染色法不仅能使特殊结构着色，还可使这些结构呈现与菌体不同的颜色，有利于观察和鉴别细菌。其中负染色法是用酸性染料（如苯胺黑等）或墨汁作为背景，再用碱性染料染色，可使背景和菌体着色而荚膜不显色，使荚膜包绕在菌体周围形成一透明空圈。此法常用于细菌荚膜的观察。

第二节　细菌的生理

细菌与其他生物一样，需要不断地从外界环境中摄取营养物质，合成自身细胞成分并获得能量，同时不断排出废物，完成新陈代谢，得以生长、繁殖。细菌的生长、繁殖与环境条件密切相关，条件适宜时，细菌的生长、繁殖旺盛，改变条件可使细菌生命活动受到抑制或使细菌死亡。了解细菌生长、繁殖的条件、规律及代谢产物，有助于对细菌进行人工培养、分离鉴定以及判断病原菌的致病性，同时对细菌性疾病的诊断、治疗及预防均有重要意义。

一、细菌的理化性状

（一）细菌的化学组成

细菌和其他生物细胞相似，含有多种化学成分，包括水、无机盐、蛋白质、糖类、脂类与核酸等。水是细菌的重要组成部分，占菌体总重量的 80% 左右，固体成分仅占 15%～20%。核酸包括 DNA 与 RNA 两种。细菌也含有与其他生物细胞不同的成分，如肽聚糖、磷壁酸、D 型氨基酸、二氨基庚二酸、吡啶二羧酸等。

（二）细菌的物理性状

1. 带电现象

细菌蛋白质由许多氨基酸组成，在溶液中可电离成带正电荷的氨基（NH_4^+）和带负电荷的羧基（COO^-）。氨基酸的电离与细菌所处环境的 pH 有关。当 pH 高时，细菌带负电荷，pH 低时细菌带正电荷。革兰氏阳性菌的等电点为 2～3，革兰氏阴性菌的等电点为 4～5，一般在中性培养基中细菌带负电荷，由于革兰氏阳性菌的等电点较阴性菌低，故带更多的负电荷。细菌的带电现象与细菌的革兰氏染色、菌体凝集试验、抑菌和杀菌作用等有密切关系。

2. 表面积

细菌的体积虽小，但其单位体积的细胞表面积总和却比其他生物体大，这有利于细菌与外界环境进行物质交换，故细菌的代谢旺盛、繁殖迅速。

3. 半透性

细菌的细胞壁和细胞膜均具半透膜性质，只允许水分子和小分子物质通过。细菌吸收营养物质和排出代谢产物，均有赖于其选择性通透作用。

4. 渗透压

细菌体内含有高浓度的营养物质和无机盐,一般革兰氏阳性菌的渗透压高达 20～25 个大气压,革兰氏阴性菌的渗透压为 5～6 个大气压。细菌所处一般环境相对低渗,但有坚韧的细胞壁保护不至于崩裂。若处于比菌体内渗透压更高的环境中,菌体内水分逸出,细胞质浓缩,细菌就不能生长、繁殖。

5. 光学性质

细菌为半透明体,细菌悬液呈混浊状态。菌数越多浊度越大,故可使用比浊法或者分光光度计粗略计算悬液中细菌的数量。

二、细菌的生长、繁殖与人工培养

(一) 细菌的生长、繁殖

1. 细菌生长、繁殖的条件

细菌的生长、繁殖需要合适的环境条件,不同种类的细菌,所需的生长、繁殖的条件不完全相同,个别种类的细菌还要求特殊的环境条件。但其基本条件包括营养、酸碱度、温度、气体等方面。

(1)营养物质　人工培养细菌,必须按细菌的种类、嗜性满足其营养需要,包括水、含碳化合物、含氮化合物和无机盐,少数细菌还需要生长因子。生长因子是某些细菌生长所必需而又不能自身合成的有机化合物,主要包括 B 族维生素、氨基酸、嘌呤、嘧啶等。

(2)酸碱度　大多数细菌最适的酸碱度为 7.2～7.6,在此 pH 下,细菌的酶活性增强,生长、繁殖旺盛。个别细菌,如霍乱弧菌在 pH8.4～9.2 的碱性条件下生长最好,结核分枝杆菌在 pH6.5～6.8 生长最好。细菌代谢过程中分解糖类产生酸,pH 下降,不利于细菌的生长。

(3)温度　各类细菌对温度的要求不同,大多数细菌的最适生长温度为 37℃,故实验室中常用 37℃恒温箱培养细菌。个别细菌,如鼠疫杆菌在 28～30℃ 的条件下生长最好,嗜热菌能在 50～60℃ 的条件下生长,海洋细菌嗜低温,可在 0～30℃ 条件下生长。

(4)气体　细菌生长、繁殖需要的气体是氧和二氧化碳。根据细菌对氧的需要情况,可将细菌分为以下几种。

1)专性需氧菌:指具有完整的呼吸酶系统,需要分子氧为受氢体以完成需氧呼吸,必须在有氧的环境中才能生长的细菌,如结核分枝杆菌。

2)专性厌氧菌:缺乏完善的呼吸酶系统,利用氧以外的其他物质作为受氢体,只能在无氧环境中进行发酵,有游离氧存在时不但不能利用分子氧,而且因为缺乏分解有毒氧基团的酶,还受到在有氧环境中产生的 H_2O_2 和超氧阴离子(O^{2-})的毒害,甚至死亡,如破伤风芽孢梭菌。

3)兼性厌氧菌:兼有需氧呼吸与无氧发酵两种功能,在有氧或无氧环境中均能生长,但在有氧时生长较好,大多数细菌属此类。

4)微需氧菌:在低氧压(5%～6%)条件下生长良好,氧浓度高于 10% 时其生长受到抑制,如空肠弯曲菌。一般细菌在代谢过程中自身产生的二氧化碳即可满足需要。某些细菌,如脑膜炎奈瑟菌、淋球菌在初次分离培养时,必须供给 5%～10% 的二氧化碳才能生长。

(5)渗透压　一般培养基的盐浓度和渗透压对大多数细菌来说是安全的,而少数细菌,如嗜盐细菌需要在更高浓度 NaCl 的环境中才能生长良好。

2. 细菌繁殖的方式和速度

（1）细菌的繁殖方式　细菌以无性二分裂的方式进行繁殖。革兰氏阳性菌生长一段时间后，体积增大、染色体复制并与中介体相连，菌体中介体部位细胞膜内陷形成横隔，中介体一分为二时，染色体分属两个子细胞，最后细胞壁内陷，子细胞分离，完成一次分裂。革兰氏阴性菌无中介体，染色体直接连接在细胞膜上，复制后附着在邻近的一点上，当细菌分裂完成，两团染色体被分隔在两个子细胞中。通常球菌沿不同平面进行分裂，杆菌则沿横轴分裂。个别细菌，如结核分枝杆菌通过分枝方式繁殖。

（2）细菌的繁殖速度　细菌的繁殖速度与细菌的种类及其所处的环境条件有关，条件适宜时，细菌的繁殖速度快。多数细菌每 20～30 分钟分裂一次，称为一代，有的细菌繁殖速度较慢，如结核分枝杆菌需 18～20 小时才分裂一次。

（3）细菌的繁殖规律　细菌繁殖速度极快，如按 20 分钟繁殖一代计算，1 个细菌 1 小时后经 3 次分裂成 8 个，10 小时后 1 个细菌可分裂成 10 亿以上。但实际上由于营养物质的消耗，毒性代谢产物的积累，以及环境 pH 的改变，细菌不可能无限高速增殖，而有一定的规律。将一定量的细菌接种于定量的液体培养基中培养，间隔不同时间取样检查活菌数目，以培养时间为横坐标，活菌数的对数为纵坐标，可绘出一条反映细菌繁殖规律的曲线，称为生长曲线（图 10 - 10）。

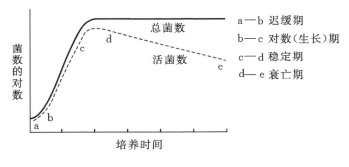

图 10 - 10　细菌生长曲线

细菌生长曲线分为四个时期。

1）迟缓期：为细菌进入新环境的适应阶段，为 1～4 小时。此期细菌体积增大，代谢活跃，但不分裂，主要是合成各种酶、辅酶和代谢产物，为之后的增殖准备必要的条件。

2）对数（生长）期：细菌培养至 8～18 小时，则以几何级数恒定快速增殖，在曲线图上，活菌数的对数直线上升至顶峰。此期细菌的大小、形态、染色性、生理活性等都较典型，对外界环境的作用也较为敏感，对细菌进行鉴定时，应取此期细胞。

3）稳定期：由于培养基中营养物质的消耗，毒性代谢产物积累，pH 下降，使细菌的繁殖速度渐趋缓慢，死亡数逐步上升，此时，细菌繁殖数与死亡数趋于平衡。此期细菌形态和生理特性发生变化，如革兰氏阳性菌可能被染成阴性菌所呈的红色；细菌产生和积累代谢产物；芽孢也多在此期形成。

4）衰亡期：细菌繁殖速度减慢或停止，死菌数迅速超过活菌数。此期细菌的形态发生显著改变，菌体变长、肿胀或扭曲，出现畸形或衰退型等多种形态，有的菌体自溶，难以辨认，代谢活动停滞。

(二)细菌的人工培养

根据细菌生长、繁殖的条件与规律,可在体外对细菌进行人工培养,以研究各种细菌的生物学性状、生物制品的制备及各种细菌性疾病的诊断与治疗等。

1. 培养基

培养基是人工配制的适合细菌生长、繁殖的营养基质。

培养基按其理化性状可分为液体、半固体和固体三大类。液体培养基可供细菌增菌及鉴定使用。在液体培养基中加入 $0.2\%\sim0.5\%$ 的琼脂即成为半固体培养基,可用于细菌动力的观察及保存菌种。在液体培养基中加入 $2\%\sim3\%$ 琼脂即成为固体培养基,可用于细菌的分离培养、保存菌种等。

按营养成分和用途的不同可将培养基分为以下几类。

(1)基础培养基　基础培养基含有一般细菌生长、繁殖所需要的基本营养成分。最常用的是肉汤培养基和普通琼脂培养基。其成分是牛肉膏或肉汤、蛋白胨、氯化钠、水等。可应用于大多数细菌的培养。

(2)营养培养基　在基础培养基中加入葡萄糖、血液、血清、酵母浸液等营养物质,即成营养培养基,专供对营养要求较高的或有特殊营养需求的细菌生长。如在培养肺炎链球菌的培养基中需加入血液、血清,在培养结核分枝杆菌的培养基中需要加入鸡蛋、马铃薯、甘油等。最常用的营养培养基是血琼脂平板。

(3)选择培养基　根据人为的目的,在培养基中加入某些化学物质,以抑制某些细菌生长、繁殖,促进另一类细菌的生长、繁殖,从而将目的菌株选择出来,这类培养基称为选择培养基。如 SS 琼脂培养基中含有胆盐、煌绿、枸橼酸,可抑制革兰氏阳性球菌和部分革兰氏阴性菌的生长、繁殖,而对沙门菌和志贺菌的生长没有影响,故该培养基常用于肠道致病菌的分离与培养。

(4)鉴别培养基　以培养和鉴别细菌为目的而配制的培养基称为鉴别培养基。根据细菌分解糖和蛋白质能力的不同,在培养基中加入特定的作用底物和指示剂,接种待检细菌培养后,观察细菌分解底物的情况,通过指示剂颜色变化鉴别细菌。各种糖发酵管、硫化氢管、三糖铁培养基等均属鉴别培养基。

(5)厌氧培养基　专供培养厌氧菌用的无氧环境的培养基,称为厌氧培养基。一般采用两种方法:①在培养基中加入还原剂以降低培养基的氧化还原电势,并用石蜡或凡士林封口,隔绝空气,常用的有疱肉培养基,是在肉浸液中加入煮过的肉渣,肉渣中含有不饱和脂肪酸和谷胱甘肽等还原物质,在氧化还原反应中造成厌氧环境。②将细菌接种在固体琼脂培养基上,然后放在无氧环境中培养,如厌氧袋、厌氧箱、厌氧罐等。

2. 细菌在培养基中的生长现象

将细菌接种到培养基中,置于 37℃ 条件下培养 18~24 小时后,即可观察其生长现象,个别生长缓慢的细菌可在数周后观察。观察生长现象可帮助鉴别细菌。

(1)细菌在液体培养基中的生长现象　液体培养基常用来大量繁殖细菌。细菌在液体培养基中的生长现象为:①混浊生长,大多数细菌在液体培养基中生长后呈均匀混浊状态,如葡萄球菌;②沉淀生长,少数呈链状生长的细菌或粗糙型细菌在液体培养基底部形成沉淀,培养液较清,如炭疽芽孢杆菌、链球菌等;③菌膜生长,将专性需氧性细菌接种于液体培养基后,在液体培养基表面形成菌膜,如枯草芽孢杆菌。

(2)细菌在半固体培养基中的生长现象 因半固体培养基琼脂含量少,较软,有鞭毛的细菌可沿穿刺线向四周扩散生长,使培养基呈混浊状,穿刺线模糊不清;无鞭毛的细菌只沿穿刺线生长,周围的培养基透明澄清。因此,半固体培养基常用于细菌动力的观察。

(3)细菌在固体培养基中的生长现象 细菌在固体培养基上可出现由单个细菌生长、繁殖而形成的肉眼可见的细菌集团,称为菌落(colony)。大批菌落聚集在一起便形成菌苔。一个菌落一般由一个细菌繁殖形成,故可将混杂在一起的细菌划线接种在固体培养基的表面,以分离纯种细菌。各种细菌在固体培养基上形成菌落的大小、形状、颜色、透明度、表面光滑或粗糙、边缘整齐与否及溶血情况各不相同。菌落的特征是鉴别细菌的重要依据之一。

3.人工培养细菌的意义

(1)在医学中的应用 ①细菌的鉴定和研究:对细菌进行鉴定,及研究其形态、生理、抗原结构、致病性、遗传与变异等,均需人工培养细菌才能实现。②细菌性疾病的诊断和治疗:细菌感染引起的疾病,常需从患者体内分离出病原菌才能确诊。同时对分离出的病原菌做药物敏感试验,从而帮助临床选择有效的药物进行治疗。③生物制品的制备:人工分离培养所得的纯种细菌及其代谢产物,可制成疫苗、类毒素、诊断用标准菌液,或经类毒素、纯种细菌免疫动物后制备抗毒素及诊断血清,用于传染性疾病的诊断、预防与治疗。④细菌毒力分析及细菌学指标的检测:人工培养细菌后,再用免疫学和其他方法检测细菌的毒力因子,并配合动物实验来鉴定细菌的侵袭力并进行毒力分析;也可通过定量培养计数等,对饮水、食品等的微生物学卫生指标进行检测。

(2)在其他方面的应用 ①在工农业生产中的应用:利用细菌的培养和发酵,可提纯精制出抗生素、维生素、氨基酸、醇类、味精等产品,还可用于石油脱蜡、污水处理、制造菌肥等。②在基因工程中的应用:由于细菌繁殖快,容易培养,故常将细菌作为基因受体细胞。如将人或动物细胞中编码胰岛素的基因重组到质粒上,再导入大肠埃希菌,就能从大肠埃希菌的培养液中获得大量基因工程胰岛素。

三、细菌的代谢产物及意义

细菌的生长、繁殖实际上是进行物质分解与合成的新陈代谢过程。通过分解代谢将复杂的营养物质降解为简单的化合物,同时获得能量;通过合成代谢将简单的小分子合成复杂的菌体成分和酶,同时消耗能量。两种代谢过程中均可生成多种代谢产物,其中有些代谢产物在医学上具有重要意义。

(一)细菌的分解代谢产物及生化反应

1.细菌对糖和蛋白质的分解

(1)细菌对糖的分解 细菌一般不能直接利用多糖,必须经胞外酶分解成单糖后才能利用。细菌可经多途径分解葡萄糖产生丙酮酸。丙酮酸再进一步分解时,需氧菌和厌氧菌则有所不同:需氧菌将丙酮酸通过三羧酸循环分解为 CO_2 和 H_2O,并产生 ATP 及其他代谢产物;厌氧菌则发酵丙酮酸产生酸、醛、醇、酮等多种产物。

(2)细菌对蛋白质的分解 细菌不能直接利用大分子蛋白质,必须由细菌分泌胞外酶,将蛋白质分解为短肽或氨基酸后,才能透过细菌细胞壁和细胞膜,后经胞内酶分解为氨基酸,通过脱氨作用生成氨和各种酸类,或通过脱羧作用生成胺类和 CO_2。

2. 细菌的生化反应

由于细菌产生的酶系不同,因而对底物的分解能力不同,其代谢产物也不同。用生物化学方法测定这些代谢产物,可用来鉴定细菌,这些生化反应测定方法又称生化试验。

细菌的生化试验是将已分离纯化的待检细菌,接种到一系列含有特殊物质和指示剂的鉴别培养基中,观察该细菌在这些培养基内的 pH 变化,或是否产生某种特殊的代谢产物。现代细菌学已普遍采用微量、快速、自动化的鉴定系统,已有很多相应的配套试剂供种属鉴定使用,常见的生化试验有以下几种。

(1)糖发酵试验　各种细菌分解糖的能力不同,产生的代谢产物不同,故可根据分解产物鉴别细菌。实际应用中,可选择合适的含有单糖、双糖、三糖或多糖的培养基接种待检菌,经培养后观察结果。若待检菌能分解糖类产酸,则培养基中的指示剂呈酸性反应;产气的细菌则使培养基出现气泡或裂隙。如大肠埃希菌能分解乳糖,伤寒沙门菌与痢疾志贺菌则不能,用此可加以区别。糖发酵试验是鉴定细菌最常用的生化反应,特别适用于肠杆菌科细菌的鉴定。

(2)甲基红试验　细菌分解葡萄糖形成丙酮酸,丙酮酸进一步分解成甲酸、乙酸、乳酸等的混合酸,使培养基 pH 下降至 4.4 以下,加入甲基红指示剂变为红色。若产酸量少或将酸进一步分解为醇、酮、醛等,使培养基 pH 在 5.4 以上,甲基红指示剂则呈橘黄色。该试验简称为 MR 试验。将待检菌接种于葡萄糖蛋白胨水培养基内,培养后滴加甲基红试剂,呈红色为 MR 试验阳性,橘红色为弱阳性,橘黄色为阴性。该试验主要用于大肠埃希菌和产气肠杆菌的鉴别,前者为阳性,后者为阴性。

(3)VP 试验　有些细菌能使丙酮酸脱羧生成乙酰甲基甲醇,进而在碱性溶液中被空气中的氧氧化成双乙酰,双乙酰在 α-萘酚和肌酸的催化下,生成红色化合物,为 VP 试验阳性。将待检菌接种于葡萄糖蛋白胨水培养基内,培养后按每毫升培养基加入含 0.3% 肌酸或肌酐的 40% KOH 溶液 0.1ml,48～50℃水浴 2 小时或 37℃水浴 4 小时,充分摇匀后观察结果,液体呈红色为 VP 试验阳性。

(4)吲哚试验　有些细菌含有色氨酸酶,能分解培养基中的色氨酸产生吲哚,吲哚与对二甲基氨基苯甲醛作用,形成玫瑰吲哚而呈红色。该试验又称靛基质试验。将待检菌接种于蛋白胨水培养基中,培养后沿管壁加入对二甲基氨基苯甲醛试剂 0.5ml,使其形成两层液面,两液面接触处呈红色为阳性,无色为阴性。该试验主要用于肠道杆菌的鉴定。

(5)硫化氢试验　有些细菌分解含硫氨基酸生成硫化氢,遇培养基中的醋酸铅或硫酸亚铁可形成黑色的硫化铅或硫化亚铁沉淀。将待检菌接种于醋酸铅培养基中培养,有黑色沉淀者为阳性,无变化者为阴性。硫化氢试验常用于肠杆菌科菌属间的鉴定。

(二)细菌的合成代谢产物及意义

细菌在合成代谢过程中,除合成菌体自身成分外,尚可合成一些特殊产物,分泌至菌体外或存于菌体内,这些产物有的与细菌的致病性有关,有的可用于鉴别细菌或防治疾病。

1. 毒素

毒素是病原菌在代谢过程中产生的对机体有毒害作用的物质,包括外毒素和内毒素。外毒素是大多数革兰氏阳性菌和少数革兰氏阴性菌产生的能释放到菌体外的蛋白质,内毒素是革兰氏阴性菌细胞壁中的脂多糖,在细菌死亡或崩解后可释放到菌体外。

2. 侵袭性酶类

某些病原菌可产生损伤机体组织或保护菌体不被吞噬细胞吞噬的胞外酶,如金黄色葡萄球菌产生的血浆凝固酶、化脓性链球菌产生的透明质酸酶等。

3. 热原质

热原质是由大多数革兰氏阴性菌和少数革兰氏阳性菌合成的,极微量注入人或动物体内即可引起发热反应。革兰氏阴性菌的热原质就是细胞壁中的脂多糖,即内毒素。革兰氏阳性菌的热原质是一种多糖,可导致输液反应。热原质耐高温,高压蒸汽灭菌(121.3℃ 20分钟)不被破坏,玻璃器皿上的热原质须在250℃高温干烤才能被破坏。液体中的热原质需用离子交换剂和特殊石棉滤板除去,蒸馏法效果更好,但有一定局限性。因此,在制备和使用生物制品、注射液、抗生素等过程中应严格执行无菌操作,防止细菌污染,保证无热原质存在。

4. 抗生素

抗生素是某些微生物在代谢过程中产生的一类能抑制或杀死某些病原微生物和肿瘤细胞的化学物质。多数由放线菌或真菌产生,少数由细菌产生。有些抗生素已能人工合成,目前已广泛用于临床。

5. 维生素

某些细菌能合成自身所需的维生素,并能分泌到菌体外供人体吸收、利用,如人体肠道内的大肠埃希菌能合成维生素 B_6、维生素 B_{12} 和维生素 K 等。

6. 色素

有些细菌在代谢过程中能合成色素,不同细菌可产生不同色素,这对细菌鉴别有一定意义。色素有脂溶性色素和水溶性色素两类,前者只存在于菌体,不扩散至含水的培养基中,如金黄色葡萄球菌产生的金黄色色素;后者能扩散至培养基等周围环境中,如铜绿假单胞菌产生的水溶性绿色色素,使培养基呈绿色。

7. 细菌素

细菌素是由某些细菌产生的仅对近缘菌株有抗菌作用的蛋白质。细菌素的产生受质粒的控制,多由外界因素诱发产生,其种类很多,常以产生的菌种命名,如绿脓菌素、弧菌素、葡萄球菌素。由于细菌素的抗菌作用范围窄且具有型特异性,故目前在治疗上价值不大,多用于细菌的分型鉴定和流行病学调查。

(三)细菌的分泌系统

细菌在生长代谢过程中,合成许多蛋白质类的物质,如毒素、蛋白酶、溶血素等,这些蛋白质分布在细菌细胞的表面,有的可释放到外环境中,或注入宿主细胞内,从而参与细菌的各种重要的生命活动,并与细菌的致病作用相关。目前已发现超过 6 种(Ⅰ～Ⅵ型)的细菌分泌系统,通常由多种膜蛋白与外膜蛋白、辅助蛋白(信号肽酶或伴侣蛋白等)组成。

(四)细菌的免疫系统

细菌在生存过程中,会受到外来 DNA 的侵袭。面对这些威胁,细菌在进化过程中逐渐形成了多种防御机制。目前研究发现了四种不同的免疫类型,包括限制修饰(restriction - modification,RM)系统、流产感染(abortive infection,Abi)系统、毒素-抗毒素(toxin - anti - toxin，TAT)系统和 CRISPR－Cas（clustered regularly interspaced short palindromic repeats，CRISPR)系统。目前 CRISPR/Cas9 广泛用于多种系细胞(包括人类等)的基因编辑研究中。

第三节　细菌的感染与免疫

能使宿主致病的细菌称为致病菌或病原菌。致病菌侵入机体后,在引起感染的同时也激发宿主免疫系统发生一系列免疫应答,其结局取决于致病菌的致病力与宿主免疫力的强弱。

一、细菌的致病性

细菌能引起感染的能力称为致病性,细菌的致病性与细菌的毒力、侵入机体的数量和途径有密切关系。

(一)细菌的致病因素

1.细菌的毒力

构成细菌毒力的物质基础是侵袭力和毒素。

(1)侵袭力　侵袭力是指细菌突破机体的防御功能,在体内定居、繁殖、扩散、蔓延的能力。构成侵袭力的主要物质有细菌的酶、荚膜及其他表面结构物质。

1)细菌的胞外酶:胞外酶本身无毒性,但在细菌感染的过程中有一定作用。常见的有:①由金黄色葡萄球菌产生的血浆凝固酶,能加速人或兔血浆的凝固,保护病原菌不被吞噬或免受抗体等的作用;②由链球菌产生的链激酶,可使纤维蛋白凝块溶解,促使细菌和毒素扩散;③由链球菌产生的透明质酸酶,可溶解机体结缔组织中的透明质酸,使结缔组织疏松,通透性增加,可使病原菌在组织中扩散,易造成全身性感染。

2)荚膜与其他表面结构物质:细菌的荚膜可抵抗吞噬及体液中杀菌物质的作用。肺炎链球菌、A 族和 C 族乙型链球菌、炭疽芽孢杆菌、鼠疫耶尔森菌、肺炎杆菌及流行性感冒杆菌的荚膜是很重要的毒力因素。如将无荚膜的细菌注射到易感动物的体内,细菌易被吞噬而消除,有荚膜的细菌则引起动物病变,甚至死亡。

有些细菌表面有其他表面物质或类似荚膜的物质。如链球菌的微荚膜(透明质酸荚膜)、M 蛋白质,某些革兰氏阴性杆菌细胞壁外的酸性糖包膜。此外,黏附因子(如革兰氏阴性菌的菌毛、革兰氏阳性菌的膜磷壁酸)在细菌感染中也起重要作用。

(2)毒素　细菌毒素按其来源、性质和作用的不同,可分为外毒素和内毒素两大类。

1)外毒素(exotoxin):有些细菌在生长过程中能产生外毒素,并可从菌体扩散到环境中。若将产生外毒素细菌的液体培养基用滤菌器过滤除去细菌,即能获得外毒素。

外毒素的毒性强,小剂量即能使易感机体致死。如纯化的肉毒杆菌外毒素毒性最强,1mg 可杀死 2 亿只小白鼠;破伤风毒素对小白鼠的致死量为 6~10mg;白喉毒素对豚鼠的致死量为 3~10mg。

产生外毒素的细菌主要是某些革兰氏阳性菌,也有少数革兰氏阴性菌。外毒素对组织和器官的作用具有选择性,可引起特殊病变。如破伤风梭菌、肉毒梭菌和白喉棒状杆菌所产生的外毒素,虽对神经系统都有作用,但作用部位不同,临床症状亦不相同。破伤风痉挛毒素能阻断胆碱能神经末梢传递介质(乙酰胆碱)的释放,麻痹运动神经末梢,导致眼及咽肌等的麻痹;

白喉毒素对周围神经末梢及特殊组织(如心肌)有亲和力,通过抑制蛋白质合成可引起心肌炎、肾上腺出血及神经麻痹等。有些细菌的外毒素已证实为一种特殊酶,如产气荚膜梭菌的甲种毒素是卵磷脂酶,作用在细胞膜的磷脂上,引起溶血和细胞坏死等。

一般外毒素是蛋白质,不耐热。白喉毒素在 58～60 条件下 1～2 小时、破伤风毒素在 60℃条件下 20 分钟即可被破坏。外毒素可被蛋白酶分解,遇酸发生变性,在甲醛作用下可以脱毒成为类毒素,但保持免疫原性,能刺激机体产生特异性的抗毒素。外毒素的种类和作用见表 10－2。

表 10－2　细菌外毒素的种类和作用

类　型	外毒素	疾　病	作用机制	症状和体征
神经毒素				
破伤风梭菌	痉挛毒素	破伤风	阻断上、下神经元间正常抑制性神经冲动传递	骨骼肌强制性痉挛
肉毒梭菌	肉毒毒素	肉毒中毒	抑制胆碱能运动神经释放乙酰胆碱	肌肉松弛型麻痹
细胞毒素				
白喉棒状杆菌	白喉毒素	白喉	抑制细胞蛋白质合成	肾上腺出血,心肌损伤,外周神经麻痹
葡萄球菌	毒性休克综合征毒素,表皮剥脱毒素	毒性休克综合征,烫伤样皮肤综合征	增强对内毒素作用的敏感性,表皮与真皮脱离	发热,皮疹,休克,表皮剥脱性病变
A 群链球菌	致热外毒素	猩红热	破坏毛细血管内皮细胞	猩红热样皮疹
肠 毒 素				
霍乱弧菌	肠毒素	霍乱	激活肠黏膜腺苷酸环化酶,增高细胞内 cAMP 水平	小肠上皮细胞内水分和钠离子大量丢失,腹泻,呕吐
产毒性大肠埃希菌	肠毒素	腹泻	不耐热肠毒素同霍乱肠毒素,耐热肠毒素使细胞内 cAMP 水平增高	同霍乱肠毒素
产气荚膜梭菌	肠毒素	食物中毒	同霍乱肠毒素	呕吐,腹泻

2)内毒素(endotoxin):内毒素存在于菌体内,是菌体的结构成分。细菌在生活状态时不释放出来,只有当菌体自溶或用人工方法使细菌裂解后才释放。大多数革兰氏阴性菌都有内毒素,如沙门菌属、志贺菌属、埃希菌属和奈瑟菌属等。

内毒素的主要成分为脂多糖,是细胞壁的最外层成分,覆盖在坚韧的细胞壁的黏肽上。各种细菌内毒素的成分基本相同,都是由脂质 A、核心多糖和菌体特异性多糖(O 特异性多糖)三部分组成。脂质 A 是一种特殊的糖磷脂,是内毒素的主要毒性成分。菌体特异性多糖位于菌体细胞壁的最外层,由若干重复的寡糖单位组成,参与细菌的抗补体溶解作用,特异性多糖的种类与含量决定着细菌的菌型,以及不同细菌间具有的共同抗原性。

内毒素耐热，在100℃条件下1小时不被破坏，必须加热至160℃，经2～4小时或用强碱、强酸或强氧化剂煮沸30分钟才能被灭活。内毒素不能用甲醛脱毒制成类毒素，抗原性较弱，一般不能刺激机体产生抗体。

内毒素对组织细胞的选择性不强，由不同革兰氏阴性细菌的内毒素引起的病理变化和临床症状大致相同。①发热反应：内毒素作为外源性致热原（即热原质）作用于粒细胞和单核细胞等，使之释放内源性致热原，引起发热。②糖代谢紊乱：先发生高血糖，转而为低血糖，可能与肾上腺素大量分泌有关。③血管舒缩功能紊乱：内毒素激活了血管活性物质（5-羟色胺、激肽释放酶与激肽）的释放，使末梢血管扩张，通透性增高，静脉回流减少，心脏输出量降低，导致低血压并可引发休克。因重要器官（如肾、心、肝、肺与脑等）供血不足而缺氧，有机酸积聚而导致代谢性酸中毒。④弥散性血管内凝血（disseminated intravascular coagulation，DIC）：内毒素能活化凝血系统的ⅩⅡ因子，当凝血作用开始后，使纤维蛋白原转变为纤维蛋白，造成DIC。由于血小板与纤维蛋白原大量消耗，以及内毒素活化胞浆素原为胞浆素，分解纤维蛋白，进而导致出血倾向。

细菌外毒素与内毒素的主要区别见表10-3。

表10-3　外毒素与内毒素的主要区别

区别点	外毒素	内毒素
存在部位	由活菌释放至体外	为细菌细胞壁的成分，菌体崩解后释出
细菌种类	革兰氏阳性菌多见	革兰氏阴性菌多见
化学组成	蛋白质	脂多糖
稳定性	不稳定，60℃以上能迅速破坏	耐热，60℃耐受数小时
毒性作用	强，各种外毒素对组织、器官有选择性毒害作用，引起特殊的临床症状	弱，各种细菌内毒素的毒性作用大致相同，引起发热、糖代谢紊乱、弥散性血管内凝血
免疫原性	强，可刺激机体产生高效价的抗毒素，经甲醛处理可脱毒成为类毒素	弱，不能刺激机体产生抗毒素，不能经甲醛处理成为类毒素

2.细菌侵入的数量和侵入部位

病原微生物引起感染，除必须有一定毒力外，还必须有足够的数量和适当的侵入部位。有些病原菌毒力极强，极少量的侵入即可使机体发病，如鼠疫耶尔森菌，有数个细菌侵入就可发生感染。而对大多数病原菌而言，需要一定的侵入数量才能引起感染，少量侵入易被机体防御系统所清除。

病原菌的侵入部位也与感染的发生与否有密切关系，多数病原菌只有经特定的途径侵入，并在特定部位定居、繁殖，才能造成感染。如痢疾志贺菌必须经口侵入，定居于结肠内，才能引起疾病；而破伤风梭菌，只有经伤口侵入，在厌氧条件下于局部组织内生长、繁殖，并产生外毒素才能引发疾病，若随食物吃下则不能引起感染。

（二）细菌的感染

感染指在一定条件下，致病菌侵入宿主体内生长、繁殖，释放毒素引起的不同类型的病理损伤过程。

1. 感染的来源

(1)外源性感染源 ①患者:患者感染后从潜伏期到恢复期,都可能通过接触而污染环境,使病原菌传播。②带菌者:指携带病原菌但未出现临床症状的健康人。带菌者不易被发现,其危害性高于患者,是重要的传染源。③患病及带菌动物:引起人畜共患病的病原菌可在人和动物之间传播,如结核分枝杆菌、炭疽杆菌和鼠疫耶尔森菌等。

(2)内源性感染源 内源性感染源大多是体内的条件致病菌,少数是以潜伏状态存在于人体内的致病菌,其所致的感染又称自身感染。

2. 感染的途径

病原菌的感染途径多种多样,包括呼吸道、消化道、泌尿生殖道、接触、创伤、昆虫媒介等。

3. 感染的类型

感染的发生、发展和结局是宿主和致病菌相互作用的复杂过程,根据两者力量对比,宿主可能出现不同的临床表现。

(1)隐性感染 感染后对机体损伤较轻,不出现或出现不明显的临床症状,又称为亚临床感染。原因是宿主的抗感染免疫力较强,或侵入机体的致病菌数不多,或毒力较弱。隐性感染后机体常可获得特异性免疫力,能抗御相同致病菌的再次感染。在每次传染病流行中,有较多人发生隐性感染。

(2)显性感染 病原菌感染导致机体组织、细胞受到不同程度的损害,并出现一系列临床症状和体征,称为传染病。原因是宿主抗感染免疫力较弱,或侵入的致病菌数量较多,或毒力较强。

由于致病菌毒力、宿主免疫力的差异以及两者相互作用的复杂关系,显性感染按病程长短可分为以下几种。

1)急性感染:发病急,病程短,一般持续数日至数周不等,病愈后致病菌从宿主体内消失,如由霍乱弧菌、脑膜炎奈瑟菌引起的感染等。

2)慢性感染:发病慢,病程长,常持续数月至数年,如由结核分枝杆菌、麻风分枝杆菌、布鲁菌等引起的感染。

显性感染按感染发生部位和性质不同分为以下几种。

1)局部感染:入侵的病原菌只局限在宿主一定部位或某一系统内生长、繁殖,引起局部病变,如由化脓性细菌引起的疖、痈。

2)全身感染:感染后病原菌或其代谢产物向全身扩散,引起全身症状。全身感染包括:①毒血症。病原菌只在机体局部生长繁殖,不入血,但产生的外毒素入血,到达易感靶器官,引起组织损伤,产生特殊的毒性症状,如破伤风、白喉。②菌血症。病原菌一过性或间断性侵入血流,未在其中繁殖,引起轻微的临床症状,如伤寒早期的菌血症。③败血症。病原菌侵入血流,大量繁殖并产生毒性产物,引起全身严重的中毒症状,如高热,皮肤和黏膜淤斑,肝、脾大等。④脓毒血症。化脓性细菌引起败血症时,病原菌随血流扩散到其他组织和器官,引起新的化脓病灶。如金黄色葡萄球菌感染时常导致多发性肝脓肿、皮下脓肿或肾脓肿等。

3)带菌状态:隐性和显性感染经治疗症状消失后,体内仍有病原菌存在的状态。处于带菌状态的宿主称为带菌者,包括健康带菌者和恢复期带菌者。

二、机体的抗菌免疫

人体内存在着较完善的免疫系统。在感染免疫过程中,各免疫器官、组织、细胞和免疫分子间互相协作、互相制约、密切配合,共同完成复杂的免疫防御功能。致病菌侵入人体后,首先遇到的是固有性免疫的抵御;一般经 7～10 天后,产生了适应性免疫,然后两者配合,共同杀灭致病菌。

(一)固有性免疫

固有性免疫是人类在长期的种系发育和进化过程中,逐渐建立起来的一系列防御致病菌等抗原的功能,担负"第一道防线"的作用,在感染早期发挥作用。固有性免疫主要由生理屏障和某些免疫细胞、免疫分子等组成。

1. 生理屏障

人体的各种生理屏障,在抗菌免疫中通过自己的特点发挥抗感染作用。

2. 吞噬细胞

大、小吞噬细胞在病原菌突破皮肤和黏膜屏障侵入血液或组织后,可聚集到病原菌侵入部位对其进行吞噬消灭。一旦病原菌进入血液和组织,可由血液和组织中的吞噬细胞吞噬。吞噬的结果有完全吞噬和不完全吞噬两种。

3. 体液中的杀菌物质

正常体液和组织液中含有的补体、溶菌酶、防御素等可杀伤或抑制致病菌而发挥抗感染作用。

(二)适应性免疫

适应性免疫包括体液免疫和细胞免疫两大类。针对不同的病原菌,免疫方式有所不同。

1. 抗胞外菌感染免疫

适应性体液免疫是抗胞外菌感染的主要免疫机制。胞外菌的细胞壁和荚膜中的多糖能直接激发相应 B 细胞产生抗体,抗体类型先是 IgM,之后转换为 IgG,并有 IgA 或 IgE。特异性抗体的作用有:①IgG、IgM 抗体参与调理作用,促进吞噬细胞对细菌的吞噬作用;②中和细菌外毒素,外毒素与其特异性抗毒素抗体结合后形成免疫复合物,这种无毒复合物最终被吞噬细胞吞噬清除;③分泌型 IgA(SIgA)阻挡致病菌定植,SIgA 抗体存在于多种分泌液中,如胃肠道、呼吸道的 SIgA 可防止相应致病菌在其黏膜表面定植等;④IgM、IgG 抗体与抗原的复合物可激活补体经典途径,发挥杀菌作用;补体激活过程中的 C3a、C5a 等产物能介导急性炎症反应。

参与胞外菌免疫应答的 T 细胞主要是 Th2 细胞,可辅助 B 细胞对 TD‐Ag 产生抗体,还可产生多种细胞因子,引起局部炎症,促进巨噬细胞的吞噬和杀伤,吸引和活化中性粒细胞等。

2. 抗胞内菌感染免疫

在抗胞内菌感染的免疫中,重要的兼性胞内菌有结核分枝杆菌、麻风分枝杆菌、伤寒沙门菌、布鲁菌、肺炎军团菌等。立克次体、衣原体等属于专性胞内菌。由于胞内菌毒力低,其感染的潜伏期较长,病程缓慢,因而持续的刺激形成了胞内菌寄生常有的肉芽肿病变特征。肉芽肿既有阻挡病原菌扩散的作用,亦对宿主局部造成一定的病理损伤。

胞内菌感染的获得性免疫机制主要是以 T 细胞为主的细胞免疫,因特异性抗体不能进入胞内菌寄居的宿主细胞内与之作用。适应性细胞免疫应答包括两种类型,一为 Th1 细胞产生的细胞因子,另一为 CTL。Th1 细胞可产生多种细胞因子,其中的 IFN‐γ 是巨噬细胞最强的激活剂,使其吞噬胞内菌的能力增强。Th1 细胞产生的细胞因子尚能活化 CTL 和引起迟发型超敏反应,有利于对胞内菌的清除。CTL能通过释放穿孔素和颗粒酶作用于受胞内菌感染的靶细胞,破坏其完整性,使病原菌释放出来,再由抗体等调理后由吞噬细胞吞噬消灭。

3. 抗外毒素感染免疫

某些细菌感染人体后只在局部生长、繁殖,不进入血流,但产生的外毒素入血,引起毒血症。人体中的抗毒素(IgG、IgM及IgA)可以中和毒素,外毒素与其结合后形成免疫复合物,可阻止外毒素和靶细胞受体结合。这种无毒复合物最终被吞噬细胞清除。外毒素一旦与靶细胞受体结合,抗毒素就不能再与之结合,因此使用抗毒素要尽早、足量。

 目标检测

1. 简述 G^+ 菌与 G^- 菌细胞壁的结构特点。

2. 简述细菌特殊结构的种类、功能及医学意义。

3. 简述革兰氏染色的原理和步骤。

4. 简述细菌生长曲线的四个时期及意义。

5. 简述与医学相关的细菌合成代谢产物及其意义。

6. 什么是细菌的侵袭力?构成侵袭力的主要物质有哪些?其作用机制是什么?

7. 简述外毒素和内毒素来源、性质、作用等方面的不同。

8. 简述细菌全身感染的类型与特点。

9. 简述抗胞内菌感染免疫与抗胞外菌感染免疫的特点。

（马新博　肖　敬　李坤英）

第十一章　病毒概述

X 学习目标

【掌握】病毒的概念;病毒的基本生物学性状。

【熟悉】病毒的致病性及抗病毒免疫。

【了解】病毒的微生物学检查。

病毒(virus)是一类体积微小,能通过细菌滤器,结构简单,仅含有一种核酸(RNA 或 DNA),只能在活的易感细胞内寄生的非细胞型微生物,对抗生素不敏感。把具有一定形态结构和感染性的完整病毒颗粒称为病毒体。

第一节　病毒的基本生物学性状

一、病毒的大小与形态

(一)病毒大小

病毒体积微小,测量单位为纳米(nm,1nm=$10^{-3}\mu$m),借助电子显微镜才能看见。大病毒如痘类病毒约为 300nm;中等大小病毒为 50～250nm,大多数在 100nm 左右;小病毒为 20～30nm(图 11-1、图 11-2)。

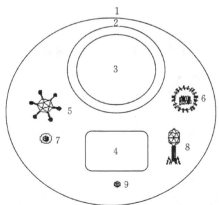

1—葡萄球菌;2—立克次体;3—衣原体;4—痘病毒;5—腺病毒;6—流感病毒;7—乙脑病毒;8—大肠埃希菌噬菌体;9—脊髓灰质炎病毒。

图 11-1　病毒的大小与形态

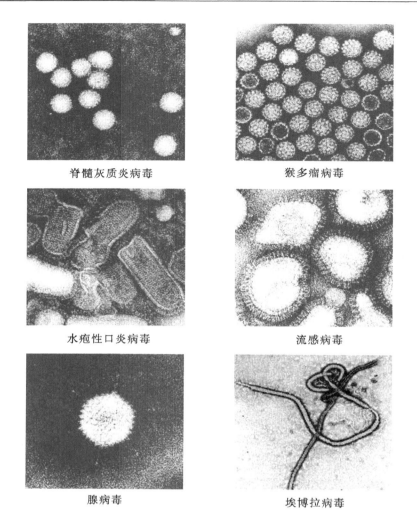

脊髓灰质炎病毒   猴多瘤病毒

水疱性口炎病毒   流感病毒

腺病毒   埃博拉病毒

图 11-2　几种病毒的电镜照片

(二)病毒形态

病毒主要有球形或近似球形、杆形、子弹形、砖形、蝌蚪形等多种形态(图 11-3)。

二、病毒的结构与化学组成

病毒的基本结构包括核心、衣壳、包膜。核心和衣壳构成最简单的病毒体(virion),又称为核衣壳(nucleo capsid)。复杂的病毒核衣壳外还有一层包膜(envelop),这类病毒称为包膜病毒(图 11-4)。

(一)病毒核心

病毒核心(viral core)由 DNA 或 RNA 组成,病毒的核酸只能是 DNA 或 RNA 中的一种,因此根据核酸类型把病毒分为 RNA 型和 DNA 型。对人致病的多数为 RNA 病毒。RNA 病毒的 RNA 大多为单股形式,单股 RNA(ssRNA)分为正链(+)和负链(-)。DNA 病毒的

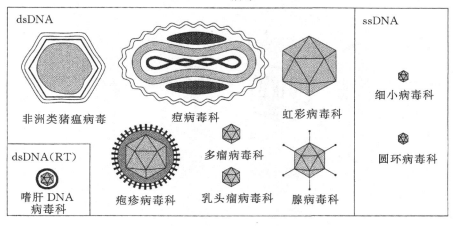

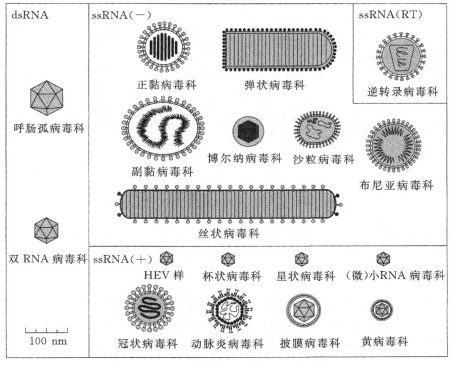

图 11-3　数种病毒体的形态与结构模式图

DNA 大多为双股形式。双股 DNA（dsDNA）由正链和负链组成。病毒核心还含有一些功能蛋白，如 RNA 聚合酶、反转录酶等。

（二）病毒衣壳

病毒衣壳（viral capsid）由蛋白质组成，衣壳先由一定数目的壳粒组成，壳粒是一种形态亚单位，电镜下壳粒呈对称性排列。不同病毒壳粒的数目和排列也不同，核酸和壳粒按一定的方式排列成不同的对称类型（图 11-5）：螺旋对称型、二十面体立体对称型、复合对称型。

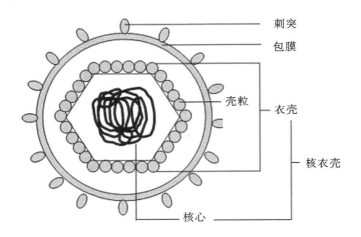

图 11-4 病毒体结构模式图

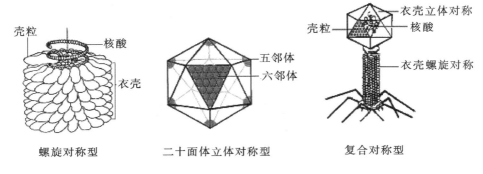

图 11-5 病毒衣壳的对称形式

病毒衣壳的功能是：①保护核酸不受核酸酶和其他理化因素的影响；②参与感染,衣壳与易感细胞表面特异受体结合,引起感染；③具有免疫原性。

(三)病毒包膜

有的病毒体核衣壳外有包膜,是病毒成熟释放过程中穿过宿主细胞的核膜和胞膜时获得的。包膜上有由糖蛋白组成的钉状突起,称为包膜子粒或刺突。包膜的功能有：①维持病毒的完整性；②提高病毒与宿主细胞膜亲和、融合的能力；③表现病毒种、型抗原特异性。

三、病毒的增殖

(一)复制周期

病毒缺乏完整的酶系统,只能在活的易感细胞内,依靠宿主细胞提供原料、能量和合成场所,在病毒核酸控制下,由宿主细胞合成病毒的核酸和蛋白质,并装配成成熟的病毒颗粒,这一过程称为病毒的复制。病毒的增殖过程大致分为吸附、穿入、脱壳、生物合成、装配与释放五个相互联系的阶段,称为病毒的复制周期(图 11-6)。

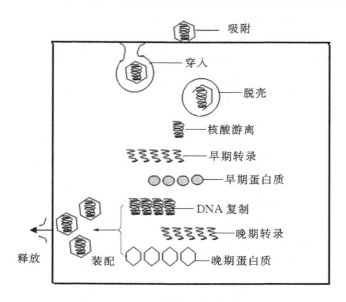

图 11 - 6 　dsDNA 病毒复制示意图

1. 吸附

吸附(adsorption)是病毒附着于敏感细胞表面的过程,分为非特异性吸附、特异性吸附。细胞与病毒的相互作用最初是通过偶然的碰撞和静电作用完成的,这是非特异性吸附,是可逆的。特异性吸附是通过细胞表面受体与病毒结合完成的,根据这一点可确定许多病毒的宿主范围,不吸附就不能引起感染。

2. 穿入

穿入(penetration)是病毒核酸或感染性核衣壳穿过宿主细胞膜进入胞质的过程,主要有三种方式。①病毒包膜与宿主细胞膜融合。病毒的核衣壳进入胞质。②细胞膜内陷。病毒被吞饮入宿主细胞内形成囊泡。当病毒与受体结合后,在细胞膜的特殊区域与病毒一起内陷形成膜性囊泡,此时病毒在宿主胞质中仍被胞膜覆盖。某些包膜病毒,如流感病毒借助病毒的血凝素(HA)完成脂膜间的融合,囊泡内的低 pH 环境使 HA 蛋白的三维结构发生变化,从而介导病毒包膜与囊泡膜的融合,病毒核衣壳进入胞质。③直接进入。某些无包膜病毒与受体接触后,衣壳蛋白的多肽构型发生变化并对蛋白水解酶敏感,病毒核酸可直接穿过细胞膜进入细胞质中,而大部分蛋白衣壳仍留在胞膜外。

3. 脱壳

脱壳(uncoating)是病毒体进入细胞,病毒壳体除去并释放核酸的过程。穿入和脱壳是连续的过程,从脱壳到出现新的感染病毒期间称为隐蔽期。经胞饮进入细胞的病毒,衣壳可被吞噬体中的溶酶体酶降解而去除。有的病毒,如脊髓灰质炎病毒,在吸附、穿入细胞的过程中病毒的 RNA 释放到宿主的胞质中。

4. 生物合成

DNA 病毒与 RNA 病毒在复制方面有所区别,但复制的结果都是合成核酸分子和蛋白质衣壳,然后装配成新的有感染性的病毒。一个复制周期需 6～8 小时。

(1)双股 DNA 病毒的复制　双股 DNA 病毒,如单纯疱疹病毒和腺病毒,在宿主细胞核内的 RNA 聚合酶的作用下,从病毒 DNA 上转录病毒 mRNA,然后转移到宿主细胞质中的核糖体上,指导合成蛋白质。mRNA 有两种:早期 mRNA,主要合成复制病毒 DNA 所需的酶,如依赖 DNA 的 DNA 聚合酶、脱氧胸腺嘧啶激酶等,称为早期蛋白;晚期 mRNA,在病毒 DNA 复制之后出现,主要指导合成病毒的结构蛋白,称为晚期蛋白。

子代病毒 DNA 的合成是以亲代 DNA 为模板,按半保留形式复制子代双股 DNA。DNA 复制出现在结构蛋白合成之前。

(2)单股 RNA 病毒的复制 病毒 RNA 的碱基序列与 mRNA 完全相同者,称为正链 RNA 病毒,这种病毒 RNA 可直接起 mRNA 的作用,附着到宿主细胞核糖体上,翻译出病毒蛋白。病毒 RNA 碱基序列与 mRNA 互补者,称为负链 RNA 病毒。负链 RNA 病毒的颗粒中含有依赖 RNA 的 RNA 多聚酶,可催化合成互补链,成为病毒 mRNA,翻译病毒蛋白。

(3)逆转录病毒的复制 逆转录病毒(retrovirus)又称 RNA 肿瘤病毒(oncornavirus),病毒体含有单股正链 RNA、依赖 RNA 的 DNA 多聚酶(逆转录酶)和 tRNA。其复制过程分为两个阶段:第一阶段,病毒核衣壳进入宿主的胞质后,以 RNA 为模板,在依赖 RNA 的 DNA 多聚酶和 tRNA 引物的作用下,合成负链 DNA(即 RNA:DNA),正链 RNA 被降解,进而以负链 DNA 为模板形成双股 DNA(即 DNA:DNA),转入宿主的细胞核内,整合到宿主 DNA 中,成为前病毒;第二阶段,前病毒 DNA 转录出病毒 mRNA,翻译病毒蛋白,同前病毒 DNA 转录出病毒 RNA,在胞质内装配,以出芽方式释放。被感染的细胞仍持续分裂并将前病毒传递至子代细胞。

5. 装配与释放

新合成的病毒核酸和病毒结构蛋白在感染细胞内组合成病毒颗粒的过程称为装配,而从细胞内转移到细胞外的过程称为释放。

(1)装配(assembly) 大多数 DNA 病毒,在宿主的细胞核内复制 DNA,在宿主的细胞质内合成蛋白质,转入核内装配成熟。RNA 病毒多在宿主的细胞质内复制核酸、合成蛋白。感染后 6 小时,一个宿主细胞可产生多达 10000 个病毒颗粒。

(2)释放(maturation) 病毒装配成熟后的释放方式有:①宿主细胞裂解,病毒被释放到周围环境中,如腺病毒、脊髓灰质炎病毒等;②以出芽的方式释放,有包膜病毒,如疱疹病毒从核膜上获得包膜而成熟,流感病毒从细胞膜上获得包膜而成熟,然后以出芽方式释放出成熟病毒。

(二)病毒的异常增殖

病毒的异常增殖主要有顿挫感染(abortive infection)、缺陷病毒(defective virus)、干扰现象。

1. 顿挫感染

病毒进入宿主细胞后,若细胞不能为病毒提供增殖所需要的酶、能量及必要成分,就不能合成完整病毒,即使合成全部病毒成分也不能组装和释放出具有感染能力的病毒颗粒,称为顿挫感染。

2. 缺陷病毒

病毒的增殖不只是产生有感染性的子代,绝大多数病毒在大量感染的情况下,经多次增殖会产生缺损干扰颗粒,称为缺陷病毒。能干扰亲代病毒复制的缺陷病毒,其核酸有部分缺损或被宿主 DNA 片段替换。缺陷病毒的基本特性是:①本身不能繁殖;②有辅助病毒存在时方能繁殖;③干扰同种病毒而不干扰异种病毒的增殖;④在感染细胞内与亲代病毒竞争性增殖。

3. 干扰现象

干扰现象是指两种病毒感染同一细胞时,可发生一种病毒抑制另一种病毒增殖的现象。干扰现象的存在,对疫苗的接种具有一定的指导意义。当患者受病毒感染时,不建议接种病毒类疫苗,因可能会导致接种效果不佳。

四、影响病毒的理化因素

理化因素对病毒的影响很大。病毒受理化因素的作用后失去感染性称为灭活。病毒对温度很敏感,绝大多数病毒耐冷不耐热,故保存病毒必须在低温的条件下。脂溶剂可使有包膜的病毒灭活,化学消毒剂可使大多数病毒灭活。绝大多数病毒对抗生素不敏感。

γ射线、X射线和紫外线都能使病毒灭活,但有些病毒经紫外线灭活后,若再用可见光照射可使已灭活的病毒复活。

第二节　病毒的感染与免疫

病毒通过一定的方式侵入机体并在易感细胞内复制,与宿主相互作用引起不同程度病理变化的过程,称为病毒的感染。

一、病毒的致病性

(一)病毒的传播方式

病毒的感染主要通过人群不同个体间或借助媒介昆虫通过皮肤、黏膜(呼吸道、消化道或泌尿生殖道)传播,在特定条件下可直接进入血液循环(如输血、机械损伤等)而感染机体,这种传播方式称为水平传播。通过受精卵、胎盘或产道将病毒由亲代传播给子代的方式称为垂直传播或围生期传播,主要见于发生病毒血症或病毒与血细胞紧密结合的感染,如巨细胞病毒、人类免疫缺陷病毒(HIV)及乙肝病毒等(表11-1)。

表 11-1　病毒的感染方式与途径

主要感染途径	传播方式与媒介	病毒种类
呼吸道	空气、飞沫或皮屑	流感病毒、鼻病毒、麻疹病毒、风疹病毒、腺病毒、腮腺炎病毒、部分EB病毒与肠道病毒、水痘病毒等
消化道	污染水或食品	脊髓灰质炎病毒、其他肠道病毒、轮状病毒、甲型肝炎病毒、戊型肝炎病毒、部分腺病毒
输血、注射或器官移植	污染血或血制品、污染注射器	人类免疫缺陷病毒、乙型肝炎病毒、丙型肝炎病毒、巨细胞病毒等
眼或泌尿生殖道	接触、游泳、性交	人类免疫缺陷病毒、疱疹病毒1型与2型、肠道病毒70型、腺病毒、乳头瘤病毒
经胎盘、围生期	宫内、分娩产道、哺乳等	乙型肝炎病毒、人类免疫缺陷病毒、巨细胞病毒等
破损皮肤	昆虫叮咬、狂犬和鼠类等咬伤	脑炎病毒、出血热病毒、狂犬病病毒等

(二)病毒感染的类型

机体感染病毒后,依病毒的种类、毒力强弱和机体免疫力等不同,可表现出不同的临床类型(图11-7)。不引起临床症状的叫隐性感染,又称亚临床感染(inapparent or subclinical infection),出现临床症状的称显性感染或感染性疾病(apparent infection or infectious disease)。根据临床症状及病程,可将显性感染分为急性感染和持续性感染等(表11-2)。

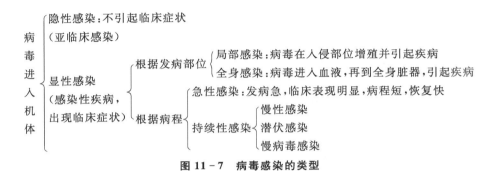

图 11-7　病毒感染的类型

表 11-2　病毒感染类型比较

类　　型	病毒毒力	病毒数量	临床症状	病　程	机体免疫力	潜伏期	预　后
隐性感染	弱	少	无	无	正常	无	好
显性感染							
急性感染	强	多	有	短	降低或正常	短	好
慢性感染	强或弱	多或少	时有时无	长	降低	长	不定
潜伏感染	强或弱	多或少	时有时无	长	降低	长	不定
慢病毒感染	强或弱	少,后多	无,后出现	长	降低	长	不定

(三)病毒的致病机制

1.病毒感染对宿主细胞的影响

病毒进入易感细胞并在细胞内增殖,引起细胞损伤或产生其他变化。病毒扩散至多数细胞后可形成对组织、器官的损伤或功能障碍。

(1)溶细胞型感染　病毒在宿主细胞内复制,短时间内释放大量子代病毒,宿主细胞因裂解而死亡。常见于无包膜、杀伤性强的病毒,如脊髓灰质炎病毒。病毒在增殖过程中阻断细胞核酸与蛋白质的合成,使细胞的新陈代谢功能发生紊乱,造成细胞病变或死亡;还可引起溶酶体膜的通透性增高,释放水解酶引起细胞自溶。溶细胞型感染的病毒多数引起急性感染。

(2)稳定状态感染　有包膜的病毒(如流感病毒等)以出芽方式释放子代病毒,这一过程相对缓慢,所致病变相对也较轻,所以细胞在短时间内并不立即被溶解。以出芽方式释放子代病毒,可致宿主的细胞膜发生一定的变化,如在细胞膜表面出现嵌合有病毒特异抗原的蛋白成分,可被机体的特异抗体或杀伤性T细胞所识别。如果细胞膜表面的病毒蛋白具有融合膜的生物活性时,数个细胞的细胞膜相互融合形成多核巨细胞,具有病理学特征。

(3)细胞凋亡　细胞在特定内源和外源信号诱导下,其死亡途径被激活,并在相关基因调控下发生的程序性死亡过程。在这个过程中,细胞膜出现鼓泡,细胞核浓缩,染色体 DNA 被降解。

(4)病毒基因的整合　分子水平的研究发现,病毒基因整合入宿主细胞有两种方式:一种是逆转录病毒复制过程中双链 DNA 整合入细胞染色体 DNA;另一种是失常式整合,见于 DNA 病毒,病毒感染细胞后,病毒的 DNA 在细胞核内可偶然地以部分病毒基因片段与细胞的染色体 DNA 随机进行重组,使整合的病毒 DNA 随细胞分裂带入子细胞中,细胞可转化发展成肿瘤。

(5)包涵体形成　病毒感染易感细胞后,在细胞质或细胞核内出现呈圆形、椭圆形或不规则形的嗜酸性或嗜碱性的斑块样结构,称为包涵体(inclusion body),它是病毒感染的标志之一。

2.病毒感染引起的免疫病理损伤

免疫应答、免疫细胞间的相互作用、细胞因子与抗体应答均可因病毒感染而影响其正常功能。

(1)免疫应答低下　免疫应答低下与病毒侵犯免疫细胞有关。有的病毒,如麻疹病毒可侵入巨噬细胞和 T、B 淋巴细胞,并可致淋巴组织中出现多核巨细胞。也有许多病毒(如巨细胞病毒、风疹病毒和丙型肝炎病毒等)可侵犯巨噬细胞及淋巴细胞后在其中潜伏存在,并不引起病变或仅影响细胞的功能,但在一定条件下病毒可被激活而复制。病毒入侵免疫细胞后,影响机体的免疫功能(如使吞噬功能降低等)致病毒难以被清除。另外,病毒存在于免疫细胞中可使其逃避抗体、补体等的作用,并可随免疫细胞播散至体内其他脏器。

(2)免疫应答功能紊乱　病毒感染免疫系统后还可致免疫应答功能紊乱,主要表现为失去对自身与非自身抗原的识别功能,而产生对自身细胞或组织的细胞免疫或抗体,可发展成为自身免疫病。

(3)免疫病理损伤　由病毒诱导产生的免疫应答除能引起免疫保护作用外,还可引起一定程度的免疫病理损伤,主要由 Ⅱ、Ⅲ、Ⅳ 型超敏反应所致。

二、机体抗病毒免疫

机体抗病毒免疫应答可分为非特异性免疫与特异性免疫,两者在体内不可分割并协同发挥作用。

(一)非特异性免疫

非特异性抗病毒免疫中除与抗其他微生物相同的机制外,干扰素与自然杀伤细胞发挥重要作用。机体对病毒入侵细胞的最早应答是诱导产生干扰素以及发挥对病毒感染细胞的杀伤作用。

1.干扰素

干扰素(interferon)是一种由细胞产生的具有抗病毒活性的糖蛋白。除病毒外,细菌内毒素、人工合成的双链 RNA 也可诱导细胞产生干扰素。巨噬细胞、淋巴细胞及体细胞均可产生干扰素。干扰素具有广谱抗病毒活性,但只能抑制病毒增殖而无杀灭的作用。干扰素的抗病毒作用有相对的种属特异性,干扰素还具有调节免疫和抑制肿瘤生长的作用。

干扰素根据其抗原性不同可分为 α、β 和 γ 三种。每种根据其氨基酸序列不同分为若干亚型。α 干扰素由人白细胞产生。β 干扰素由人成纤维母细胞产生,抗病毒作用较免疫调节作用强。γ 干扰素由活化 T 细胞产生,是重要的淋巴因子,其免疫调节作用比抗病毒作用强。

2. NK 细胞

NK 细胞(natural killer cell)是不受 MHC 限制,也不依赖抗体的具有杀伤作用的免疫细胞。NK 细胞可杀伤被病毒感染的细胞,肿瘤细胞和某些自身组织细胞也是 NK 细胞的靶细胞。

3. 干扰素与 NK 细胞的协同作用

通过诱导产生干扰素与激活 NK 细胞,机体在病毒感染早期可抑制病毒的复制,并清除被病毒感染的细胞。由于干扰素还能扩散至邻近的细胞使之也产生抗病毒蛋白,因此其除可阻断病毒在已感染的细胞中复制外,还可限制病毒在细胞间扩散。在干扰素的作用下,体内 NK 细胞被激活,发挥杀伤被病毒感染细胞的作用,更有利于清除病毒。如果病毒感染不能被非特异性免疫所抑制,则伴随病毒的继续增殖,机体的特异性免疫将随后发挥抗病毒作用。

(二)特异性免疫

病毒的各种蛋白(如衣壳蛋白、基质蛋白和包膜上的各种糖蛋白)以及少数 DNA 多聚酶,可经抗原的加工与提呈,活化 T、B 淋巴细胞,分别在体内诱发体液及细胞免疫。中和性抗体可中和游离的病毒体,主要对病毒体的再次入侵有预防作用。抗体可与病毒感染细胞的表面抗原结合,在补体或抗体依赖性杀伤细胞的参与下发挥杀伤病毒感染细胞的作用。细胞免疫中的 CTL 细胞可以通过杀伤病毒感染的靶细胞,达到清除病毒的目的。由活化 T 细胞所分泌的多种细胞因子,如 γ-干扰素、TNF 等也对清除病毒有利。

 目标检测

1. 简述病毒的概念及病毒与其他微生物的区别。
2. 简述病毒的基本结构及其功能。
3. 病毒的复制周期分为几个阶段?逆转录病毒的复制过程有何特点?
4. 什么是缺陷病毒?其特点有哪些?
5. 什么是垂直传播或围生期传播?哪些病毒可以通过垂直传播感染子代?
6. 简述病毒感染对宿主细胞的影响。
7. 简述干扰素的概念及其作用机制。

(邓　琦)

第十二章 其他微生物

X 学习目标

【掌握】其他微生物的概念及特点。

【熟悉】其他微生物的主要致病作用。

【了解】其他微生物的生物学特性;常见致病的其他微生物的种类及所致疾病。

第一节 真 菌

真菌(fungus)为真核细胞型微生物,在自然界分布广泛,绝大多数对人体有利,如酿造业、发酵饲料、农田增肥、制造抗生素、食品加工等,都是利用真菌进行的。对人类致病的真菌较少。随着广谱抗生素、免疫抑制剂、抗肿瘤药物的广泛应用,菌群失调或免疫功能低下者越来越多,使真菌病的发病率呈明显上升的趋势。绝大多数致病真菌存在于水、土壤和有机废料中,引起各种真菌病,有些真菌寄生于粮食、饲料中,产生毒素导致中毒性真菌病。

一、概述

(一)生物学性状

1. 形态结构

真菌分为单细胞真菌和多细胞真菌两类,单细胞真菌主要为酵母和类酵母菌(如新型隐球菌、白假丝酵母菌),呈圆形或椭圆形。多细胞真菌由菌丝和孢子组成,菌丝分支交织成团形成菌丝体,并长有各种孢子,这类真菌一般称为霉菌(mold)。

真菌的细胞结构比细菌复杂,细胞壁缺乏构成细菌细胞壁的肽聚糖,其坚韧性主要依赖于多聚 N-乙酰基葡萄糖构成的甲壳质,并含葡聚糖、甘露聚糖及蛋白质,某些酵母菌的细胞壁还含有类脂体。真菌细胞内有较为典型的核结构和细胞器。

2. 培养特性

真菌可将有机物降解成可溶性营养成分,之后吸收至细胞内进行新陈代谢。大多数真菌对营养的要求不高,在 22～28℃条件下,于沙保弱培养基中生长良好。大多于 1～2 周出现典型真菌菌落。

病原性真菌大多以出芽、分枝和断裂或形成无性孢子等无性生殖方式进行繁殖。近年来发现不少病原性真菌除进行无性生殖外,还具有有性生殖方式,如孢子丝菌、荚膜组织胞浆菌、石膏样小孢子菌等。孢子分为有性孢子和无性孢子两类。有性孢子是通过不同细胞配合(质配或核配)后生长发育形成,可分为卵孢子、子囊孢子、接合孢子、担孢子。无性孢子是病原性真菌传播和延续后代的主要方式,分为叶状孢子、分生孢子和孢子囊孢子。叶状孢子是从菌丝细胞直接形成的孢子,包括芽生孢子、厚膜孢子及关节孢子。分生孢子由生殖菌丝末端分裂收缩而成,包括大分生孢子、小分生孢子及孢子囊孢子。不同真菌产生不同形态的孢子,是鉴定真菌的依据之一(图 12-1、图 12-2)。

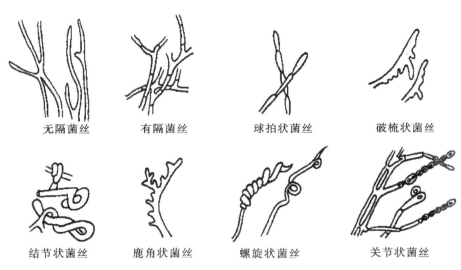

| 无隔菌丝 | 有隔菌丝 | 球拍状菌丝 | 破梳状菌丝 |

| 结节状菌丝 | 鹿角状菌丝 | 螺旋状菌丝 | 关节状菌丝 |

图 12-1　皮肤丝状菌的菌丝形态

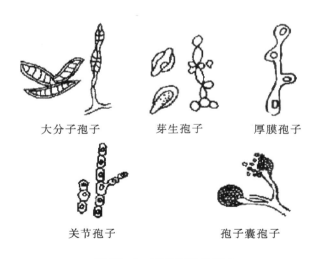

| 大分子孢子 | 芽生孢子 | 厚膜孢子 |

| 关节孢子 | 孢子囊孢子 |

图 12-2　真菌孢子的形态

3. 抵抗力

真菌对干燥、阳光、紫外线及一般化学消毒剂有耐受力。真菌对热敏感,一般 60℃ 1 小时可杀死真菌菌丝和孢子。对 2.5% 碘酒、10% 甲醛敏感,一般可用福尔马林熏蒸被真菌污染的房间。

（二）致病性与免疫性

1. 致病性

（1）外源性感染　浅部真菌有亲嗜表皮角质的特性，易侵犯皮肤、指甲及毛发等含角质的组织，顽强繁殖，发生机械性刺激损害，同时产生酶及酸等代谢产物，引起炎症反应和细胞病变。深部真菌可侵犯皮下、内脏及脑膜等处，引起慢性肉芽肿及坏死。

（2）内源性感染　此类感染与机体抵抗力、免疫力降低及菌群失调有关，常发生于长期应用抗生素、激素、免疫抑制剂、化疗和放疗的患者。

（3）过敏性真菌病　过敏性真菌病是在各种过敏性或变态反应性疾病中，由真菌性过敏原（如孢子抗原）引起的过敏症，如哮喘、变态反应性肺泡炎和癣菌症等。

（4）真菌毒素中毒症　已发现真菌毒素100多种，其可侵害肝、肾、脑及造血组织。

（5）真菌毒素与肿瘤　有些真菌毒素与肿瘤关系密切。引起谷物霉变的黄曲霉菌产生的黄曲霉毒素与肝癌的发生有关。

2. 免疫性

（1）非特异性免疫　人类对真菌感染有天然免疫力。例如，皮肤分泌的短链脂肪酸和乳酸等具有抗真菌作用，血液中的转铁蛋白扩散至皮肤角质层具有抑制真菌的作用，中性粒细胞和单核巨噬细胞具有吞噬真菌的作用，正常菌群在口腔、肠道、阴道等部位可起到拮抗真菌的作用。但是许多真菌病受生理状态影响，如婴儿对白假丝酵母菌病易感，学龄前儿童易患头癣。

（2）特异性免疫　真菌感染中细胞免疫是机体排菌、杀菌及复原的关键，T细胞分泌的淋巴因子可加速表皮角化和皮屑形成，随皮屑脱落将真菌排出；由迟发型变态反应引起的免疫病理损伤能使感染局限，并消灭真菌，以终止感染；一般迟发型变态反应的强度与体内菌量成反比，如迟发型变态反应阴性则菌量增加，病情严重，而经治疗又转为阳性，说明治疗见效，预后良好。体液免疫对部分真菌感染有一定抵抗作用，如特异性抗体可阻止真菌转为菌丝相以提高吞噬细胞的吞噬率；抗白色念珠菌抗体与真菌表面甘露醇蛋白质复合物结合，可阻止真菌黏附宿主细胞；全身性白色念珠菌感染，尽管其迟发型变态反应阳性，或通过被动转移致敏淋巴细胞，还必须同时输入特异抗体才起保护作用。而迟发型变态反应阴性者即使有抗体，也不能起保护作用，表明抗体须在具有良好的细胞免疫基础的机体内才发生保护作用。

二、主要致病性真菌

（一）浅部真菌

浅部真菌主要为皮肤丝状菌，可侵犯皮肤、毛发、指甲等角化组织引起癣症，又称癣菌。

癣菌主要由孢子散播传染，常由于接触患癣症的人或动物（狗、猫、牛、马等）及染菌物体而感染。在临床上同一种癣症可由数种不同癣菌引起，而同一种癣菌因侵害部位不同，又可引起不同的癣症（表12-1）。

我国头癣的病原菌，在农村主要是许兰氏毛癣菌、断发毛癣菌等，在城市为堇色毛癣菌、铁锈色癣菌等。手足癣、体癣、股癣及甲癣的病原菌以红色毛癣菌最常见，其次为石膏样小孢子菌、絮状表皮癣菌等。

此外，如足癣抓破时，癣菌成分入血，可播散至其他部位（如上肢），引起超敏反应，在皮肤上呈现丘疹、水疱。在病损处找不到癣菌,称为癣菌疹,是一种由超敏反应导致的疾病。癣症患者可出现迟发型超敏反应,用毛癣菌素做皮肤试验,结果为阳性。

表 12 - 1　癣菌与癣症的关系

病　名	癣　菌
发　癣	铁锈色毛癣菌,堇色毛癣菌,断发毛癣菌,石膏样毛癣功菌,奥杜盘氏小孢子癣菌
须　癣	红色毛癣菌,堇色毛癣菌,须毛癣菌,狗小孢子癣菌
体　癣	红色毛癣菌,铁锈色毛癣菌,堇色毛癣菌,小孢子癣菌属
股　癣	絮状表皮癣菌,红色毛癣菌,须毛癣菌,狗小孢子癣菌
足　癣	絮状表皮癣菌,红色毛癣菌,须毛癣菌
黄　癣	许兰氏毛癣菌,堇色毛癣菌,石膏样小孢子癣菌
甲　癣	絮状表皮癣菌,同心性毛癣菌,皮癣菌,红色毛癣菌
叠　癣	同心性毛癣菌

(二)深部真菌

深部真菌侵犯皮下组织和内脏,引起全身性真菌感染。

1. 白假丝酵母菌

白假丝酵母菌俗称白色念珠菌,通常存在于正常人口腔、上呼吸道、肠道及阴道,一般在正常机体中数量少,不引起疾病。当机体免疫功能低下或一般防御力下降或正常菌群相互制约作用失调,则真菌大量繁殖并改变生长形式(芽生菌丝相),侵入细胞引起疾病。

白假丝酵母菌可侵犯人体许多部位,可引起以下疾病。①皮肤念珠菌病:好发于皮肤皱褶处(腋窝、腹股沟、乳房下、肛门周围及甲沟、指间),患者的皮肤潮红、潮湿、发亮,有时其上覆盖一层白色皲裂状物,病变周围有小水疱;②黏膜念珠菌病:以鹅口疮、口角炎、阴道炎最多见,在黏膜表面盖有凝乳块样大小不等的白色薄膜,剥除后,留下潮红基底面,并产生裂隙及浅表溃疡;③内脏及中枢神经念珠菌病:可由黏膜、皮肤等处的病菌播散引起,有肺炎、心内膜炎、脑膜炎、脑炎等,偶尔也可发生败血症。

念珠菌病的预防措施主要是注意个人清洁,合理使用抗生素、激素,增强机体免疫功能。治疗浅表感染可在患处局部涂擦甲紫、间苯二酸或制霉菌素、两性霉素 B 或咪唑药物。治疗全身性真菌感染可静脉滴注两性霉素 B、大蒜素或口服 5 -氟胞嘧啶、克霉唑等。

2. 新型隐球菌

新型隐球菌又名溶组织酵母菌,是存在于土壤、鸽类、牛乳、水果等的腐生菌,也可存在于人的口腔中,可侵犯人和动物,一般为外源性感染,但也可为内源性感染,对人类而言,它通常是条件致病菌。

本菌大多由呼吸道侵入,在肺部引起轻度炎症或隐性感染,亦可由破损皮肤及肠道侵入。当机体免疫功能下降时可向全身播散,主要侵犯中枢神经系统,引起脑膜炎、脑炎、脑肉芽肿等。此外,可侵入骨骼、肌肉、淋巴结、皮肤黏膜引起慢性炎症和脓肿。

预防本菌感染,除增强机体免疫力外,还需避免创口被土壤及鸟粪污染等。治疗药物可用碘化钾或碘化钠、大蒜精、两性霉素 B,亦可将两性霉素 B 与 5 -氟胞嘧啶联合应用。对于由新型隐球菌导致的慢性肺损害或骨病损则可辅以外科治疗。

3. 曲霉菌

曲霉菌(*Aspergillus*)在自然界分布广泛,为条件致病性真菌,机体免疫力降低时,常继发感染引起疾病,最常见的有烟曲霉菌、黑曲霉菌、黄曲霉菌等。原发性曲霉菌病常局限于耳、眼睛与肺部,继发性曲霉菌病多见于肿瘤、结核等患者。曲霉菌病在成年男性中多见,特别是在灰尘环境中工作者及家禽饲养员等。最多见的肺曲霉菌病主要表现为慢性气喘、局限性浸润性损害,或形成肉芽肿样的真菌球。此外,皮肤、外耳道、鼻窦、眼眶、骨和脑膜等处也可发生炎症性肉芽肿,伴有组织坏死与脓肿。治疗局部曲霉菌病可用甲紫溶液、碘化钾、制霉菌素等局部涂抹;治疗过敏性肺曲霉菌病可用皮质类固醇;治疗全身性感染用两性霉素 B 和 5-氟胞嘧啶;治疗曲霉菌肉芽肿可行外科手术。

4. 毛霉菌

毛霉菌(*Mucor*)中的主要致病菌为丝生毛霉菌,可侵犯血管壁,引起血栓、组织坏死。毛霉菌病多继发于糖尿病或其他慢性消耗性疾病,病程急,症状严重者可以致死。治疗可用两性霉素 B,必要时可辅以外科治疗。

第二节 支原体

一、概述

支原体是目前已知的一类能在无生命培养基上生长、繁殖的最小的原核细胞型微生物。其在自然界分布广泛,种类繁多,属于支原体科,分为两个属:一为支原体属(*Mycoplasma*),有几十个种;另一为脲原体属(*Mreaplasma*),仅有一个种。与人类感染有关的主要是肺炎支原体和解脲脲原体。

支原体的大小为 $0.2\sim0.3\mu m$,可通过滤菌器。无细胞壁,不能维持固定的形态而呈现多形性,含有 DNA 和 RNA 两种核酸。由于应用革兰氏染色法不易使其着色,可染成阴性,故常用 Giemsa 染色将其染成淡紫色。

肺炎支原体的一端有一种特殊的末端结构,能使支原体黏附于宿主呼吸道黏膜上皮细胞表面,与致病性有关。

支原体繁殖的方式多样,主要为二分裂繁殖,还有断裂、分枝、出芽等方式。

支原体不侵入机体组织与血液,而是在呼吸道或泌尿生殖道上皮细胞黏附并定居后,通过不同机制引起细胞损伤,如获取细胞膜上的脂质与胆固醇造成膜的损伤,释放神经(外)毒素、磷酸酶及过氧化氢等。

巨噬细胞、IgG 及 IgM 对支原体均有一定的杀伤作用。呼吸道黏膜产生的 SIgA 抗体已被证实有阻止支原体吸附的作用。致敏淋巴细胞可增强儿童抗肺炎支原体感染的免疫能力。

二、支原体与 L 型细菌的区别

L 型细菌是在抗生素、溶菌酶等作用下形成的一种细胞壁缺陷型细菌,其许多特性与支原体相似,在鉴定时很有必要将两者区别开来(表 12-2)。

表 12 - 2　支原体与 L 型细菌的区别

支原体	L 型细菌
自然界中广泛存在	自然界很少存在
绝大多数生长需胆固醇	生长不一定需要胆固醇
在遗传上与细菌无关,且无论在什么条件下也不能转变成细菌	在遗传上与原菌相关,并可在诱导因素去除后转变为原菌
菌落较小,0.1～0.3mm	菌落稍大,0.5～1.0mm

三、主要的致病性支原体

(一)肺炎支原体

肺炎支原体(M. pneumonia)是人类支原体肺炎的病原体。支原体肺炎的病理改变以间质性肺炎为主,有时并发支气管肺炎,称为原发性非典型性肺炎。肺炎支原体主要经飞沫传播,潜伏期 2～3 周,发病率以青少年(1～15 岁)最高。支原体肺炎的临床症状较轻,甚至无症状,若有也只是头痛、咽痛、发热、咳嗽等一般的呼吸道症状,但也有个别死亡报道。本病一年四季均可发生,但在秋冬季节多见。

肺炎支原体先通过其顶端结构黏附在宿主细胞表面,并伸出微管插入胞内吸取营养,继而释放核酸酶、过氧化氢等代谢产物,引起细胞的溶解、上皮细胞的肿胀与坏死;诱发机体产生的抗体也可能参与了上述病理损伤;宿主呼吸道分泌的 SIgA 对再感染肺炎支原体有一定防御作用,但不够牢固。

肺炎支原体无细胞壁,对青霉素、头孢菌素类抗生素不敏感,常用阿奇霉素、红霉素、多西环素等大环内酯类抗生素治疗。目前尚无肺炎支原体疫苗产品。

(二)解脲脲原体

解脲脲原体(M. urealyticum)属于脲原体属,因生长需要尿素而得名。菌落微小,直径为 $15～60\mu m$,须在低倍显微镜下观察,故旧称 T 株。解脲脲原体可引起泌尿生殖道感染,并被认为是导致非淋球菌性尿道炎的重要病原体。由于部分孕妇的生殖道内带有解脲脲原体,因此可通过胎盘感染胎儿而导致早产、死胎,或在分娩时感染新生儿,引起新生儿呼吸道感染。此外,解脲脲原体还可引起不孕症。

加强卫生宣传教育,注意性卫生,控制传染源,切断传播途径是预防解脲脲原体感染的措施。感染者可用红霉素、四环素、多西环素(强力霉素)等抗生素治疗。

第三节　衣原体

一、概述

衣原体(chlamydia)是一类在真核细胞内专营寄生生活的原核细胞型微生物。研究发现这类微生物和革兰氏阴性菌相似,包括:①有 DNA 和 RNA 两种类型的核酸;②具有独特的发育周期,以类似细菌的二分裂方式繁殖;③具有由黏肽组成的细胞壁;④含有核糖体;⑤具有独立的酶系统,能分解葡萄糖释放 CO_2,有些还能合成叶酸盐,但不能产生代谢所需的能量,必须依靠宿主细胞的代谢中间产物,因而表现为严格的细胞内寄生;⑥对许多抗生素敏感。

在光学显微镜下可见到两种大小、形态结构不同的衣原体颗粒。较小的称为原体,直径约为 $0.3\mu m$,呈卵圆形,电子密度大,是衣原体有感染性的形态,又称为感染型。较大的称为始体,直径为 $0.5\sim1.2\mu m$,呈圆形或不规则形,电子密度较小,是衣原体的无感染性的形态,又称为繁殖型,有人把始体称为网状体。原体与易感细胞接触时,以吞饮的方式进入细胞内,由宿主细胞膜包围原体而形成空泡,在空泡内的原体增大,发育成为始体;始体在空泡内以二分裂的方式繁殖,在空泡内形成众多的子代原体,构成各种形态的包涵体(inclusion body)。包涵体的形态、在细胞内的位置、染色性等特征,对鉴别衣原体有重要意义。

衣原体广泛寄生于人、哺乳动物及禽类,仅少数致病。依据抗原构造、包涵体的性质、对磺胺的敏感性等特性差异,将衣原体属分为沙眼衣原体(C. trachomatis)、鹦鹉热衣原体(C. psittaci)、肺炎衣原体(C. pneumonia)、兽类衣原体四个种。1956 年我国学者汤飞凡等人用鸡胚卵黄囊接种法,首次成功地分离出沙眼衣原体,从而促进了有关衣原体的研究。

衣原体能产生不耐热的内毒素。该物质存在于衣原体的细胞壁中,不易与衣原体分开,静脉注射至小鼠,能在几小时到 24 小时使小鼠死亡,解剖可见小鼠的肝脏坏死,肺、肾损害。这种毒素的作用能被特异性抗体中和。除此之外,衣原体还必须通过细胞特异性受体才能发挥吸附和摄粒作用。因此,各种衣原体表现出不同的嗜组织性和致病性。

二、主要的致病性衣原体

(一)沙眼衣原体
人是沙眼衣原体的自然宿主。沙眼衣原体主要寄生于机体黏膜上皮细胞。猴和猩猩的眼及泌尿系统可用于各型沙眼衣原体的实验。

1. 沙眼

沙眼由沙眼衣原体生物变种 A、B、Ba、C 血清型引起,主要经直接或间接接触传播,即经眼-眼或眼-手-眼的途径传播。当沙眼衣原体感染眼结膜上皮细胞后,在其中增殖并在胞质内形成散在型、帽型、桑椹型或填塞型包涵体。该病发病缓慢,患者在感染早期出现眼睑结膜急性或亚急性炎症,表现为流泪、分泌黏液脓性分泌物、结膜充血等症状与体征。后期转为慢性,出现结膜瘢痕、眼睑内翻、倒睫、由角膜血管翳引起的角膜损害,以致影响视力,最后导致失明。

2. 包涵体包膜炎

包涵体包膜炎由沙眼衣原体生物变种 D～K 血清型引起,包括婴儿及成人两种。前者系婴儿经产道感染,引起急性化脓性结膜炎(包涵体脓漏眼),不侵犯角膜,能自愈。成人可因两性接触,经手-眼途径或者因接触污染的游泳池水感染,引起滤泡性结膜炎,又称游泳池结膜炎。病变类似沙眼,但不出现角膜血管翳,亦无结膜瘢痕形成,一般经数周或数月痊愈,无后遗症。

3. 泌尿生殖道感染

泌尿生殖道感染经性接触传播,由沙眼衣原体生物变种 D～K 血清型引起。男性多表现为尿道炎,不经治疗可缓解,但多数转为慢性,周期性加重,并可合并附睾炎、直肠炎等。女性表现为尿道炎、宫颈炎等,输卵管炎是较严重的并发症。D～K 血清型有时也能引起沙眼衣原体性肺炎。

4. 性病淋巴肉芽肿

性病淋巴肉芽肿由沙眼衣原体 LGV 生物变种引起。LGV 通过两性接触传播，是一种性病。在男性，侵犯腹股沟淋巴结，引起化脓性淋巴结炎和慢性淋巴肉芽肿。在女性，可侵犯会阴、肛门、直肠，出现会阴-肛门-直肠组织狭窄。

对沙眼，无特异性的预防方法。注意个人卫生，不使用公共毛巾和脸盆，以避免直接或间接接触传染，是预防沙眼的重要措施。生殖道衣原体感染的预防与其他性病的预防方法相似。治疗一般用利福平、四环素、氯霉素、强力霉素及磺胺等药物。

(二)鹦鹉热衣原体

鹦鹉热衣原体的主要宿主是禽类，其次为除人类以外的哺乳动物，人只是在接触携带鹦鹉热衣原体的动物后才会受到感染。人类有无原发性的鹦鹉热感染问题，尚在争论之中。但将鹦鹉热作为一种养禽业的职业病在医学界已达成共识。

(三)肺炎衣原体

肺炎衣原体具有严格的细胞内寄生特点，不仅可引起肺炎、支气管炎等急性呼吸道感染，而且和动脉硬化性心血管疾病的发病有关。

有研究表明，肺炎衣原体感染还可以引起心包炎、心肌炎等肺外疾病，其与慢性冠心病、急性心肌梗死的发生有关。

第四节　立克次体

一、概述

立克次体(*rickettsia*)是一类严格细胞内寄生、能通过滤菌器的原核细胞型微生物，与节肢动物关系密切，在形态结构、化学组成及代谢方式等方面均与细菌类似：①具有细胞壁；②以二分裂方式繁殖；③含有 RNA 和 DNA 两种核酸；④由于酶系不完整故需在活细胞内寄生；⑤对多种抗生素敏感等。

立克次体目(*Rickettsiales*)分 3 个科，即立克次体科、无形体科和全孢菌科。过去归类于立克次体目的柯克斯体现归属于军团菌目柯克斯体科，巴通体则归属于根瘤菌目巴通体科。但为了方便学习，仍在此节介绍。

对人类致病的立克次体主要有立克次体属的斑疹伤寒群和斑点热群，无形体科中无形体属的嗜吞噬细胞无形体、东方体属的恙虫病东方体，埃立克体属的查非埃里希体等和新立克次体属的腺热新立克次体。

立克次体的形态以球杆状或杆状多见，大小为 $(0.8\sim2.0)\mu m\times(0.3\sim0.6)\mu m$。柯克斯体最小，平均大小为 $0.25\mu m\times1\mu m$，多形性更明显。最大者为斑点热群，为 $0.6\mu m\times2.0\mu m$。在感染细胞内，立克次体常聚集成致密团块状，但也可成单或成双排列。不同立克次体在细胞内的分布不同，基于此，可对立克次体进行初步的鉴别。如普氏立克次体常散在于胞质中，恙虫病立克次体在胞质近核旁，而斑点热群立克次体则存在于胞质和核内。应用革兰氏染色法对立克次体进行染色，一般呈现阴性，但一般着染不明显，因此常用 Giemnez、Giemsa 或 Macchiavello 染色，其中以 Gimenez 法最好。应用 Gimenez 对立克次体进行染色后，除恙虫病立克次体呈暗红色外，其他均呈鲜红色。另外，Giemsa 法可将立克次体染成紫色或蓝色，Macchiavello 法可将立克次体染成蓝色。

立克次体有两种主要抗原：一种为可溶性抗原，耐热，与细胞壁表面的黏液层有关，为群特异性抗原；另一种为颗粒性抗原，不耐热，与细胞壁成分有关，为种特异性抗原。斑疹伤寒等立克次体具有与变形杆菌某些菌株的菌体抗原(O)共同的耐热多糖类抗原，因而临床上常用变形杆菌代替相应的立克次体作为抗原进行非特异性凝集反应，用于人或动物血清中相关抗体的检测。这种交叉凝集试验称为外斐反应(Weii-Felix reaction)，可用于立克次体病的辅助诊断。

立克次体的致病物质已被证实的有两种，一种为内毒素，由脂多糖组成，具有与肠道杆菌内毒素相似的生物学活性；另一种为磷脂酶 A，可分解脂膜而溶解细胞，导致宿主细胞中毒。

预防立克次体病的重点是控制和消灭中间宿主及储存宿主(节肢动物)；讲究卫生，消灭体虱，有望杜绝流行性斑疹伤寒；灭鼠、杀灭媒介节肢动物和个人预防是防止地方性斑疹伤寒、恙虫热、斑点热的有效措施。目前国内斑疹伤寒已基本被控制，恙虫热和 Q 热也仅在东南沿海和西南地区偶有发生。

在特异性预防上，以接种灭活疫苗为主。恙虫热因病原体抗原型多、抗原性弱，故目前仍未获得满意的疫苗。活疫苗正处于实验阶段。

氯霉素和四环素类抗生素对各种立克次体病均有很好的效果，能明显缩短病程，大幅度降低病死率，但某些立克次体病的复发日渐增多，可能是由于药物未能杀死所有病原体所造成的。病原体的最终清除仍有赖于机体免疫功能，尤其是细胞免疫。

二、主要的致病性立克次体

(一)普氏立克次体

普氏立克次体(R. prowazekii)是流行性斑疹伤寒的病原体。患者是唯一传染源，主要传播媒介是体虱。虱叮咬患者后，立克次体进入虱肠管上皮细胞内繁殖。当虱再去叮咬健康人时，立克次体即随虱的粪便排泄在人的皮肤上，并经搔抓形成的皮肤破损处侵入人体。立克次体在干燥粪便中于室温下能保持感染性达两个月。偶有经呼吸道或眼结膜感染者。人感染立克次体后，经两周左右的潜伏期后急性发病，主要表现为高热、皮疹，伴有神经系统、心血管系统或其他实质脏器损害的症状。

病后免疫力持久，而且对斑疹伤寒群内其他立克次体感染有交叉免疫。消灭体虱是预防本病的重要措施。治疗可用氯霉素、四环素。我国目前采用经甲醛处理的鼠肺灭活疫苗，可使发病率降低 70%～90%，免疫力维持一年。

(二)莫氏立克次体

莫氏立克次体(R. moseri)是地方性斑疹伤寒的病原体。地方性斑疹伤寒的临床特征与流行性斑疹伤寒相似，只是症状较轻，病程较短。

预防措施主要是讲究卫生，灭虱、灭蚤、灭鼠。疫苗接种可提高机体免疫性。应用氯霉素、四环素治疗有效。

(三)恙虫病立克次体

恙虫病立克次体(R. tsutsugamushi)是恙虫病的病原体。恙虫病是一种自然疫源性疾病，主要在啮齿动物之间流行。啮齿动物能长期携带病原体且多无症状，是本病的主要传染源。

病后对同型同株立克次体有持久免疫力。预防措施以灭鼠为主，消灭恙螨孳生地为辅。目前尚无针对恙虫病的理想的疫苗。治疗可用氯霉素和四环素。

(四)贝纳氏柯克斯体

贝纳氏柯克斯体又称 Q 热柯克斯体，是 Q 热的病原体。Q 热的传染源主要是受染家畜，如牛、羊等。病原体在蜱体内能保存很久并可经卵传代。贝纳氏柯克斯体通过蜱传播给野生啮齿动物和家畜，再经受染动物的粪便、尿污染环境，通过接触或经呼吸道(气溶胶)感染人。Q 热的症状类似流感或原发性非典型肺炎，轻者可自愈，重者可并发肝炎、心内膜炎等。病后有一定免疫力，且以细胞免疫为主。

预防措施应着重于消除家畜的感染，对可疑乳制品严格消毒。对易感人群可接种用 I 相菌株制成的灭活或减毒疫苗，有一定效果。对牛、羊也可接种疫苗。治疗可用四环素和氯霉素。

第五节　螺旋体

一、概述

螺旋体是一类细长、柔软、呈螺旋状弯曲、运动活泼的单细胞型原核生物。具有与细菌相似的细胞壁，含脂多糖和胞壁酸，以二分裂方式繁殖，对抗生素敏感。胞壁与胞膜之间绕有弹性轴丝，借助它的屈曲活泼运动，易被胆汁或胆盐溶解。

螺旋体广泛分布在自然界和动物体内，种类很多，有的有致病性，有的无致病性。根据螺旋的数目、大小和规则程度及两螺旋间的距离，分为三科五属，对人有致病性的有三个属。

(1)疏螺旋体属(Borrelia)　有 5～10 个稀疏而不规则的螺旋，对人致病的主要有回归热螺旋体(引起回归热)和奋森氏螺旋体(与梭形杆菌共生，引起咽峡炎、溃疡性口腔炎等)。

(2)密螺旋体属(Treponema)　有 8～14 个细密而规则的螺旋，对人致病的主要是梅毒螺旋体、雅司螺旋体、品他螺旋体。

(3)钩端螺旋体属(Leptospira)　螺旋数目多，螺旋较密，菌体一端或两端弯曲呈钩状，其中一部分能引起人和动物的钩端螺旋体病。

二、主要的致病性螺旋体

(一)密螺旋体属

密螺旋体属中对人致病的有苍白密螺旋体、细弱密螺旋体和斑点病密螺旋体。

常见的致病螺旋体为梅毒螺旋体，是梅毒的病原体，因其透明，不易着色，故又称苍白螺旋体。梅毒螺旋体细长，大小为 $(5～15)\mu m \times (0.1～0.2)\mu m$，形似细密的弹簧，螺旋弯曲规则，平均有 8～14 个，两端尖直。常用镀银染色法进行染色，被染成深棕色(彩图 1)。

梅毒是一种广泛流行的性病。近几年在我国的发病率有所回升。人是梅毒的唯一传染源，由于感染方式不同，可分为先天性梅毒和后天性梅毒。前者是患梅毒的孕妇经胎盘传染给胎儿的；后者是出生后感染的，其中 95% 是由性交直接感染，少数通过输血等间接途径感染。

先天性梅毒又称胎传梅毒。梅毒螺旋体经胎盘进入胎儿血循环,引起胎儿全身感染,螺旋体在胎儿内脏(如肝、脾、肺、肾上腺)及组织中大量繁殖,造成流产或死胎。如胎儿未死亡则称为梅毒儿,会出现皮肤梅毒瘤、骨膜炎、锯齿形牙、神经性耳聋等。

后天性梅毒表现复杂,依其传染过程可分为三期。

初期梅毒:梅毒螺旋体一般可在 3 周～3 个月侵入皮肤黏膜,3 周后在侵入局部出现无痛性硬结及溃疡,称硬性下疳。

二期梅毒:表现为全身皮肤黏膜出现梅毒疹,全身淋巴结肿大,有时亦累及骨、关节、眼及其他器官。在梅毒疹及淋巴结中有大量螺旋体。不经治疗,症状可自然消退而痊愈;部分病例可隐伏 3～12 个月再发作。二期梅毒若治疗不当,可进入三期。

三期梅毒:表现为皮肤黏膜的溃疡性损害或内脏器官的肉芽肿样病变(梅毒瘤),严重者可出现心血管及中枢神经系统损害,导致动脉瘤、脊髓痨及全身麻痹等。

一、二期梅毒统称为早期梅毒,此期传染性强而破坏性小。三期梅毒又称为晚期梅毒。

梅毒是一种性病,预防的主要措施是加强卫生宣传教育和社会管理,目前尚无针对性的疫苗。对梅毒患者应早诊早治,现多采用青霉素 3 个月～1 年治疗,以血清中抗体阴转为治愈指标。

(二)莱姆病螺旋体(或伯氏疏螺旋体)

1. 回归热螺旋体

回归热螺旋体(*Borrelia recurrentis*)引起回归热,以节肢动物为媒介进行传播。回归热是一种以周期性反复发作为特征的急性传染病。该螺旋体属于疏螺旋体属,引起人类疾病的有两种:①回归热螺旋体,以虱为传播媒介,引起流行性回归热,国内流行主要是此种回归热;②杜通氏螺旋体,以蜱为传播媒介,引起地方性回归热,国内少见。

2. 奋森氏螺旋体

奋森氏螺旋体(*Borrelia vincenti*)寄居在人类口腔中,一般不致病。当机体抵抗力降低时,常与寄居在口腔中的梭形杆菌协同引起奋森氏咽峡炎、齿龈炎等。

3. Lyme 病螺旋体

Lyme 病螺旋体引起以红斑性丘疹为主的皮肤病变。以蜱为传播媒介,以野生动物为储存宿主。该螺旋体是 20 世纪 70 年代分离出的新种,是疏螺旋体中最长(20～30μm)和最细(0.2～0.3μm)的螺旋体。

(三)钩端螺旋体

钩端螺旋体(*Leptospira*)简称钩体,种类很多,可分为致病性钩体和非致病性钩体两大类。致病性钩端螺旋体能引起人和动物的钩端螺旋体病,简称钩体病,是一种在世界各地都广泛流行的人畜共患病,在我国绝大多数地区都有不同程度的流行,尤以南方地区较为严重,是我国重点防治的传染病之一。

钩端螺旋体的菌体纤细,长短不一,一般长 6～20μm,宽 0.1～0.2μm,具有细密而规则的螺旋,菌体一端或两端弯曲呈钩状,常为"C""S"等形状(图 12 - 3)。在暗视野显微镜下可见钩体像一串发亮的微细珠粒,运动活泼,可屈曲、前后移动或围绕长轴做快速旋转。钩端螺旋体是唯一可用人工培养基培养的螺旋体。

钩端螺旋体的致病物质主要有以下几种。

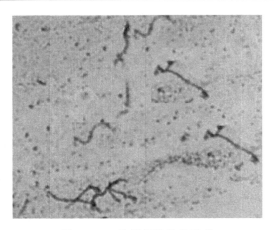

图 12-3　钩端螺旋体的形态

(1)溶血毒素　溶血毒素不耐热,对氧稳定,具有类似磷脂酶的作用,能使细胞膜溶解。将溶血毒素注入小羊体内,可使小羊出现贫血、出血、坏死、肝大、黄疸、血尿等。

(2)细胞毒因子　细胞毒因子在试管内对哺乳动物细胞有致细胞病变作用,将其接种于小鼠脑内,1~2 小时后小鼠出现肌肉痉挛、呼吸困难,最后死亡。

(3)内毒素样物质　其性质不同于一般的细菌内毒素,但也能使动物发热,引起炎症和坏死。此外,钩端螺旋体在宿主体内的代谢产物,如有毒脂类及某些酶类(包括脂酶、脱氢酶、萘酰胺酶、三油酸酯酶、脲酶等),可损害毛细血管壁,使其通透性升高,引起广泛出血,对肾也有损害,可致血尿、蛋白尿等。

钩端螺旋体病为自然疫源性疾病,人群普遍对钩端螺旋体易感,但发病率的高低与接触疫水的机会和机体免疫力有关。以农民、支农外来人员、饲养员及农村青少年发病率较高。钩端螺旋体病主要在多雨、鼠类等动物活动频繁的夏秋季节流行。

钩端螺旋体通过皮肤黏膜侵入机体,在局部经 7~10 天的潜伏期,进入血液中大量繁殖,引起早期钩端螺旋体败血症。在此期间,由于钩端螺旋体及其释放的毒性产物的作用,宿主出现发热、恶寒、全身酸痛、头痛、结膜充血、腓肠肌痛。钩端螺旋体在血液中存在一个月左右,随后钩端螺旋体侵入肝、脾、肾、肺、心、淋巴结和中枢神经系统等,引起相关脏器和组织的损害。由于钩端螺旋体的菌型、毒力、数量不同以及机体免疫力强弱不同,病程发展和症状轻重差异很大。临床上常见的类型有流感伤寒型、黄疸出血型、肺出血型、脑膜脑炎型、肾衰竭型、胃肠炎型。

预防原则有消灭鼠,加强病畜管理;保护好水源,避免或减少与疫水接触;对流行区的居民、矿工、饲养员及外来易感人员进行多价钩端螺旋体死疫苗接种。钩端螺旋体对多种抗生素敏感,但以青霉素效果最好,对青霉素过敏者可用庆大霉素或金霉素进行治疗。

第六节　放线菌属与诺卡菌属

一、放线菌属

放线菌属(*Actinomyces*)属于放线菌科,为细长、直或稍弯杆菌,大小为(0.2~1.0)μm×

(2.0~5.0)μm。丝状体长 10~50μm,具有真正的分支,可单个、成对、"Y"或"V"字状排列或排列成栅状(也可为短链或小簇),并具有膨大或棒状末端。革兰氏阳性,常染色不规则,产生空泡状外貌。放线菌属能形成有分枝的长丝,缠绕成团,且引起的疾病常呈慢性过程,酷似真菌感染。以二分裂方式繁殖,对常用的抗细菌抗生素敏感,而对抗真菌药物不敏感。

(一)生物学性状

放线菌属正常寄居在人和动物口腔、上呼吸道、胃肠道和泌尿生殖道。致病的有衣氏放线菌、牛放线菌、内氏放线菌、黏液放线菌和龋齿放线菌等,其中对人致病性较强的主要为衣氏放线菌。牛放线菌主要引起牛(或猪)的放线菌病。放线菌主要引起内源性感染,一般不在人与人、人与动物间传播。

在从患者病灶组织和瘘管流出的脓样物质中,可找到肉眼可见的黄色硫黄状小颗粒,称为硫黄样颗粒(sulfur granule),是放线菌在组织中形成的菌落。将硫黄样颗粒制成压片或组织切片,在显微镜下可见颗粒呈菊花状,核心部分由分枝的菌丝交织组成,周围部分长丝排列成放线状,菌丝末端被由胶质样物质组成的鞘包围,且膨大成棒状体。部分呈革兰氏阴性。病理标本经苏木精伊红染色,中央部为紫色,末端膨大部为红色。

(二)致病性与免疫性

放线菌大多存在于正常人口腔等与外界相通的腔道,属正常菌群。在机体抵抗力减弱、口腔卫生不良、拔牙或外伤时引起内源性感染,导致软组织的化脓性炎症。若无继发感染,大多呈慢性无痛性过程,并常伴有多发性瘘管形成,排出硫黄样颗粒为其特征,称为放线菌病。

根据感染途径和涉及的器官不同,临床上将放线菌病分为面部、颈部、胸部、腹部、盆腔和中枢神经系统感染等。最常见的为面部、颈部感染,约占患者的 60%。患者大多近期有口腔炎、拔牙史或下颌骨骨折史,临床表现为颈面肿胀,不断产生新结节,形成多发性脓肿和瘘管。病原体可沿导管进入唾液腺和泪腺,或直接蔓延至眼眶和其他部位。若累及颅骨可引起脑膜炎和脑脓肿。胸部感染者常有吸入史,也可由颈面部感染通过血行传播而致。开始在肺部形成病灶,症状和体征似肺结核。损害大多广泛连续蔓延,可扩展到心包、心肌,并能穿破胸膜和胸壁,在体表形成多个瘘管,排出脓液。腹部感染常因吞咽含病原体的唾液或由于腹壁外伤或阑尾穿孔感染。有时形成大包块与腹壁粘连,患者有便血与排便困难,术后切面见多个散在的硫黄样颗粒。盆腔感染大多继发于腹部感染。有报道闭经妇女阴道出血,宫内组织见脓团块,内有硫黄样颗粒。原发性皮肤放线菌病常由外伤或昆虫叮咬引起,先出现皮下结节,然后结节软化破溃形成瘘管。中枢神经系统感染常继发于其他病灶。

与龋齿和牙周炎有关的放射线菌主要有内氏和黏液放线菌两种。放线菌能产生一种黏性很强的多糖物质 6-去氧肽洛糖,使口腔中的其他细菌也黏附在牙釉质上,形成菌斑。细菌分解食物中的糖类产酸腐蚀釉质,形成龋齿,并能进一步引起齿龈炎和牙周炎。机体对放线菌的免疫主要为细胞免疫。

(三)防治

注意个人卫生,牙病早日治疗,是预防放线菌病的主要方法。

对脓肿和瘘管,应进行外科清创处理,同时大剂量、长时间应用青霉素进行治疗。用甲氧苄氨嘧啶-磺胺甲基异恶唑(TMP-SMZ)治疗放线菌感染效果好,亦可用克林达霉素、红霉素或林可霉素等进行治疗。

二、诺卡菌属

诺卡菌属（Nocardia）细胞壁含分枝菌酸，广泛分布于土壤中，不属于人体正常菌群，故不呈内源性感染。对人致病的主要有三种：星形诺卡菌、豚鼠诺卡菌和巴西诺卡菌。在我国最常见的为星形诺苄菌。

（一）生物学性状

诺卡菌属的形态与放线菌属相似，但菌丝末端不膨大。革兰氏染色多呈阳性，也有呈阴性者，菌丝内出现连串的阳性颗粒。部分诺卡菌抗酸染色呈阳性，但用1％盐酸乙醇延长脱色时间即可变为阴性，由此可与结核分枝杆菌进行区分。

诺卡菌属与放线菌属不同，为严格需氧菌，能形成气生菌丝。其对营养的要求不高，在普通培养基上于室温或37℃均可生长。其繁殖速度慢，一般需1周以上始见菌落。

（二）致病性与免疫性

诺卡菌被吸入肺部或侵入创口可引起化脓感染，特别是在T细胞缺陷及器官移植术后用免疫抑制剂治疗的患者更易发生。此菌常侵入肺部，主要引起化脓性炎症与坏死，症状与肺结核相似。诺卡菌易通过血行播散，约1/3的患者出现脑膜炎与脑脓肿。在皮肤创伤，特别在刺伤后可引起感染，感染以化脓和坏死为特征，可形成结节、脓肿、慢性瘘管。从瘘管中可流出许多小颗粒，即诺卡菌的菌落。好发于下肢，称为足菌肿（mycetoma）。主要病原菌为巴西诺卡菌。

（三）防治

局部治疗主要为手术清创，切除坏死组织。各种感染时应用磺胺药治疗，有时还可加用环丝氨酸。一般治疗时间不少于6周。

 目 标 检 测

1. 简述真菌的形态特征和培养特性。
2. 简述支原体、衣原体、立克次体的特点和区别。

（邓　琦）

第十三章 微生物的遗传和变异

▶ X 学习目标

【掌握】 微生物的变异现象；突变、基因重组的方式；质粒的特点和医学上重要的质粒。

【熟悉】 抗药性变异的概念；细胞融合、抗药性变异、转座子的概念。

【了解】 变异的物质基础；基因突变的来源与分子基础；转座子的种类及其与抗药性的关系。

遗传与变异是生物体最本质的属性之一。遗传是指子代和亲代相似的现象，变异是指子代和亲代间的差异。遗传使微生物的性状保持相对稳定，变异可促进微生物的进化、发展。

第一节 细菌的遗传变异

细菌的变异包括基因型变异和表型变异。前者是因细菌遗传物质发生改变而引起，可遗传给子代。后者是由于外界环境变化而导致的暂时变异，当环境中的影响因素去除后，变异的性状又可复原，不能遗传给子代。

一、细菌的遗传变异现象

(一)形态结构的变异

细菌的大小和形态受到外界环境条件的影响可发生变异。许多细菌在青霉素、免疫血清、补体和溶菌酶等因素的影响下，细胞壁合成受阻，成为细胞壁缺陷型细菌（细菌 L 型变异）。将有鞭毛的普通变形杆菌接种在琼脂平板上，由于鞭毛的动力使细菌在平板上弥散生长，称为迁徙现象，菌落形似薄膜（德语 hauch，意为薄膜），故称 H 菌落。若将此菌接种在含 1‰苯酚的培养基上，细菌失去鞭毛，只能在点种处形成不向外扩展的单个菌落，称为 O 菌落（德语 ohne hauch，意为无薄膜）。通常将失去鞭毛的变异称为 H-O 变异，此变异是可逆的。

(二)毒力的变异

细菌毒力的变异包括毒力的增强和减弱。无毒力的白喉棒状杆菌常寄居在人体的咽喉部，不致病；当它感染了 β-棒状杆菌噬菌体后变成溶原性细菌，则获得产生白喉毒素的能力，引起白喉。有毒菌株长期在人工培养基上传代培养，可使细菌的毒力减弱或消失。如卡尔梅特和介朗曾将有毒的牛分枝杆菌接种于含有胆汁的甘油、马铃薯培养基上，经过 13 年，连续传 230 代，终于获得了一株毒力减弱但仍保持免疫原性的变异株，即卡介苗（BCG）。

(三)耐药性的变异

细菌对某种抗菌药物由敏感变为耐药的变异称为耐药性变异。自抗生素广泛应用以来,细菌对抗生素的耐药性不断增强。细菌的耐药性变异给临床治疗带来很大的困难,并成为当今医学上的重要问题。

(四)菌落的变异

细菌的菌落主要有光滑(smooth,S)型和粗糙(rough,R)型两种。S型菌落经人工培养多次传代后菌落表面变为R型,称为S-R变异。此变异常见于肠道杆菌,该型变异是因失去脂多糖的特异性寡糖重复单位而导致的。变异后不仅菌落的特征发生改变,而且细菌的理化性状、免疫原性、代谢酶活性及毒力等也发生改变。一般而言,S型菌的致病性强,但有少数细菌是R型菌,其致病性亦强,如结核分枝杆菌、炭疽芽孢杆菌和鼠疫耶尔森菌等。

二、细菌遗传变异的物质基础

细菌的主要遗传物质是染色体DNA。细菌的基因组是指细菌具有的染色体和染色体以外所有的遗传物质。染色体外的遗传物质是指质粒DNA和转位因子等。

(一)细菌的染色体

细菌染色体是单一的环状双螺旋DNA长链,携带细菌大部分遗传信息,决定细菌的基因型。

(二)质粒

质粒是细菌染色体以外的遗传物质,为环状闭合的双链DNA。质粒基因可编码很多重要的生物学性状,有利于细菌在特定环境中生存。

1. 质粒的种类

(1)致育质粒(F质粒)　致育质粒与细菌的有性生殖功能有关。带有致育质粒的细菌为雄性菌,能长出性菌毛;无致育质粒的细菌为雌性菌,无性菌毛。

(2)抗药质粒(R质粒)　抗药质粒携带耐药性基因,与细菌的耐药性有关。

(3)毒力质粒(Vi质粒)　毒力质粒编码与该菌致病性有关的毒力因子。如致病性大肠埃希菌产生的耐热性肠毒素是由ST质粒决定的,产生不耐热肠毒素是由LT质粒决定的。

(4)细菌素质粒(Col质粒)　细菌素质粒编码各种由细菌产生的细菌素,如编码大肠埃希菌产生的大肠菌素。细菌素对同品系或近缘的细菌具有抑制作用,实际上是对产生细菌素的细菌本身起保护作用。

2. 质粒的特征

质粒具有自我复制的能力,可自行失去;可控制细菌某些重要的遗传性状,如致育性、耐药性、致病性、产生细菌素等;质粒可通过接合、转化或转导等方式在细菌间转移。

(三)转位因子

转位因子是存在于细菌染色体或质粒上的一段特异性核苷酸片段,它能在DNA分子中移动,不断改变它们在基因组中的位置,能从一个基因组转移到另一个基因组中。转位因子通过位移改变了遗传物质的核苷酸序列,或影响插入点附近基因的表达,或本身携带一定的遗传信息。但是能否引起细菌的变异,取决于染色体或质粒受转位因子作用后的整体功能状况。

转位因子主要有三类。

（1）插入序列　插入序列是最小的转位因子，长度不超过 2kb，不携带任何已知与插入功能无关的基因区域，往往是插入后与插入点附近的序列共同起作用，其可能是原核细胞正常代谢的调节开关之一。

（2）转座子　转座子的长度一般超过 2kb，除携带与转位有关的基因外，还携带耐药性基因、抗金属基因、毒素基因及其他结构基因等。因此，当转座子插入某一基因时，一方面可引起插入基因失活导致基因突变，另一方面可因带入某些基因而使细菌获得某些特性，如耐药性。转座子可能与细菌的多重耐药性有关。

（3）转座噬菌体或前噬菌体　转座噬菌体或前噬菌体是一些具有转座功能的溶原性噬菌体，当其整合到细菌染色体时，能改变溶原性细菌的某些生物学性状，如白喉棒状杆菌、肉毒梭菌等的外毒素就是由转座噬菌体的有关基因所编码的。

第二节　病毒的遗传变异

由于病毒的基因组简单，只有一类核酸，且增殖速度极快，故病毒是遗传学中常用的工具。分子生物学理论及其技术的发展，极大地推动了对病毒遗传和进化的研究，丰富了对病毒基因组结构与功能的认识，使病毒遗传学成为病毒学研究的热点之一。

一、病毒的基因组

病毒只有一种核酸，即 DNA 或 RNA。DNA 病毒分为单链 DNA 和双链 DNA 病毒，RNA 病毒可分为双链 RNA、单正链 RNA 和单负链 RNA 病毒。另外，还有携带逆转录酶的 RNA 病毒。病毒基因组的多样性是由不同病毒和宿主细胞的复杂关系决定的，因为病毒基因组的序列必须被易感宿主细胞所解码，才可被识别、转录并翻译出多种病毒蛋白。

病毒的复制方式具有多样性，不论其具有的核酸是 DNA 还是 RNA，病毒都可以其作为遗传物质进行复制。在复制的过程中遗传信息可准确地传递给后代，但核酸也可发生突变。

二、病毒基因的突变

病毒复制中出现的差错均为突变（mutation），单个核苷酸的替换为点突变。点突变最常见，小片段核苷酸缺失或插入次之，大片段核苷酸的缺失很少发生。由基因突变产生的病毒表型性状改变的毒株为突变株，突变株可表现出多种表型。

（1）条件致死性突变株　此种突变株只能在经选择的特定条件下复制，而在非特定条件下死亡。此突变株常有若干基因变异株，研究最多的是宿主范围突变株及温度突变株。

（2）缺损型干扰突变株　缺损型干扰突变株是突变的一个特例，大多数病毒均能产生缺损型干扰突变株。这些突变株自身不能复制，只能在亲本野生株作为辅助病毒存在时才能复制，并可干扰亲本病毒的复制，使后者数量减少。

（3）宿主范围突变株　宿主范围突变株指病毒基因组突变而影响了其对宿主细胞的感染范围。突变株能感染野生型病毒所不能感染的细胞。

（4）耐药突变株　常因编码病毒酶基因的改变而降低了靶酶对药物的亲和力或作用，从而使病毒对药物产生抗药性而能继续增殖。

三、病毒基因的重组

两种不同的病毒或同一种病毒的两个不同毒株感染同一个细胞时,在其核酸复制的过程中发生基因交换,产生不同于两亲本性状的子代病毒的过程称为基因重组,包括分子内重组、重配、复活。

(一)分子内重组

分子内重组是不同且通常密切相关的两种病毒的核苷酸片段的交换,DNA 病毒和 RNA 病毒均可发生此现象,但在 RNA 病毒中更普遍。如西部马脑脊髓炎病毒(WEEV)就是早期的类仙台病毒与东部马脑脊髓炎病毒(EEEV)分子内重组的产物。在实验条件下,不同科病毒间也可发生分子内重组,这是目前病毒学研究的热点。

(二)重配

对于基因分节段的 RNA 病毒,两毒株感染同一个细胞时,通过交换 RNA 节段而进行的基因重组,称为重配。在自然界中,流感病毒、蓝舌病毒即以此方式实现其遗传变异性。

(三)复活

复活又称增殖性复活,是指用同一毒株的具有不同程度致死性突变的若干病毒颗粒同时感染某一个细胞,产生具有感染性病毒的现象。在理论上,用紫外线照射或通过化学诱变培育的疫苗有可能发生复活,因此上述方法不能用于制备病毒疫苗。

在有感染性的病毒与灭活的相关病毒或该病毒的 DNA 片段之间,可发生交叉复活、基因组拯救以及 DNA 片段拯救,这些现象在将病毒作为制备疫苗的载体时应予重视。

四、病毒基因的整合

病毒基因整合指病毒基因组和宿主细胞基因组的整合。在病毒感染宿主细胞的过程中,病毒基因组的 DNA 片段可插入宿主染色体 DNA 中,这种病毒基因组与细胞基因组的重组过程称为基因整合。多种 DNA 病毒、逆转录病毒都有整合宿主细胞染色体的特性。

五、病毒基因产物间的相互作用

病毒基因的产物相互作用也可影响病毒的表型,大多发生在实验室,有的也可发生在自然界。

(一)互补作用

两种病毒感染同一个宿主细胞时,一种病毒的基因产物促使另一种病毒增殖,即为补偿作用。一种病毒为另一种病毒提供了其不能合成的基因产物,因此,后者在两者混合感染的细胞中得以增殖,如缺陷病毒与其辅助病毒间的关系。

(二)表型混合与核壳转移

两种病毒混合感染细胞时,一种病毒复制的核酸被另一种病毒编码的蛋白衣壳或包膜包裹,也会发生诸如耐药性或细胞嗜性等生物学特性的改变,这种改变不是遗传物质的改变,而是基因产物的交换。经表型混合获得的新性状不稳定,经细胞传代后可恢复为亲代表型。无包膜病毒发生的表型混合即为核壳转移。

第三节　微生物遗传变异在医学上的应用

一、在疾病诊断中的应用

基于核酸的分析方法可对病原微生物引起的疾病做出快速准确的判断。主要是利用PCR 技术从标本中直接扩增细菌进化过程中保守、稳定且具有种属差异的 DNA 片段，通过测序和同源性比对来分析匹配的病原微生物，可快速明确致病因子，为疾病的治疗提供可靠的参考。

二、在微生物基因组研究中的应用

微生物遗传变异在微生物基因组研究中的应用有助于人们从分子水平了解各种微生物不同生命活动方式的基础，研究致病机制，设计新型治疗药物，寻找能用于生产疫苗和开发诊断工具的基因产物。

三、在检测致癌物质方面的应用

细菌的基因突变可由诱变剂引起。凡能诱导细菌突变的物质也可能诱导人体细胞的基因突变，这些物质有可能是致癌物质。凡能提高突变率，诱导菌落生长较多的物质，有致癌的可能性。

四、在基因工程方面的应用

遗传工程是人工对所需的目的基因进行分离剪裁，然后将目的基因与载体结合后，导入宿主细胞或细菌中进行扩增获得大量的目的基因，或通过宿主表达获得所需基因产物的方法，如胰岛素、生长激素、干扰素等。遗传工程还可应用于生产具有免疫原性的无毒性的疫苗，这是预防传染病的一种新的途径。

 目标检测

1.简述细菌遗传变异的物质基础。
2.简述微生物遗传变异在医学中的应用。
3.什么是质粒？简述质粒的种类及其特征。

（邓　琦）

第十四章　医学微生态学与医院感染

学习目标

【掌握】 正常菌群的概念和生理意义；医院感染的概念。

【熟悉】 微生态平衡和失调的概念；条件致病菌的概念和特点；易感因素；医院感染的分类；医院感染的控制。

【了解】 微生态失调的因素与防治措施。

第一节　正常菌群

一、正常菌群及其分布

(一)正常菌群的概念

细菌广泛分布于自然界中，在土壤、水、空气、动(植)物和人的体表以及与外界相通的腔道中都有细菌的存在。正常人体体表以及与外界相通的腔道黏膜内表面上存在着不同种类和数量的细菌，这些细菌通常对人体是无害的，称为正常菌群(normal flora)。

(二)细菌在正常人体的分布

人的体表及其与外界相通的腔道，如口腔、鼻咽腔、肠道、泌尿生殖道等，都存在着不同种类和数量的微生物(表14-1)。应当指出，正常人体的血液、骨骼、肌肉等部位是无菌的。

表14-1　正常人体各部位常见微生物群

部　位	主要微生物
皮　肤	葡萄球菌、类白喉棒状杆菌、铜绿假单胞菌、非结核分枝杆菌、丙酸杆菌
口　腔	白假丝酵母菌、表皮葡萄球菌、甲型和丙型链球菌、肺炎链球菌、奈瑟菌、乳杆菌、类白喉棒状杆菌、梭杆菌、螺旋体、放线菌、类杆菌
肠　道	大肠埃希菌、产气肠杆菌、变形杆菌、铜绿假单胞菌、葡萄球菌、粪链球菌、类杆菌、产气荚膜梭菌、破伤风梭菌、双歧杆菌、乳杆菌、白假丝酵母菌
鼻咽腔	腺病毒、葡萄球菌、甲型和丙型链球菌、肺炎链球菌、奈瑟菌、类杆菌、梭杆菌、腺病毒、真菌、支原体
眼结膜	葡萄球菌、结膜干燥杆菌、类白喉棒状杆菌

续表

部　位	主要微生物
外耳道	葡萄球菌、类白喉棒状杆菌、铜绿假单胞菌、非结核分枝杆菌
阴　道	乳酸杆菌、大肠埃希菌、类杆菌、白假丝酵母菌
前尿道	葡萄球菌、棒状杆菌、非结核分枝杆菌、大肠埃希菌、白假丝酵母菌

二、正常菌群的生理作用

正常情况下，人体与正常菌群之间以及正常菌群中多种微生物之间，互相制约、互相依存，构成一种微生态平衡，主要生理作用如下。

（一）营养作用

正常菌群参与机体的物质代谢、营养转化和合成。有的菌群还能合成宿主所必需的维生素，如大肠埃希菌等能合成维生素 K 等，供机体利用；双歧杆菌产酸造成的酸性环境，可促进机体对维生素 D、钙和铁的吸收。

（二）生物拮抗作用

正常菌群通过争夺营养、产生细菌素等抑制致病菌生长，从而构成防止外来细菌侵入与定居的生物屏障，如肠道中大肠埃希菌产生的大肠菌素能抑制痢疾志贺菌的生长。

（三）免疫作用

正常菌群对于宿主来说是一种异物，具有免疫原性，能促使免疫细胞分裂，刺激机体产生抗体，并能促进机体免疫系统的发育和成熟。

正常菌群还有利于宿主的生长、发育及有抗衰老作用。正常菌群具有一定的抗癌作用，其机制可能与激活巨噬细胞，促进巨噬细胞的吞噬作用，并降解某些致癌物有关。

（四）排毒作用

某些肠道细菌如双歧杆菌可减少内毒素的释放，维持肠道的正常蠕动，有利于各种毒素、致癌物的排泄。

第二节　微生态平衡与失调

一、微生态平衡

微生态平衡是指正常微生物群与其宿主生态环境在长期进化过程中形成生理性组合的动态平衡。微生态失调是指正常微生物群与其宿主之间的平衡在外界环境因素的影响下被破坏，由生理性组合转变为病理性组合的状态。

二、微生态失调的主要原因

引起微生态失调的原因主要有以下几个方面。

（一）射线照射

人或动物在接受一定量放射物质与放射线照射后，吞噬细胞的功能与数量均下降，淋巴细胞功能减弱,血清的非特异杀菌作用减退或消失,免疫应答功能明显遭到破坏,此时易发生微生态失调。微生物对射线照射的抵抗力明显强于其宿主,人或动物只要接受数个 Gy(戈瑞)的照射就可产生病理作用,而细菌则需几百个 Gy 才能损伤结构,而且部分微生物在接受照射后对抗生素的耐药性提高,毒性亦增强。

(二)使用抗生素

抗生素的使用可以引起菌群失调。Ⅰ度失调是可逆的;Ⅱ度失调是慢性失调,临床表现为慢性炎症,如慢性肾盂肾炎及慢性支气管炎等;Ⅲ度失调是急性失调和菌群交替症,临床表现为急性炎症,如由白假丝酵母菌、铜绿假单胞菌等引起的局部炎症和全身感染。在抗生素的选择作用下,能增强正常微生物群对抗生素的耐药性。在肠道正常菌群中,耐药性传递频繁发生,如耐药性葡萄球菌、铜绿假单胞菌等正常菌群常导致医院内感染。

(三)外科治疗措施

手术、整形、插管以及一切影响宿主生理解剖结构的方法与措施,都有利于正常菌群的易位、转移。因此,在微生态失调的诱发因素中,外科治疗措施占有重要位置。

(四)其他因素

医源性因素、使用免疫抑制剂、细胞毒性物质和激素等都能使机体免疫功能下降。如肠道正常菌群中的脆弱类杆菌和消化球菌等厌氧菌常可成为机会致病菌而引起内源性感染。

三、微生态失调的防治

微生态失调应该采取综合防治的措施,主要包括以下几个方面。

(一)矫正微生态失调

应积极治疗宿主的原发疾病及保护好微生态环境,如治疗胃酸缺乏症和消化功能紊乱,调整微生态失调才能奏效。

(二)增强机体免疫力

除改善营养不良状态外,对于微生态失调的机体要科学地应用一些有免疫激活作用的调节剂,如近年来应用的卡介苗的胞壁酰二肽、奴卡放线菌的细胞壁骨架,都有提高机体非特异性免疫功能的作用。此外,双歧杆菌的免疫赋活作用值得重视,该菌是一类无任何毒性的固有菌群,除了活菌所具有的一系列生理作用外,其菌体成分还具有明显的免疫赋活作用。

(三)合理应用抗生素

临床上应用抗生素时应尽量维护和保持微生态平衡,主要措施是合理使用抗生素。

(四)应用微生态制剂

发生肠道菌群失调后,在通过药敏试验选择敏感抗生素治疗的同时,应该使用微生态制剂调整和恢复正常菌群。微生态制剂包括正常菌群的优势种群和促进正常微生物群生长、繁殖的物质。如酸牛奶等微生态制剂已被愈来愈多地应用于菌群失调的预防和治疗。新近的研究表明,某些寡糖(如乳糖、蔗糖及麦芽糖等)和某些中草药可以选择性地促进双歧杆菌、乳杆菌等正常菌群的生长而不被其他肠道菌群利用,应用这些寡糖和某些中草药作为微生态制剂比活菌制剂有更多优点。

第三节　条件致病性感染

一、条件致病菌及其主要特点

在特定条件下,寄居在人体的正常菌群与宿主之间,正常菌群中的各种细菌之间的微生态平衡可被破坏而使机体致病,这类在正常条件下不致病,条件改变后能引起疾病的细菌,称为条件致病菌或机会致病菌(opportunistic bacteria)。主要特点是:①毒力弱或无明显毒力;②常为耐药菌或多重耐药菌;③新的机会致病菌不断出现。

二、条件致病性感染的易感因素

条件致病性感染的易感因素有:①寄居部位发生改变,如外伤或手术、留置导尿管等医疗措施的介入使细菌进入腹腔、泌尿道或血液等,可引起相应疾病;②机体免疫功能低下,大面积烧伤、慢性消耗性疾病、大剂量使用皮质激素、应用抗肿瘤药物等造成机体免疫功能低下时,正常菌群中的某些细菌可引起感染而出现各种疾病;③不适当的抗菌药物治疗导致菌群失调症。

第四节　医院感染

一、医院感染的特点与分类

医院感染(hospital infection)亦称医院内感染(nosocomial infection)或医院内获得性感染(hospital acquired infection),指医院内各类人群所获得的感染,主要指患者在住院期间又发生的其他感染。

(一)特点
(1)感染的对象　医院感染的对象包括一切在医院活动的人群,但易感对象为免疫功能低下的患者。

(2)感染的地点、时间　必须发生在医院内,包括出院不久发生的感染。

(3)病原体　医院感染的病原体主要是机会致病性微生物,常为耐药菌。

(4)感染来源　以内源性感染为主。

(5)传播方式　医院感染的传播方式以接触为主。

(二)分类
1.按病原体的来源分类

(1)内源性医院感染(endogenous nosocomial infection)　内源性医院感染又称自身感染,指患者在医院内,由于某种原因使自身寄居的正常菌群转变成机会致病菌或潜伏的致病微生物,并大量繁殖而导致的感染。

(2)外源性医院感染(exogenous nosocomial infection)　外源性医院感染指患者遭受医院内非自身存在的微生物侵袭而发生的感染。

2.按感染传播途径分类

(1)交叉感染(cross infection)　病原微生物主要来自其他患者或带菌者。

(2)自身感染。

(3)母婴感染　分娩过程中感染。

3.按感染的部位分类

按感染的部位不同,可将医院感染分为呼吸道感染、泌尿道感染、胃肠道感染、切口感染。

4.按感染发生的场所分类

(1)社会感染　感染来自社会的人群。

(2)医源性感染　在预防、诊疗过程中通过污染医护用品、诊疗设备等获得的感染。

5.按感染的微生物种类分类

按感染的微生物种类不同,可将医院感染分为革兰氏阳性球菌感染、革兰氏阴性球菌感染、病毒感染、立克次体感染、真菌感染。

二、医院感染常见的病原体

医院感染常见的病原体多数为细菌,占 90%～95%。其次为病毒、真菌及寄生虫。大肠杆菌、金黄色葡萄球菌、肠球菌和绿脓杆菌为院内感染的主要致病菌,其次为变形杆菌、克雷伯菌、鼠伤寒杆菌、链球菌、军团杆菌等。病毒有流感病毒、鼻病毒、呼吸道合胞病毒、腺病毒、乙型肝炎病毒、丙型肝炎病毒、单纯疱疹病毒、巨细胞病毒、EB病毒等。真菌有白色念珠菌、隐球菌、曲菌、毛霉菌等。寄生虫有肺孢子虫、隐孢子虫、疟原虫等。

三、医院感染的危险因素

(一)易感对象

(1)年龄因素　老年人和婴幼儿易受感染。

(2)基础疾病　免疫缺陷、免疫功能紊乱或有原发病的患者易受感染。

(二)诊疗技术及侵入性检查与治疗

1.诊疗技术

(1)器官移植　基础疾病;手术创伤;术后免疫抑制剂的应用。

(2)血液透析或腹膜透析。

2.侵入性检查或治疗

(1)侵入性检查　支气管镜、膀胱镜、胃镜等检查。

(2)侵入性治疗　气管插管、人工心脏瓣膜置入等。

3.损害免疫系统的诊疗

如放疗、化疗、激素治疗等。

4.其他因素

如抗生素使用不当、手术、住院时间过长等。

四、医院感染的预防控制措施

(一)消毒灭菌
严格遵守消毒灭菌的原则。

(二)隔离预防
不同疾病需采取不同的隔离措施。

(三)合理使用抗菌药物
1)遵守抗生素的使用原则。

2)加强抗生素的管理。

 目标检测

1.简述正常菌群的概念与生理意义。

2.什么是微生态平衡？简述导致微生态失调的主要原因。

3.简述微生态失调的防治措施。

4.什么是条件致病菌？条件致病性感染的易感因素有哪些？

5.简述医院感染的特点与分类。

6.简述医院感染发生的危险因素。

（蓝天才）

第十五章　微生物分布与消毒灭菌

【熟悉】微生物的分布；常用的消毒灭菌法和影响消毒灭菌效果的因素。

【掌握】消毒、灭菌、无菌操作的概念。

第一节　微生物分布

一、微生物在自然界中的分布

(一)微生物在土壤中的分布

土壤具备多种微生物生长、繁殖所需的营养、水分、气体环境、酸碱度、渗透压和温度等，并能防止日光直射的杀伤作用，是细菌和其他微生物生活的良好环境，故有微生物天然培养基之称。土壤中的微生物以细菌居多，占土壤微生物总数的70％～90％；放线菌的数量仅次于细菌，占微生物总数的5％～30％；真菌的数量次于放线菌，另外还有较少的螺旋体、藻类和噬菌体等。表层土壤由于受日光照射和干燥的影响，微生物数量较少；在离地面10～20cm深的土层中微生物数量最多，愈往深处微生物的数量愈少，在数米深的土层处几乎可达无菌状态。土壤是微生物在自然界中最大的贮藏所，是自然环境微生物的主要来源，是人类利用微生物资源的最丰富的"菌种资源库"。

(二)微生物在水中的分布

水是仅次于土壤的第二天然培养基，在各种水域中都生存着细菌和其他微生物。由于不同水域中有机物和无机物的种类和含量、光照度、酸碱度、渗透压、温度、含氧量和有毒物质含量等差异很大，因而各种水域中的微生物种类和数量呈现明显的差异，如地面水比地下水中微生物的种类多、数量大；静止水比流动水中微生物的种类多、数量大；岸边水比中流水中微生物的种类多、数量大。

(三)微生物在空气中的分布

空气中不含细菌和其他微生物生长繁殖所需要的营养物质和充足的水分，还有日光直射的杀菌作用，因此不是微生物良好的生存场所。但是人和动植物以及土壤中的微生物能通过飞沫或尘埃等散布于空气中，以气溶胶的形式存在。

知识链接

气溶胶是由颗粒构成的空气中的胶体分散系,液体颗粒为雾,固体颗粒为烟,能长期悬浮于空气中,使空气中含有一定种类和数量的微生物

空气中微生物的种类和数量随地区、海拔高度、季节、气候等环境条件不同而有所不同。一般在公共场所、医院、宿舍、城市街道的空气中,微生物的含量最高,而在大洋、高山、高空、森林、终年积雪的山脉或极地上空的空气中,微生物的含量极少。

二、微生物在正常人体中的分布

人自出生后,外界的微生物就逐渐进入人体。在正常人体的皮肤、黏膜及与外界相通的各种腔道,如呼吸道、消化道、外耳道和泌尿生殖道等部位,都存在着微生物。详见第十四章。

第二节　消毒与灭菌

一、基本概念

(一)消毒

消毒是指杀死物体上病原微生物的方法,但不一定能杀死细菌的芽孢。通常用化学的方法来达到消毒的目的。用于消毒的化学药物称为消毒剂。

(二)灭菌

灭菌是指把物体上所有的微生物(包括细菌芽孢在内)全部杀死的方法,通常用物理方法来达到灭菌的目的。灭菌是最彻底的消毒。

(三)防腐

防腐是指防止或抑制微生物生长、繁殖的方法。用于防腐的化学药物称为防腐剂。

(四)无菌

无菌即不含活菌,是灭菌的结果。

(五)无菌操作

无菌操作指防止微生物进入机体或局部微环境的操作技术。

二、物理消毒灭菌法

利用物理因素杀灭或清除传播媒介上致病微生物和其他微生物的方法,称为物理消毒灭菌法。

(一)热力消毒灭菌法

热力能破坏微生物的蛋白质与核酸,使其肽链断裂、蛋白质变性凝固、核酸解链崩解、微生物内外环境失衡等,从而导致其死亡。热力消毒灭菌法包括干热消毒灭菌法和湿热消毒灭菌

法两大类。

1. 常用的干热消毒灭菌法

（1）焚烧法 直接点燃或在焚烧炉内焚烧，是一种彻底的灭菌方法，但仅适用于废弃的污染物品、有传染性的动物尸体等。

（2）烧灼法 直接用火焰灭菌。适用于微生物学实验室用的取菌环以及试管口、瓶口等的灭菌。

（3）干烤法 在密闭的专用干烤箱中，通电后利用高热空气灭菌的一种方法。一般需加热至 160～170℃，维持 2 小时，可杀灭包括芽孢在内的一切微生物。本法适用于耐高温的物品，如玻璃器皿、瓷器等。

2. 常用的湿热消毒灭菌法

（1）煮沸法 煮沸（100℃）5 分钟可杀死一切细菌的繁殖体。一般消毒以煮沸 10 分钟为宜，用于一般外科器械、胶管、注射器、饮水和食具的消毒。若在水中加入 2% 碳酸氢钠，可提高沸点至 105℃，既可提高杀菌力，又可防止金属器械生锈。

（2）巴氏消毒法 此法是用较低温度杀死物品中的病原菌或特定微生物，而不破坏物品中所含的不耐热物质的消毒方法。常用于牛奶和啤酒的消毒。方法有两种，一种是 62℃ 加热 30 分钟，另一种是 71.7℃ 加热 15～30 秒。

（3）流通蒸汽消毒法 流通蒸汽消毒法是指在常压条件下，采用 100℃ 流通蒸汽加热杀灭微生物的方法，灭菌时间通常为 30～60 分钟。该法适用于消毒以及不耐高热制剂的灭菌，但不能保证杀灭所有芽孢，是非可靠的灭菌方法。可采用 Arnold 流通蒸汽灭菌器或普通蒸笼进行。

（4）间歇灭菌法 间歇灭菌法是利用反复多次的流通蒸汽加热，杀灭所有微生物，包括芽孢的方法。方法同流通蒸汽灭菌法，但要重复 3 次以上，每次间歇将要灭菌的物体放到 37℃ 孵箱过夜，目的是使芽孢发育成繁殖体。若被灭菌物不耐 100℃ 高温，可将温度降至 75～80℃，加热时间延长为 30～60 分钟，并增加重复次数。该法适用于不耐高热的含糖或牛奶的培养基的灭菌。

（5）高压蒸汽灭菌法 高压蒸汽灭菌法是灭菌效果最好、目前应用最广泛的灭菌方法。灭菌是在密闭的高压蒸汽灭菌器内进行的，加热时蒸汽不能外溢，随着压力的增加，温度也随之增高，杀菌力也大为增强。通常在 103.4kPa（1.05kg/cm²）的压力下，温度可达 121.3℃，维持 15～30 分钟，可杀死包括芽孢在内的所有微生物。此法适用于耐高温和不怕潮湿物品的灭菌，如普通培养基、生理盐水、手术器械、注射器、手术衣、敷料和橡皮手套等。

（二）辐射杀菌法

1. 微波

微波是一种波长为 0.001～1m、频率为 300～300 000MHz 的电磁波，又称为超高频电磁波。微波可穿透玻璃、塑料薄膜及陶瓷等物质，但不能穿透金属表面。消毒常用 915MHz 与 2450MHz 的微波，多用于微生物实验室与检验室用品、耐热非金属器械、食品、餐具、药杯的消毒灭菌。

2. 紫外线

紫外线的杀菌机制是破坏细菌的 DNA 构型，使同一股 DNA 上相邻的嘧啶通过共价键结合成二聚体,从而干扰 DNA 的正常碱基配对,导致细菌死亡或变异。由于紫外线穿透力较弱,玻璃、纸张、尘埃、水蒸气等均能阻挡紫外线穿过,故紫外线只适用于空气和物体表面的消毒。近年来紫外线已用于水的消毒和血液制品中病毒的灭活。紫外线对眼睛与皮肤有刺激作用,使用时要注意采取保护措施。

3. 电离辐射

电离辐射的杀菌机制是射线可使物质的非共价键断开,直接破坏微生物的分子结构,同时微生物中的水分子经过射线照射后,会产生游离基和新分子,使 DNA 受到破坏。主要用于不耐热的塑料注射器、吸管、导管等器具的灭菌。

(三)滤过除菌法

滤过除菌法是用机械方法除去液体或空气中细菌的方法。利用具有微细小孔的滤菌器的筛滤和吸附作用,使带菌液体或空气通过滤菌器后成为无菌液体或空气。该法常用于不耐高温的血清、抗毒素、抗生素及药液等的除菌。滤菌器的种类很多,目前常用的有蔡氏滤菌器、玻璃滤菌器和薄膜滤菌器等。

三、化学消毒灭菌法

利用化学药物杀灭或抑制致病微生物的方法称为化学消毒法,所用的化学药物称为化学消毒剂。化学消毒剂能影响细菌的化学组成、物理结构和生理活动,从而发挥防腐、消毒,甚至灭菌的作用。化学消毒剂对人体组织细胞有害,所以只能外用,主要用于体表、器械、排泄物或周围环境的消毒。

(一)化学消毒剂的主要种类

1. 根据消毒剂杀灭微生物作用的强弱分类

(1)高效消毒剂　高效消毒剂是可杀灭所有微生物(包括细菌芽孢)的消毒剂,这类消毒剂又称为灭菌剂,如甲醛、戊二醛、环氧乙烷、过氧乙酸、高浓度碘酒及含氯消毒剂等。

(2)中效消毒剂　中效消毒剂是能杀灭细菌芽孢以外微生物(包括细菌繁殖体、结核分枝杆菌、真菌和病毒)的消毒剂,如乙醇、含氯消毒剂、碘伏、石炭酸、低浓度碘酒等。

(3)低效消毒剂　低效消毒剂是能杀灭细菌繁殖体、包膜病毒和部分真菌,但不能杀灭细菌芽孢、结核分枝杆菌和无包膜病毒的消毒剂,如酚类(低浓度)、新洁尔灭、洗必泰等。

2. 根据消毒剂的化学结构与性质分类

(1)醛类消毒剂　如甲醛、戊二醛等。

(2)酚类消毒剂　如苯酚、来苏儿等。

(3)醇类消毒剂　如乙醇、异丙醇等。

(4)含氯消毒剂　如漂白粉、次氯酸钠、二氧化氯、二氯异氰尿酸钠(优氯净)、"84"消毒液等。

(5)过氧化物类消毒剂　如过氧乙酸、过氧化氢、臭氧(O_3)等。

(6)杂环类消毒剂　如环氧乙烷、环氧丙烷等。

(7)季铵盐类消毒剂　如苯扎溴铵(新洁尔灭)、百毒杀、新洁灵消毒精等。

(8)重金属盐类消毒剂　如汞与银制剂等。

(9)其他类消毒剂　如氯己定(洗必泰)、碘、碘伏、高锰酸钾、龙胆紫、醋酸、生石灰等。

3.根据消毒剂使用时的物理状态分类

根据使用时物理状态的不同,可将消毒剂分为液体(浸泡、擦拭、喷洒或进行气溶胶喷雾)、固体(药粉)和气体(熏蒸)消毒剂三大类。

(二)化学消毒剂的作用机制

消毒剂的种类繁多,作用机制不尽相同,归纳起来主要有三个方面。一种化学消毒剂对细菌的影响常以其中一个方面为主,兼有其他方面的作用。

(1)使菌体蛋白质变性或凝固　具有此作用的消毒剂有重金属盐类、过氧化物类、醇类、酚类、醛类、酸、碱等。

(2)干扰细菌的酶系统和代谢　如重金属离子能与细菌酶蛋白的—SH 基结合;某些过氧化物类消毒剂能使—SH 基氧化为—S—S—基,从而使酶活性丧失,导致细菌发生代谢障碍而死亡。

(3)损伤细菌细胞膜或改变细菌细胞膜的通透性　如季铵盐类消毒剂为阳离子表面活性剂,可与细菌细胞膜上的磷脂结合,提高膜的通透性,使胞质内容物溢出;酚类化合物与脂溶剂等作用于细菌时,可损伤细胞膜,使胞质内容物外渗,并能破坏细胞膜上的氧化酶和脱氢酶,最终导致细菌死亡。

(三)常用消毒剂的种类、作用机制与用途

常用消毒剂的种类、作用机制及用途见表 15-1。

四、影响消毒灭菌效果的因素

在消毒灭菌过程中,不论是采用物理方法还是化学方法,其效果都受多种因素的影响。处理得当可提高消毒灭菌的效果,否则会削弱消毒灭菌的效果。影响消毒灭菌效果的因素主要有以下几种。

1.消毒剂的性质、浓度和作用时间

各种消毒剂的理化性质不同,对微生物的作用大小也有差异。如表面活性剂对革兰氏阳性菌的杀菌效果要比对革兰氏阴性菌的杀菌效果好。一般而言,消毒剂浓度越大,作用时间越长,消毒效果也愈好(醇类例外)。

2.温度与湿度

一般情况下,无论是物理消毒还是化学消毒,温度越高消毒效果越好。各种气体消毒剂都有其适宜的相对湿度,过高、过低都会减低其杀菌效果。如直接喷洒消毒剂干粉时,需要有较高的相对湿度,使药物潮解才能充分发挥作用;而应用紫外线照射进行消毒时,相对湿度增高,影响其穿透性,降低其消毒效果。

3.酸碱度

酸碱度可严重影响消毒剂的杀菌作用,如戊二醛本身呈弱酸性,不具有杀灭芽孢的作用,只有在其溶液中加入碳酸氢钠成为碱性溶液后才能发挥杀菌作用。

4.环境因素

环境中有机物的存在能影响消毒剂的消毒效果。病原菌常与宿主排泄物、分泌物一起存在,这些物质对细菌有保护作用,并可与消毒剂发生化学反应,因而影响消毒效果。故消毒皮肤和器械时,需洗净后再消毒;对痰、粪便等的消毒,宜选择受有机物影响较小的消毒剂,如漂白粉及酚类化合物,也可使用高浓度的消毒剂或适当延长消毒时间。

表 15 - 1　常用消毒剂的种类、作用机制及用途

类　别	作用机制	常用消毒剂与剂量	用　途
醇　类	使蛋白质凝固与变性,溶解细胞膜	70%～75%乙醇	皮肤、体温计消毒
酚　类	损伤细胞膜,灭活酶类,高浓度导致蛋白质凝固	3%～5%石炭酸,2%来苏儿	地面、器具表面消毒,皮肤消毒
		0.01%～0.05%洗必泰	术前洗手,阴道和尿道口冲洗等
表面活性剂	损伤细胞膜,灭活氧化酶,使蛋白质变性	0.05%～0.1%新洁尔灭,0.05%～0.1%杜灭芬	黏膜和皮肤消毒、术前洗手、浸泡器械
氧化剂和卤素类	氧化作用,蛋白质沉淀	0.1%高锰酸钾	皮肤、尿道、蔬菜、水果消毒
		3%过氧化氢	深部创伤及外耳道消毒
		0.2%～0.3%过氧乙酸	塑料、玻璃和人造纤维消毒
		2.0%～2.5%碘酒	皮肤消毒
		0.2～0.5ppm氯	饮水及游泳池消毒
		10%～20%漂白粉	地面、厕所与排泄物消毒
		0.2%～0.5%氯胺	室内空气及物体表面消毒,0.1%～1.2%浸泡衣服
		0.5%～1.5%漂粉精	饮水消毒:0.3%～0.4%/kg
		1%碘伏	皮肤、黏膜消毒
重金属盐类	氧化作用,蛋白质变性与沉淀,灭活酶类	0.05%～0.01%升汞	非金属器皿消毒
		2%红汞	皮肤、黏膜、小创伤消毒
		0.1%硫柳汞	皮肤消毒、手术部位消毒
		1%硝酸银	新生儿滴眼,预防淋病奈瑟菌感染
烷化剂	菌体蛋白质及核酸烷基化	10%甲醛	物品表面消毒,空气消毒
		50mg/L环氧乙烷	手术器械、敷料等消毒
		2%戊二醛	精密仪器、内窥镜等消毒
染　料	抑制细菌繁殖,干扰氧化过程	2%～4%甲紫	浅表创伤消毒
酸碱类	破坏细胞膜和细胞壁,使蛋白质凝固	5～10ml/m³醋酸加等量水蒸发生石灰(按 1:4～1:8 比例加水配成糊状)	空气消毒　　地面、排泄物消毒

 目标检测

1.简述消毒、灭菌、防腐的基本概念。

2.简述紫外线的杀菌机制。

3.简述影响消毒剂消毒灭菌效果的因素。

（陈艺方）

第十六章　微生物感染的诊断与控制

⟦X⟧ **学习目标**

【熟悉】常用的微生物感染的实验室诊断方法；目前用于细菌和病毒感染的药物防治方法。

微生物感染是病原微生物在一定条件下，突破机体防御功能，侵入机体并定居、生长繁殖、扩散、释放毒性物质等，引起不同程度病理损伤的过程。为了使感染者能够得到及时、有效的治疗，微生物感染的正确诊断和控制非常重要。

第一节　微生物感染的诊断

对微生物感染的诊断，一般在感染初期查病原菌，在感染中、后期查特异性抗体。

一、标本的采集与处理

实验室检查结果准确与否与标本的选择、采取的时间、收集的方法等都有直接关系。

(一)检测病原菌及其成分标本的采集与处理原则

1. 区别取材

用于检测细菌及其成分的标本种类很多，如血液、骨髓、脑脊液、粪便、尿液、胆汁、痰液、脓汁、穿刺液、多种分泌物等，根据各种致病菌感染与致病的特点、感染的部位与病程以及预采用的检验方法和目的，选取不同的标本。标本应采自致病菌在人体内分布和排出的部位，即从最可能得到致病菌的部位采取标本。如对流脑患者取脑脊液、血液；对细菌性痢疾患者取脓血或黏液性粪便；对肺结核患者取咳出的痰液；对伤寒患者在病程1～2周内取血液，2～3周时取粪便等。

2. 妥善处理

用于分离、培养细菌的标本时，应尽可能在使用抗菌药物之前采取，如已使用抗菌药物应在送检单上注明药物的种类、剂量及用药时间。采集局部病变标本时，不可用消毒剂，必要时以无菌生理盐水冲洗，拭干后再取材。

3. 尽快送检

某些细菌对环境因素敏感，容易死亡，故标本必须保持新鲜，采集后应在较短的时间内送检，如厌氧菌、脑膜炎奈瑟菌、淋病奈瑟菌、志贺菌、幽门螺杆菌等。尤其是厌氧菌感染的标本，最好在床边接种。如不能立即送检,可采取保护措施维持细菌的活性。多数细菌可以冷藏运送,但奈瑟菌不耐低温需保温运送。

4.严格执行无菌操作

取材应注意执行无菌操作,尽可能避免无关菌或其他成分的污染。

5.详细登记所采集的标本

标本上应注明患者姓名、年龄、采样日期、科室或病房、标本名称和采集部位、临床诊断、检验项目,并有病程及治疗情况等的说明。

(二)检测病毒体及其成分标本的采集与处理原则

1.区别取材

取材方法基本与细菌相似,从感染部位采集标本,如呼吸道感染取鼻咽部分泌物(鼻咽洗漱液)及痰液,肠道感染取粪便,皮肤感染取局部渗出液,脑内感染取脑脊液。此外,还可取血液、尿液、唾液、宫颈及阴道分泌物、脱落细胞、活体组织等。

2.早期采集

在疾病的初期或急性期采集标本,标本中含病毒体数量多,易于检出,故最好在发病的1～2 天采取。

3.妥善处理

对带有杂菌的标本,如粪便、鼻咽洗漱液、痰液、宫颈及阴道分泌物等,应加抗生素做除菌处理,多用高浓度的青霉素、链霉素、庆大霉素等。对组织细胞标本,有时要将其研磨及用胰酶消化。如对标本先进行低速离心去沉渣,取上清液进行高速离心沉淀,便可将病毒体浓缩集中,从而提高病毒体及其成分的检出率。

4.立即送检

病毒在室温中易于灭活,采集标本后应立即送检。若不能立即送检,应将标本置入含抗生素的 50% 的甘油缓冲盐水中,低温下保存送检。若暂时不能检查或分离培养时,应将标本存放于低温冰箱中保存。无菌操作、详细登记等与细菌相同。

(三)检测特异性抗体标本的采集与处理原则

检测特异性抗体时,一般在发病初期及间隔 10～20 天后各采取一份血清,双份血清必须采用同一方法检测,第二份血清的抗体效价比第一份显著增高(一般应高出 4 倍)时,才有诊断意义。

二、病原体及其结构成分的检测

(一)病原菌的检测

1.直接涂片镜检

形态和染色性上具有特征的来自正确部位的病原菌,直接涂片染色后进行显微镜观察有初步诊断意义。如在痰中查见抗酸染色阳性、细长的、分枝状的细菌可初步诊断为结核分枝杆菌感染;在尿道或阴道分泌物中查见细胞内革兰氏阴性双球菌,结合临床症状可诊断为淋病奈瑟菌感染;在脑脊液或皮肤瘀血点内查见白细胞内肾形、成双排列的革兰氏阴性球菌可初步诊断为脑膜炎奈瑟菌感染。直接涂片进行形态观察还可用免疫荧光技术,该技术是使特异性荧光抗体与细菌结合,根据有无出现发出荧光的菌体可做出快速诊断。如检测粪便中的志贺菌、霍乱弧菌等。一般情况下,直接涂片镜检只能提供初步诊断或参考,要确定病原菌需要进行进一步鉴定。对某些细菌(如肠道杆菌)直接涂片染色镜检无诊断意义。

2. 分离培养

利用固体平板培养基进行分区划线,可使标本中混杂的细菌分离成单个菌落,以利于之后进行鉴定。原则上所有标本均应进行分离培养,以获得纯培养。只有纯培养才能检验细菌的生物学特性、免疫性、致病性、对药物的敏感性等,以做出精确的诊断。采自无菌部位的标本,如血液、脑脊液可直接接种至营养丰富的液体或固体培养基,采自有菌部位的标本可接种至选择或鉴别培养基。大多数细菌能在 37℃ 条件下,于人工培养基上生长,一般经 16~20 小时即可形成可见菌落。结核分枝杆菌、布鲁菌等少数细菌生长缓慢,需经 3 周以上才可形成可见菌落。根据菌落特征(大小、形状、颜色、透明度、表面性状及溶血情况等)可对细菌做出初步鉴别。分离培养的阳性率高于直接镜检,缺点是需时较长。但经分离培养后,可再利用其他技术对分离的细菌进行鉴定。因此,分离培养是细菌学诊断基本和有效的方法,其可靠性目前尚无其他方法可替代。

3. 生化反应

不同的病原菌具有不同的分解代谢能力,这是因为各种病原菌具有的酶系统不同。在纯培养的基础上检测细菌分解糖或蛋白质等代谢产物,可用于鉴定不同的生物学性状,从而辅助区分不同的病原菌。如肠道杆菌的种类很多,形态、染色性基本相同,仅靠形态学难以鉴别,因此需借助生化试验。常用的生化试验有各种糖发酵试验、靛基质试验、甲基红试验、VP 试验、枸橼酸盐利用试验、硫化氢试验、尿素酶试验等。由于传统的生化试验有费时及繁杂之不足,现已有多种微量、快速、半自动或全自动的细菌自动鉴定系统,即程序控制的自动分析仪。这些自动鉴定系统在进样后的微量培养过程中,自动监测、记录和分析,显示并打出量化结果,可在 24 小时内准确鉴定一般医院常见的病原菌。某些先进的自动分析仪不仅适用范围更广,而且可做药敏试验。

4. 血清学试验

采用含有已知特异性抗体的免疫血清,不仅可对分离培养出的未知纯种细菌进行鉴定,亦可区分同一菌种的不同群和型。常用的简易方法是玻片凝集试验,数分钟内即可得到结果。

5. 药物敏感试验

本试验不属于病因诊断范畴,但在分离出病原菌和鉴定后,对指导临床选择用药有重要意义。常用的方法为纸片法,以观测抑菌圈的有无、大小来判定该菌对药物的敏感度或耐药性及其程度。本试验需执行严格的质量控制,并采用统一的评判标准。

(二)病毒体的检测

1. 镜检

在光镜或电镜下,尤其是在电镜下,不仅能直接观察及检测病毒的形态与结构,还能对病毒进行鉴定。如采用免疫标记法,可提高镜下检出率。此外,观察宿主细胞内有无包涵体的出现,也是检测病毒感染的指标之一。

2. 分离培养与鉴定

因为病毒只能在易感的活细胞内复制增殖,所以应根据病毒的不同,选择敏感动物、鸡胚或离体组织与细胞,分别进行动物实验、鸡胚接种、组织培养或细胞培养。

（1）细胞培养　细胞培养可用于分离培养病毒的细胞主要有原代细胞和传代细胞。原代细胞来源于动物、鸡胚或引产的人胚组织细胞（如肾细胞），对多种病毒敏感性高。传代细胞是能在体外持续传代的细胞，大多是癌细胞或突变的二倍体细胞，如 Hela 细胞（人宫颈癌细胞）。

对进行细胞培养的病毒，可根据病毒的特征选择不同的方法进行鉴定。

1）形态观察：某些病毒在细胞培养中可引起细胞变性、坏死、脱落或死亡，称为致细胞病变作用（cyto-pathic effect，CPE）。具有血凝素的病毒（如流感病毒）可吸附脊椎动物红细胞，因此观察血细胞吸附现象以检测是否有某些病毒在细胞中增殖。亦可用电镜观察病毒结构。

2）免疫技术：可用特异性荧光抗体结合染色、抗体中和试验等。

3）病毒数量和毒力测定：测定病毒数量可用空斑形成单位（plaque forming unit，PFU）。一个空斑是由标本中的一个病毒大量复制引起的，有感染性的病毒经适当浓度接种单层细胞并培养后，由于散在的单个病毒的复制使局部单层细胞脱落，染色后能清楚显示出来，此即空斑，肉眼可观察，并可通过空斑数计算出病毒的数量。测定病毒毒力的传统方法为用 50%组织细胞感染量（tissue culture infected dose of 50%，TCID50）测定。细胞培养分离和鉴定病毒的缺点是需时长，不能用于快速诊断，且细胞培养技术要求严格无菌等。

（2）鸡胚接种　鸡胚对多种病毒敏感，尤其是流感病毒。可应用血凝和血凝抑制试验对培养液进行鉴定。鸡胚价格低，对分离流感病毒变异株、鉴定及监测有重要价值。

（3）动物接种　动物接种分离病毒现很少用，但对嗜神经性狂犬病病毒、乙型脑炎病毒和柯萨奇病毒的分离鉴定需要进行动物实验，并结合抗体中和试验或免疫荧光技术以鉴定病毒种类。

三、细菌与病毒特异性抗体的检测

细菌、病毒等微生物感染人体后，人体的免疫系统受抗原的刺激可发生免疫应答，产生特异性抗体。基于抗原能与抗体特异性结合的基本原理，用已知的菌细胞、病毒体或无菌细胞、无病毒体的抗原，检测患者血清中有无相应抗体及抗体的量，可作为某些传染病的辅助诊断。因一般采用患者的血清进行试验，故这类方法通常称为血清学诊断。不同的病原体、不同的病程，初次感染和再次感染，机体产生相应抗体的数量均可不同，并存在动态变化。在试验中，通过将血清稀释为不同的比例，与定量二抗相互作用，可计算出血清中抗体的量。通常将抗血清或抗体仍能产生可观察到的标准免疫反应时的稀释度，称为效价（titer）。由于隐性感染、近期预防接种或回忆反应等，正常人体内一般存在一定水平的抗体，即正常效价。一般情况下，机体被感染后抗体量会随病程延长而增高，抗体效价明显高于正常值或随病程递增有诊断价值。测定抗体量的递增可取早期和恢复期双份血清进行检测，恢复期的血清抗体效价高于早期的 4 倍或以上有意义。再则可通过检测抗体的类型（IgM）作为判断近期是否感染的依据。常用于细菌、病毒感染的血清学诊断有：直接凝集试验、间接凝集试验、中和试验和 ELISA，也可用 Western 印迹法检测血清中针对某种病毒抗原亚单位的抗体，如人类免疫缺陷病毒抗体。ELISA 技术操作简便、特异性高、快速、灵敏且可自动检测大量标本，已广泛用于细菌、病毒等多种病原体的微生物学诊断和流行病学调查。检测抗体的免疫学诊断或血清学试验一般不能用于快速诊断，但对一些不能或难以培养的细菌或病毒，仍可选用以辅助诊断。

第二节　特异性预防与治疗

细菌与病毒感染的防治主要包括特异性防治和药物防治两个方面。特异性防治就是通过人工免疫使机体获得特异性免疫力的方法,可针对性地防治某些细菌与病毒的感染。药物防治即选用一些抗菌、抗病毒药物或应用一些免疫增强剂,从而达到治疗和预防细菌与病毒感染目的的方法。特异性防治已在免疫学防治章节中叙述,本节仅介绍对细菌与病毒感染的药物防治原则。

一、细菌感染的抗菌药物治疗

抗菌药物是一类对病原菌具有杀灭或抑制作用的药物,主要包括抗生素、磺胺及其他人工合成的抗菌药。每种抗菌药物都有一定的抗菌范围,称为抗菌谱。有些抗菌药物只作用于革兰氏阳性菌或革兰氏阴性菌,或者仅作用于某属或某种细菌,称为窄谱抗菌药。有些药物抗菌作用范围广泛,不仅对革兰氏阳性菌和阴性菌有效,而且对衣原体、支原体和立克次体等也有抑制作用,称为广谱抗菌药,如四环素和氯霉素等。

(一)抗菌药物的作用机制

(1)抑制细菌细胞壁的合成　如青霉素类、头孢菌素类等药物能抑制细菌细胞壁肽聚糖的合成而致细菌细胞壁缺陷,进而使细菌裂解死亡。

(2)损伤细菌的细胞膜　如多黏菌素等药物能选择性地与细菌膜中的磷脂及蛋白质结合,使胞质膜通透性增加,导致菌体内重要物质外漏,致细菌死亡。

(3)抑制细菌蛋白质的合成　细菌的核蛋白体(70S)由 30S 与 50S 两种亚基组成。如氯霉素、红霉素等能与细菌核蛋白体的 50S 亚基结合,四环素和链霉素等能与细菌核蛋白体的 30S 亚基结合,从而抑制细菌蛋白质的合成,进而发挥抑菌或杀菌作用。

(4)抑制细菌核酸的合成　如利福平能与细菌依赖 DNA 的 RNA 多聚酶(转录酶)结合,抑制 mRNA 转录,从而抑制细菌生长。

(5)抑制细菌叶酸代谢　磺胺可抑制二氢叶酸合成酶与二氢叶酸还原酶,从而抑制叶酸的合成。由于叶酸参与细菌核苷酸和氨基酸的合成,故菌体内叶酸量减少,则细菌的生长、繁殖受抑制。

(二)临床应用抗菌药物的基本原则

(1)选择适合的药物　每种抗菌药物都有一定的抗菌谱和适应证,故选择药物应以临床诊断、细菌学诊断和体外药物敏感试验为依据,不可盲目用药。

(2)应用适当的剂量　使用抗菌药的剂量要适当,疗程要足够。

(3)交替用药　治疗某些慢性细菌性感染时,应适当选用不同的抗菌药交替使用,以避免细菌产生耐药性。

(4)联合用药　联合用药主要用于:①病因未明的严重病原菌感染;②单一抗菌药物不能有效控制的严重混合感染;③致病菌易产生耐药性并且需长期治疗的感染。合理的联合用药,既可发挥药物协同抗菌的作用,提高疗效,又可减少或延迟耐药菌株的出现。

二、病毒感染的药物治疗

（一）抗病毒化学药物

抗病毒化学药物的研究起始于 20 世纪 50 年代，但发展比较缓慢，主要原因是病毒只能在细胞内复制，寻找既能抑制病毒增殖同时又不损伤宿主细胞功能的抗病毒药物比较困难。因此，至今应用在临床的抗病毒药物仍很少。目前临床应用的抗病毒药物主要有以下几种。

1. 金刚烷胺类

金刚烷胺（amantadine）和甲基金刚烷胺（rimantadine）能特异性抑制甲型流感病毒，其机制可能是抑制病毒脱壳，导致病毒不能复制。

2. 核苷类药物

核苷类药物的作用机制主要是以异常核苷取代正常核苷，在病毒基因复制时掺入子代 DNA 中，从而抑制病毒复制。主要的核苷类药物有阿糖腺苷、阿昔洛韦、叠氮脱氧胸苷、三氮唑核苷（利巴韦林）。

3. 蛋白酶抑制剂

蛋白酶抑制剂（如沙喹那韦、利托那韦、吲哚那韦制剂）能直接与人类免疫缺陷病毒（HIV）的蛋白酶结合，抑制病毒结构蛋白的形成，从而抑制病毒的增殖。此类药物主要用于 HIV 感染和 AIDS 患者的联合抗病毒治疗。

（二）抗病毒中草药

迄今从中草药内筛选出的有抗病毒作用的天然药物有 200 多种，如黄芪、板蓝根、大青叶以及天然花粉蛋白、甘草、大蒜等的提取物。某些中草药可直接抑制病毒的复制，某些中草药可通过调节或增强机体的免疫功能而增强抗病毒的作用。

（三）干扰素

干扰素（IFN）是一种广谱抗病毒剂，并不直接杀伤或抑制病毒，而是通过细胞表面受体作用使细胞产生抗病毒蛋白，从而抑制病毒的复制，同时还可增强自然杀伤细胞（NK 细胞）、巨噬细胞和 T 淋巴细胞的活力，从而起到免疫调节作用，并增强机体的抗病毒能力。

 目标检测

1. 简述细菌检查标本采集和送检过程中应遵守的原则。
2. 病毒检测和细菌检测的方法有何区别？
3. 简述临床应用抗菌药物的基本原则。

（陈倩倩）

第三篇

医学微生物学各论

第十七章　常见呼吸系统感染的病原微生物

【掌握】常见呼吸系统感染的细菌和病毒的主要生物学特性、致病性。

【熟悉】常见呼吸系统感染的细菌和病毒的实验室检查方法。

【了解】常见呼吸系统感染的细菌和病毒的防治原则。

第一节　常见呼吸系统感染的细菌

一、结核分枝杆菌

结核分枝杆菌是引起结核病的病原菌。该菌以肺部感染最多见,也可侵犯全身各组织、器官。目前,全世界每年新发结核病患者有 900 万例,至少有 300 万人死于该病。有些地区因艾滋病、吸毒等原因,结核病的发病率有上升趋势。我国结核分枝杆菌感染人数达 4 亿,活动性肺结核患者有 600 万,每年因结核病死亡的人数约有 25 万,结核病仍为各类传染病之首。

(一)生物学特性

1. 形态与染色

结核分枝杆菌的菌体细长略弯曲。大小为(1~4)μm×0.4μm。在痰或组织中呈单个或分枝状排列,或聚集成团,无芽孢,无鞭毛。常用抗酸染色法染色,细菌被染成红色,而其他非抗酸性细菌及细胞等被染成蓝色(彩图 2)。结核分枝杆菌的抗酸性与细胞壁脂质特别是其中的分枝菌酸和细胞壁结构的完整性有关。

近年来的研究发现结核分枝杆菌若在制备电镜标本固定前用明胶处理,则可防止荚膜脱水收缩,在电镜下可看到菌体外有一层较厚的透明区,即荚膜。但一般因制片时荚膜受破坏而不易看到。

2. 培养特性

结核分枝杆菌为专性需氧菌,对营养的要求高,常用营养丰富的罗氏培养基,内含鸡蛋、甘油、马铃薯、无机盐、孔雀绿等。生长最适宜温度为 37℃,pH 以 6.5~6.8 为宜。生长缓慢,12~24 小时繁殖一次,在固体培养基上经过 3~4 周才出现肉眼可见的菌落(彩图 3)。菌落呈乳白色或淡黄色,干而粗糙,不透明,许多菌落堆集在一处呈菜花状。由于结核分枝杆菌含脂质较多,疏水性强,故在液体培养基中生长时,可形成褶皱的菌膜生长,若在液体培养基内加入水溶性脂肪酸(如 Tween80),可降低结核分枝杆菌表面的疏水性,细菌呈均匀分散生长,有利于做药物敏感试验等。

3. 抵抗力

结核分枝杆菌细胞壁脂质含量高,对化学杀菌剂和干燥的抵抗力较其他无芽孢细菌强。细菌在干燥的痰中可存活 6~8 个月,黏附在尘埃上保持传染性达 8~10 天之久。其对湿热敏感,在液体中加热至 62~63℃15 分钟或 70℃3 分钟即可被杀死;对紫外线敏感,日光直接照射 2~7 小时可以被杀死,用 70%~75% 的乙醇处理数分钟可被杀死。对酸、碱有较强的抵抗力,可以抵抗 3% 盐酸、6% 硫酸和 4% 氢氧化钠长达半小时,因此实验室常用这些浓度的酸、碱处理被杂菌污染的标本和对消化标本中的黏稠物质进行分离培养。结核分枝杆菌对链霉素、异烟肼、利福平、乙胺丁醇等药物敏感,但长期用药易出现耐药性。

4. 变异性

结核分枝杆菌可发生形态、菌落、毒力和耐药性等的变异。在体内该菌可对异烟肼、链霉素、利福平等抗结核药产生耐药性。耐药性结核分枝杆菌可呈 L 型,但 L 型细菌具有在适宜条件下回复的特性。该菌变异株的菌落为光滑型,耐药菌株毒力减弱。1908 年,Calmette 和 Guerin 二人将有毒的牛型结核分枝杆菌接种于含甘油、胆汁、马铃薯的培养基中经 13 年 230 次传代,获得减毒菌株,用于制备预防结核病的卡介苗(BCG)。

(二)致病性与免疫性

结核分枝杆菌无侵袭性酶,也不产生内毒素与外毒素,其致病性可能与菌体成分,细菌在组织细胞内顽强繁殖引起炎症反应、代谢产物的毒性,以及诱导机体产生迟发型超敏反应性损伤有关。

1. 致病因素

结核分枝杆菌的主要致病物质是菌体成分,包括脂质、蛋白质和多糖等。近年来发现该菌的荚膜与其致病性有关。

(1)脂质 本菌脂质的含量占细胞壁干重的 60% 左右,脂质含量越高致病性越强。脂质的毒性成分有:①磷脂,能促使单核细胞增生,抑制蛋白酶的分解,形成结核结节和干酪样坏死;②索状因子,是分枝菌酸与海藻糖结合形成的一种糖脂,它能破坏细胞线粒体膜,通过抑制氧化磷酸化过程而干扰细胞呼吸,抑制粒细胞游走,引起慢性肉芽肿;③分枝菌酸苷酶,存在于细胞壁表面,与分枝杆菌的抗酸性有关,具有减弱溶酶体酶、抗体及其他杀菌物质对结核分枝杆菌的杀伤作用的作用;④蜡质 D,是分枝菌酸与肽糖脂的复合物,可激发机体产生迟发性超敏反应;⑤硫酸脑苷脂,能抑制吞噬细胞中的吞噬体与溶酶体结合,有助于结核分枝杆菌在吞噬细胞内长期存活。

(2)蛋白质 结核分枝杆菌具有多种蛋白质,主要成分是结核菌素,与蜡质 D 结合注入人体能诱发机体对结核菌素的迟发型超敏反应。蛋白质可刺激机体产生抗体,但这种抗体对机体无保护作用。

(3)多糖 多糖常与脂质结合存在于胞壁中,主要有半乳糖、甘露醇、阿拉伯糖等。多糖可使中性粒细胞增多,引起局部病灶细胞浸润。

2. 感染来源与感染途径

结核病的传染源主要是排菌的肺结核患者,结核分枝杆菌可通过呼吸道、消化道或皮肤损伤侵入易感机体,侵犯肺、肠、肾、骨和神经系统等器官、组织,引起相应部位的结核。

3. 所致疾病

(1)肺部感染　通过飞沫或尘埃,结核分枝杆菌经呼吸道极易进入肺泡,故肺部感染最为多见。由于机体感染结核分枝杆菌的毒力、数量和感染者的免疫状态不同,肺结核分为原发感染和继发感染两种。

1)原发感染:原发感染为首次感染结核分枝杆菌,多见于儿童。结核分枝杆菌借飞沫、尘埃经呼吸道进入肺泡。被巨噬细胞吞噬后,由于细菌细胞壁的硫酸脑苷脂和其他脂质成分抑制吞噬体与溶酶体结合,故不能发挥杀菌作用,使结核分枝杆菌在细胞内大量繁殖,最终导致细胞死亡崩解;释放出的结核分枝杆菌在细胞外繁殖或再被巨噬细胞吞噬,重复上述过程,如此反复形成渗出性炎症病灶,称为原发灶。原发灶内的结核分枝杆菌可经淋巴管扩散至肺门淋巴结,引起淋巴管炎和肺门淋巴结肿大,X线胸片显示哑铃状阴影,称为原发综合征。感染3~6周后,机体可产生特异性细胞免疫,同时也出现迟发型超敏反应。病灶中结核杆菌的细胞壁磷脂作用于巨噬细胞,使其转化为上皮样细胞,抑制蛋白酶对组织的溶解,使病灶组织溶解不完全而产生干酪样坏死,周围包着上皮样细胞,外面有淋巴细胞、巨噬细胞和成纤维细胞,形成结核结节。随着特异性免疫的产生,90%以上的原发感染可经纤维化或钙化而自愈。但病灶内常有少量的结核分枝杆菌长期潜伏,潜伏的细菌不但可以刺激机体产生免疫,还可以作为以后内源性感染的来源。有少数患者因为免疫力低下,结核分枝杆菌经血流扩散,引起全身粟粒性结核或结核性脑膜炎。

2)继发感染:多见于成年人。大多为内源性感染;少数可从外界再次吸入,为外源性感染。由于机体已经形成对结核分枝杆菌的特异性细胞免疫,故对再次侵入的结核分枝杆菌有较强的局限能力,因此病灶常限于局部,以肺尖部多见,一般不累及附近的淋巴结。被纤维囊包围的干酪样坏死灶可以钙化痊愈。若干酪样坏死发生液化,结核分枝杆菌则在液化灶中大量繁殖。病灶被吸入气管、支气管时,细菌可随痰排出,传染性极强。

(2)肺外感染　肺结核患者体内的结核分枝杆菌可经淋巴、血液循环扩散侵入肺外组织、器官,引起相应的脏器结核,如脑、肾、骨、关节和生殖器官等的结核。痰菌被咽入消化道可引起肠结核和结核性腹膜炎等。对艾滋病等免疫力极度低下者可造成全身粟粒性结核。通过破损皮肤感染结核分枝杆菌可引起皮肤结核。近年来有许多报道,肺外结核标本中结核分枝杆菌的检出率 L 型多于细菌型,临床上应予注意,以防漏诊与误诊。

4. 免疫性与超敏反应

(1)免疫性　人类对结核分枝杆菌的感染率很高,但发病率较低,这表明人类对结核分枝杆菌有一定的免疫力。机体感染结核分枝杆菌后,虽能产生抗体,但无保护作用。抗结核免疫主要是细胞免疫。当效应 T 细胞再次接触结核分枝杆菌时可释放出多种细胞因子,如IFN-γ、TNF-α 和 IL-2 等,能激活巨噬细胞,促进细胞内溶酶体含量增加、酶活性增强,从而使活化巨噬细胞的吞噬能力增强,从而有效地杀灭原发灶中的结核分枝杆菌。结核的免疫属于传染性免疫或有菌免疫,即只有当结核分枝杆菌在体内存在时才有免疫能力,当体内结核杆菌消失,抗结核免疫也随之消失。

(2)超敏反应　在机体形成抗结核分枝杆菌特异性细胞免疫的同时,也形成了对结核分枝杆菌的迟发型超敏反应,二者均为 T 细胞介导的结果。从郭霍现象(Koch phenomenon)可以看到,将结核分枝杆菌初次注入健康豚鼠皮下,10～14 天后局部发生溃疡,深而不愈。附近淋巴结肿大,细菌扩散至全身,表现为原发感染的特点。若用同等剂量的结核分枝杆菌经皮下注入曾感染过结核分枝杆菌的豚鼠,1～2 天局部迅速出现溃疡,浅而易愈,附近淋巴结不肿大,结核分枝杆菌也很少扩散,表现为继发感染的特点。由此可见,原发感染时机体尚未形成特异性免疫,故不出现超敏反应,而继发感染时机体已产生了一定的免疫力,但溃疡发生快,说明在产生免疫的同时伴有超敏反应的参与。近来的研究表明,结核分枝杆菌诱导机体产生免疫与超敏反应的物质不同。如将结核菌素蛋白与蜡质 D 同时注入机体,可使机体产生迟发型超敏反应,但不产生免疫。若将结核分枝杆菌核糖核酸(rRNA)注入机体,则能产生对结核分枝杆菌的免疫,而不发生迟发型超敏反应。

(3)结核菌素试验　结核菌素试验是应用结核菌素检测受试者对结核分枝杆菌是否有迟发型超敏反应的一种试验,常用来判断机体对结核分枝杆菌有无免疫力。

1)结核菌素试剂:一种为旧结核菌素(old tuberculin,OT),是结核分枝杆菌在甘油肉汤中的培养物经杀菌、过滤、浓缩而成,其主要成分是结核分枝杆菌蛋白;另一种是纯蛋白衍生物(purified protein derivative,PPD),是 OT 经三氯醋酸沉淀后的纯化物。PPD 有两种,即 PPDC 和 BCGPPD,前者是从人结核分枝杆菌中提取的,后者由卡介苗制成,每 0.1ml 含 5U。

2)方法:目前多采用 PPD 法。试验方法是取 PPDC 和 BCGPPD 各 5U 分别注入两前臂屈侧皮内,48～72 小时如局部出现红肿、硬结,小于 5mm 者为阴性反应;超过 5mm 者为阳性反应;≥15mm 为强阳性反应。两侧红肿中,若 PPDC 侧大于 BCGPPD 侧时为感染,反之则可能为接种卡介苗所致。

3)结果分析:结核菌素试验阳性反应表明曾感染过结核分枝杆菌或卡介苗接种成功,并说明有特异性免疫力,但不一定有结核病。强阳性者可能患有活动性结核,应进一步检查,阴性反应一般表明未感染过结核分枝杆菌,但感染初期、老年人、严重结核病患者及结核病患者同时患有其他传染病或使用免疫抑制剂致免疫功能受抑制时,均可暂时呈阴性反应。

4)应用:①选择卡介苗接种对象及接种效果测定,结核菌素试验阴性者应接种卡介苗;②作为婴幼儿结核病诊断的参考;③间接测定肿瘤患者的细胞免疫功能;④用于流行病学调查。

(三)实验室检查

1.标本采取

根据结核分枝杆菌感染类型不同,可采取不同的标本检查,如痰、尿、粪、脑脊液、胸水、血液及病变部位的分泌物或组织、细胞等。有杂菌的标本,如痰、尿、粪等,需经 4%NaOH 或 6%H_2SO_4 处理 15 分钟(以杀死杂菌,又可溶解标本中的黏稠物质),然后离心沉淀。取沉淀物做涂片检查、培养或动物实验。脑脊液、胸水、腹水可直接离心沉淀,取沉淀物做抗酸染色镜检。

2.检查方法

(1)直接涂片镜检　经抗酸染色后镜检。若发现抗酸性阳性菌,可做出初步诊断。结核分枝杆菌用金胺染色后,在荧光显微镜下菌体呈现金黄色的荧光。此法可提高检测的阳性率。

(2)分离培养　将集菌后的标本接种于罗氏固体培养基上,37℃培养,每周观察一次。因结核分枝杆菌生长缓慢,一般需 2～6 周才能形成肉眼可见的菌落。也可将标本接种于含血清的液体培养基中或涂布于无菌玻片上再置液体培养基中,37℃培养 1～2 周可见管底有颗粒生长。取沉淀物涂片,或取涂菌培养的玻片进行染色镜检,可快速获得结果,必要时可取培养物做生化反应和动物实验。

(3)动物实验　取集菌后的标本注入豚鼠腹股沟皮下,3~4周后发现豚鼠局部淋巴结肿大,结核菌素试验阳性,即可进行解剖,观察局部淋巴结、肺、肝等器官有无结核病变,并可进行涂片检查或分离培养鉴定。

(四)防治原则

1.预防

除进行卫生宣传教育,对结核病患者早期发现、隔离和积极治疗,防止结核病的传播外,主要是通过接种卡介苗进行特异性预防。目前,我国规定出生后即接种卡介苗,7岁时复种,在农村12岁时再复种1次。1岁以上应先做结核菌素试验,阴性者接种卡介苗,接种后2~3个月再做结核菌素试验,如呈阴性说明接种失败应重新接种。接种后免疫力可维持3~5年。目前正在研制一些新的结核疫苗,如DNA疫苗、亚单位疫苗、重组疫苗和新型减毒活疫苗等。

2.治疗

结核病的治疗原则是早发现、早治疗、联合用药。疗效显著的首选药是链霉素、异烟肼、利福平、乙胺丁醇等。利福平与异烟肼联合应用可减少耐药性的产生。

二、链球菌属

链球菌属广泛分布于自然界、人及动物粪便和健康人的鼻咽部,大多数为正常菌群。致病性链球菌可引起人的各种化脓性炎症、猩红热、丹毒、新生儿败血症、脑膜炎、细菌性心内膜炎、产褥热及链球菌超敏反应性疾病等。

(一)生物学特性

1.形态与染色

链球菌呈球形或卵圆形,直径0.6~1.0μm,革兰氏染色阳性,链状或成对排列。A群链球菌幼龄菌大多可见到透明质酸形成的微荚膜,无芽孢,无鞭毛(图17-1)。

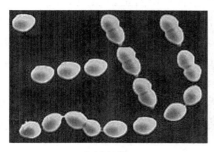
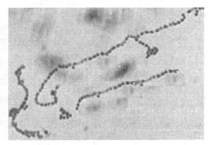

电镜扫描　　　　　　　　　　　革兰氏染色

图17-1　链球菌形态

2.培养特性与生化反应

大部分链球菌为兼性厌氧菌。对营养的要求较高,普通培养基中需加入血液、血清、葡萄糖等才能生长。最适温度为37℃。其在血琼脂平板上形成灰白、光滑、圆形突起的小菌落,不同菌株有不同的溶血现象。能分解葡萄糖,产酸不产气。一般不分解菊糖,不被胆汁或1%去氧胆酸钠所溶解。利用这两种特性可鉴别甲型溶血型链球菌和肺炎链球菌,如菊糖发酵试验和胆汁溶菌实验,甲型溶血型链球菌为阴性,肺炎链球菌为阳性。链球菌属细菌不产生触酶,可与葡萄球菌属细菌进行鉴别。

3. 分类

(1)根据溶血现象分类　①甲型溶血性链球菌(α-hemolytic streptococcus):菌落周围有 1～2mm 宽的草绿色溶血环,称甲型溶血或 α 溶血。这类链球菌亦称草绿色链球菌,多为条件致病菌。②乙型溶血性链球菌(β-hemolytic streptococcus):菌落周围形成一个 2～4mm 宽、界限分明、完全透明的无色溶血环,环内红细胞完全溶解,称乙型溶血或 β 溶血。这类细菌又称溶血性链球菌,致病力强,常引起人类和动物的多种疾病。③丙型链球菌(γ-streptococcus):不产生溶血素,菌落周围无溶血环,又称不溶血性链球菌,一般不致病,常存在于乳类和粪便中。

(2)根据抗原结构分类　按链球菌细胞壁中多糖抗原不同,运用血清学方法可分成 A～H、K～V 20 群。对人致病的链球菌菌株,90％左右属 A 群。A 群又称为化脓性链球菌。同一群的链球菌又分若干型,如 A 群根据其 M 抗原不同又分为约 100 个型。链球菌的群别与其溶血性之间无平行关系,但对人类致病的 A 群链球菌多数呈现乙型溶血。

(3)根据对氧的需求分类　根据对氧的需求,可将链球菌分为需氧、兼性厌氧和厌氧三大类。前两类对人类有致病性,后者主要为口腔、消化道、泌尿生殖道的正常菌群,在特定条件下致病。

4. 抵抗力

链球菌抵抗力较葡萄球菌弱,多数不耐热,加热至 60℃ 30 分钟可被杀死,对一般消毒剂敏感,在干燥尘埃中可存活数日,对青霉素、红霉素、磺胺、四环素等均敏感。青霉素是治疗链球菌感染的首选药物。极少形成耐药菌株。

(二)致病性与免疫性

1. 致病物质

A 群链球菌(化脓性链球菌)有较强的侵袭力,可产生多种酶和外毒素。

(1)细菌胞壁成分

1)M 蛋白(M protein):是 A 群链球菌细胞壁中的表面蛋白质组分,有近 100 种血清型。具有抗吞噬作用,可抵抗吞噬细胞内的杀菌作用,并能协助链球菌黏附于上皮细胞进行繁殖。纯化的 M 蛋白能使纤维蛋白原沉淀,凝集血小板、白细胞,溶解多形核细胞,并抑制毛细血管中的细胞移动。此外,M 蛋白与心肌、肾小球基底膜有共同抗原,可刺激机体产生型特异性抗体,损害心血管等组织,故与某些超敏反应性疾病有关。

2)脂磷壁酸(lipoteichoic acid,LTA):围绕在 M 蛋白外层,与 M 蛋白共同组成 A 群链球菌的菌毛结构。人口腔黏膜、血细胞和皮肤上皮细胞膜上均有脂磷壁酸受体。脂磷壁酸与细胞表面受体结合,增强细菌对细胞的黏附性。

3)肽聚糖(peptidoglycan):化脓性链球菌的肽聚糖具有致热、溶解血小板、提高血管通透性和诱发实验性关节炎等作用。

(2)侵袭性酶

1)透明质酸酶(hyaluronidaes):能分解细胞间质的透明质酸,使病菌易在组织中扩散,又称为扩散因子(spreading factor)。

2)链激酶(streptokinase,SK):又称链球菌溶纤维蛋白酶,是一种激酶,能激活血液中的纤维蛋白酶原转变成为纤维蛋白酶,即可溶解血块或阻止血浆凝固,有利于细菌在组织中的扩散。链激酶耐热,100℃ 50 分钟仍保持活性。国内的研究表明,用重组链激酶(r-sk)治疗急性心肌梗死十分有效。

3)链道酶(streptodonase,SD):又称链球菌 DNA 酶,能分解黏稠脓液中具有高度黏性的DNA,使脓汁稀薄,细菌易于扩散。机体产生的相应抗体具有中和该酶的活性。由于 SK 和SD 能致敏 T 细胞,故常进行皮肤试验,通过迟发型超敏反应原理测定受试者的细胞免疫功能,这项试验称为 SK－SD 皮试。此外,现已将 SK、SD 制成酶制剂,临床上用于液化脓性渗出液,如应用于由肺炎链球菌所致脓胸等疾病的治疗,使脓液变稀,以利于抗菌药物发挥作用。

（3）外毒素

1)链球菌溶血素(streptolysin):有溶解红细胞、破坏白细胞和血小板的作用。根据对 O_2稳定性的不同,A 群链球菌的溶血素可分为"O"和"S"两种。①溶血素 O(streptolysin O,SLO):为含—SH 基的蛋白质,对氧敏感,能溶解红细胞,破坏中性粒细胞,当其进入细胞后,引起细胞内溶酶体酶的释放,导致细胞死亡。中性粒细胞释放出的水解酶类还可破坏邻近组织,加重链球菌的感染。SLO 对哺乳动物的血小板、巨噬细胞、神经细胞等也有毒性作用。SLO 对心肌有急性毒性作用,用大剂量 SLO 注射小鼠、豚鼠或家兔,数分钟内引起心跳骤停,使动物死亡。免疫原性强,感染后 2～3 周,85%～90%的患者产生抗"O"抗体,病愈后可持续数月至 1 年,风湿热患者血清中的 SLO 抗体显著增高,活动性病例升高更为显著,一般其效价在 1∶400 以上。因此,SLO 抗体含量,可作为链球菌新近感染的指标之一,或作为风湿热及其活动性的辅助诊断指标。②溶血素"S"(streptolysin S,SLS):是一种小分子的糖肽,无免疫原性。对氧稳定,对热和酸敏感。血平板所见透明溶血是由"S"所引起的。SLS 溶解红细胞的速度慢于 SLO。

2)致热外毒素(pyrogenic extoxin):又称红疹毒素或猩红热毒素,由携带溶原性噬菌体的A 群链球菌产生,是人类猩红热的主要致病物质,化学组成为蛋白质,较耐热,96℃ 45 分钟才能完全灭活。可引起发热及皮疹。免疫原性强,能刺激机体产生抗毒素,中和该毒素的活性。该毒素还有内毒素样的致热作用,对细胞或组织有损害作用。

2. 所致疾病

A 群链球菌引起的疾病约占人类链球菌感染的 90%以上,其传染源为患者和带菌者。主要通过呼吸道或侵入皮肤黏膜而感染,引起以下几种疾病。

（1）侵袭性感染（化脓性感染）　①皮肤及皮下组织感染:如疖、痈、脓疱疮、蜂窝织炎、丹毒等。沿淋巴管扩张,引起淋巴管炎、淋巴结炎。②其他系统感染:经呼吸道感染可引起急性扁桃体炎、咽峡炎,并向周围蔓延引起脓肿、中耳炎、乳突炎、气管炎、肺炎等。炎症病灶的特点是与周围组织界限不清,脓汁稀薄带血色,细菌易扩散,细菌侵入血流可致败血症。

（2）中毒性疾病　由产生致热外毒素的 A 群链球菌所致的急性呼吸道传染病,又称猩红热。临床特征为发热、咽峡炎及全身弥漫性鲜红色皮疹和疹退后的明显脱屑。少数患者由于超敏反应而出现心、肾损害。

（3）链球菌感染后超敏反应性疾病

1)风湿热:由 A 群溶血性链球菌的多种型别引起,临床表现为发热、游走性非化脓性关节炎,损伤心肌及心瓣膜组织可致全心炎。风湿热的致病机制可能是由于链球菌细胞壁多糖抗原和心肌瓣膜、关节组织糖蛋白有共同抗原性,胞壁蛋白抗原和心肌有共同抗原性,通过Ⅱ型超敏反应(交叉反应)或Ⅲ型超敏反应,造成心脏及关节的炎症性损伤。风湿热常在A群溶血性链球菌感染后1～4周发病,链球菌的反复感染可使病情加剧。

2)急性肾小球肾炎:多见于儿童和青少年,A群溶血性链球菌经皮肤或上呼吸道感染后2～3周,大多数由A群12型链球菌引起。临床表现为蛋白尿、面部水肿和高血压。发病机制也是一种超敏反应。由于链球菌的某些抗原与肾小球基底膜有共同抗原,机体针对链球菌所产生的抗体与肾小球基底膜发生反应,属Ⅱ型超敏反应。由链球菌M蛋白刺激产生的相应抗体形成的免疫复合物沉积于肾小球基底膜,造成基底膜损伤,属于Ⅲ型超敏反应。大部分患者可痊愈,少数患者可转为慢性肾小球肾炎,并最终发展为肾衰竭。

(4)其他链球菌感染　①B群链球菌:为女性阴道正常菌群,带菌率为5％～25％,当机体免疫功能低下时,可引起皮肤感染、心内膜炎、产后感染、新生儿败血症和新生儿脑膜炎。②D群链球菌:其中肠球菌通常寄居在人体皮肤、上呼吸道、消化道和泌尿生殖道,是医院内感染的重要病原菌,可引起尿路感染、腹部感染及败血症。③甲型(草绿色)链球菌:为人类口腔和上呼吸道的正常菌群。在拔牙或摘除扁桃体时,寄居在口腔、龈缝中的草绿色链球菌可侵入血流引起菌血症。若心脏瓣膜已有缺陷或损伤,本菌可在损伤部位繁殖,引起亚急性细菌性心内膜炎。④厌氧链球菌:通常寄居于口腔、肠道及女性阴道,常与其他厌氧菌合并感染引起化脓性炎症,如产后子宫内膜炎、乳腺炎及伤口感染。⑤变异链球菌:是引起龋齿的主要细菌。

3.免疫性

A群链球菌感染后,机体可产生特异性免疫,血清中出现多种抗体,主要是抗M蛋白抗体(IgG),可增强白细胞对链球菌的吞噬及杀伤作用。由于型别多,各型间无交叉免疫,机体可发生链球菌的反复感染。猩红热病后可产生对同型红疹毒素的抗体,建立针对同型细菌的牢固的抗毒素免疫。检测易感人群对猩红热有无感受性的试验称为狄克氏试验(Dick test),即用一定量红疹毒素做皮肤试验。抗链球菌溶血素O抗体不具有保护作用。

(三)实验室检查

根据链球菌所致疾病不同,可采取脓汁、咽拭、血液等标本送检。

1.直接涂片镜检

取脓汁涂片,进行革兰氏染色,镜检,发现革兰氏阳性呈链状排列的球菌,可做出初步诊断。

2.分离培养与鉴定

将脓汁或棉拭直接划线接种在血琼脂平板上,孵育后观察有无链球菌菌落。根据溶血性不同,可区分为甲型、乙型或丙型链球菌。有β溶血的菌落,应与葡萄球菌区别;有α溶血的菌落,要和肺炎链球菌鉴别。疑有败血症的血标本,应先在葡萄糖肉汤中增菌后再在血平板上分离鉴定。遇有心内膜炎的病例,因甲型链球菌生长缓慢,故应至少将培养时间延长至3周以上才能判定结果。

3.血清学试验

抗链球菌溶血素O试验(anti‐streptolysin O test,ASO test),简称抗O试验,常用于风湿热的辅助诊断。风湿热患者血清中的抗O抗体比正常人显著增高,大多在250单位左右,活动性风湿热患者一般超过400单位。

(四)防治原则

链球菌主要通过飞沫传染,应对患者和带菌者及时进行治疗,以减少传染源;空气、器械、敷料等注意消毒;预防感冒,避免链球菌感染;对急性咽峡炎和扁桃体炎患者,尤其是儿童,须彻底治疗,防止超敏反应疾病的发生。A 群链球菌,对磺胺、青霉素及红霉素等都敏感,青霉素 G 为治疗 A 群链球菌感染的首选药物。

三、流感嗜血杆菌

　　流感嗜血杆菌属于嗜血杆菌属,简称流感杆菌。本菌为革兰氏阴性短小杆菌,在恢复期病灶中或长期人工传代后可呈球杆状、长杆状、丝状等多种形态。本菌无鞭毛,不形成芽孢,多数菌株有菌毛,毒力菌株产生荚膜。

　　流感嗜血杆菌对营养的要求高,培养时需 X 和 V 因子。X 因子是一种高铁血红素,为过氧化氢酶、过氧化物酶和细胞色素氧化酶的辅基,耐热,120℃ 29 分钟不被破坏。V 因子是辅酶Ⅰ或辅酶Ⅱ,血液中此因子通常处于抑制状态,经 80～90℃加热 10 分钟破坏红细胞膜上的不耐热抑制物,可使 V 因子释放,故常用巧克力色培养基培养流感嗜血杆菌。当将流感嗜血杆菌与金黄色葡萄球菌一起培养时,由于后者可产生 V 因子,故距葡萄球菌菌落近的流感嗜血杆菌菌落较大,越远则渐小,称为"卫星现象"。

　　根据荚膜多糖免疫原性的不同,将有荚膜流感嗜血杆菌分为 a、b、c、d、e、f 六个型别,其中 b 型致病力强,f 型次之。流感嗜血杆菌的致病因素为菌毛、荚膜、内毒素。可致以下感染:①原发感染,多为由 b 型菌株导致的急性化脓性炎症,如脑膜炎、鼻咽炎、心包炎、气管炎、肺炎等;②继发感染,常在流感、麻疹、百日咳、肺结核等感染后发生。

　　诊断流感嗜血杆菌感染时,可采集脑脊液、鼻咽分泌物、痰及血液等进行涂片、染色、镜检,若可疑菌较多,可直接用特异性血清进行荚膜肿胀试验,阳性即可确诊。将脑脊液沉渣及其他检材接种于巧克力平板和血平板上进行分离培养,依可疑菌落的形态、培养特性、卫星现象及荚膜肿胀试验等可以鉴定。

　　对流感嗜血杆菌感染可接种荚膜多糖菌苗进行特异性预防,治疗可用氨苄西林、氯霉素等。特异性免疫血清与磺胺药物合用对该菌并发脑膜炎的治疗效果尤佳。

四、葡萄球菌

　　详见第二十二章。

五、其他细菌

　　嗜肺军团菌、百日咳鲍特菌、肺炎克雷伯菌、白喉棒状杆菌、炭疽芽孢杆菌的主要特性见表17-1。

表 17-1　其他可经呼吸道感染的细菌的主要特性

菌　名	主要生物学特性	致病性与免疫性	防治原则
嗜肺军团菌	G⁻杆菌,形态易变,有微荚膜,有菌毛和单端鞭毛,需氧,对营养的要求高,生长缓慢	致病物质是多种酶类、细胞毒素等,直接损伤宿主;所致疾病称军团菌病,有流感样型、肺炎型和肺外感染型;细胞免疫在抗菌感染过程中起重要作用	防止军团菌造成空气和水源的污染,是预防军团菌病扩散的重要措施;治疗首选红霉素

菌　名	主要生物学特性	致病性与免疫性	防治原则
百日咳鲍特菌	G⁻短小杆菌，新分离菌株有荚膜和菌毛；对营养的要求高，常用 B-G 培养基培养，生长缓慢	主要以菌毛黏附在呼吸道上皮细胞表面生长、繁殖，产生毒素，引起局部炎症、坏死，上皮细胞纤毛运动破坏，导致阵发性痉挛性咳嗽；所致疾病称百日咳；病后可获得持久免疫力，SIgA 的作用重要	早发现、早隔离、早治疗；儿童接种 DPT 疫苗；治疗首选红霉素、氨苄西林等
肺炎克雷伯菌	G⁻短粗杆菌，常成双排列，有较厚的荚膜，多数有菌毛	为条件致病菌，当机体免疫力降低、应用免疫抑制剂或长期使用抗生素导致菌群失调时，可引起内源性感染，引起典型的原发性肺炎、支气管炎，也可引起各种肺外感染	对多种抗生素耐药，需做药物敏感试验选择用药
白喉棒状杆菌	G⁺杆菌，常一端或两端膨大呈棒状；用美兰短时间染色，菌体着色颜色不同，称异染颗粒；在亚碲酸钾血琼脂平板上菌落呈黑色	致病物质是白喉外毒素、索状因子；所致疾病称白喉；6 个月至 5 周岁儿童易感，感染后可获得牢固免疫力	注射白喉类毒素是预防白喉的重要措施，儿童接种 DPT 疫苗；治疗采取早期、足量注射白喉抗毒素血清，并配合使用抗生素
炭疽芽孢杆菌	G⁺粗大杆菌，两端截平，培养后则形成竹节状，有荚膜、芽孢，专性需氧	致病物质是炭疽毒素、荚膜；所致疾病称炭疽病，有皮肤炭疽（为主）、肺炭疽、肠炭疽；感染后可获得持久性免疫力	加强病畜管理；特异性预防用炭疽减毒活疫苗；治疗首选青霉素

第二节　常见呼吸系统感染的病毒

一、流行性感冒病毒

流行性感冒病毒(influenza virus)，简称流感病毒，是流行性感冒（简称流感）的病原体，包括人类的甲、乙、丙型流感病毒以及引起动物（如猪、禽类等）流感的病毒等，均属于正黏病毒科。流感发病率高，传播快，其中甲型流感病毒在人类流感流行中最重要，在历史上曾引起数次世界性流感大流行。

（一）生物学特性

1. 形态与结构

流感病毒呈球形或丝状，球形直径为 80～120nm，核衣壳呈螺旋对称，外有包膜。病毒体的结构可分为核衣壳和包膜（图 17-2，图 17-3）。

（1）核衣壳　核衣壳为病毒结构的最内层，由核酸、RNA 聚合酶及核蛋白构成。核酸为单股负链 RNA，分 8 个节段（丙型为 7 个节段），每一节段为病毒的一个基因。病毒进入细胞后分节段的核酸分别复制，装配时易发生不同节段间基因的重排而导致变异，出现新病毒株，这

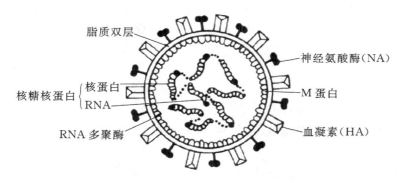

图 17-2 流感病毒结构示意图

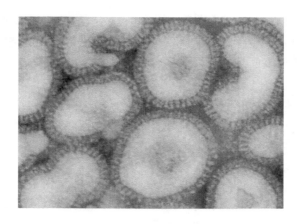

图 17-3 流感病毒电镜形态

是流感病毒易变异并引起流行的重要原因。每个 RNA 节段外包绕核蛋白(NP),RNA 和 NP 合称为核糖核蛋白(RNP),即核衣壳。病毒核蛋白为可溶性抗原,免疫原性稳定,具有型特异性,是流感病毒分型的依据。

(2)包膜 流感病毒的包膜有两层:内层为病毒基因编码的基质蛋白(M 蛋白),免疫原性稳定,亦具有型特异性;外层为来自宿主细胞的脂质双层膜,其上镶嵌有由病毒基因编码的两种刺突,血凝素(hemagglutinin,HA)和神经氨酸酶(neuraminidase,NA)。二者是划分流感病毒亚型的依据,免疫原性极易变异。

1)血凝素(HA):占病毒蛋白的 25%,为包膜上呈柱状突起的糖蛋白刺突。HA 的主要功能有以下方面。①凝集红细胞:通过与红细胞表面的糖蛋白受体结合,引起多种动物或人红细胞凝集,但病毒特异性抗体可以抑制红细胞凝集的形成。用红细胞凝集试验与红细胞凝集抑制试验可辅助检测和鉴定流感病毒。②吸附宿主细胞:HA 通过与细胞表面特异性受体结合而促进流感病毒与宿主细胞的吸附,与病毒的组织嗜性和病毒进入细胞的过程有关。③具有免疫原性:HA 刺激机体产生的特异性抗体,具有中和病毒感染性和抑制血凝的作用,为保护性抗体。

2)神经氨酸酶(NA):占病毒蛋白的 5%,是流感病毒包膜上呈蘑菇状突起的糖蛋白刺突,亦具有亚型特异性。NA 的主要功能有三个方面。①参与病毒的释放:通过水解位于细胞膜表面糖蛋白末端的神经氨酸,促使成熟病毒体的芽生释放。②促进病毒扩散:通过破坏病毒与宿主细胞膜上病毒特异受体的结合,液化细胞表面黏液,促进病毒从细胞上解离,有利于病毒的扩散。③具有免疫原性:NA 刺激机体产生的抗体可阻止病毒的释放与扩散,但不能中和病毒的感染性。

2. 分型与变异

根据 RNP 和 M 蛋白的不同,可将流感病毒分为甲、乙、丙三型。其中甲型流感病毒最易发生变异,根据 HA 和 NA 免疫原性不同,可再将甲型流感病毒分为若干亚型。流感病毒的抗原变异有两种形式。

(1)抗原性漂移 其变异幅度小,属于量变,是由点突变造成的免疫原性的微小变化,所形成的新的病毒变异株只在小范围内引起甲型流感病毒中、小型流行,是人群免疫力、病毒自然选择、基因点突变的结果。

(2)抗原性转变 抗原性转变的变异幅度大,属质变,导致新亚型的出现。由于人群普遍缺少对变异株的免疫力,故新亚型出现时易引起大范围流行,甚至世界性大流行,其主要原因可能是流感病毒不同亚型之间发生基因重排,或动物与人流感病毒之间发生基因重排。

3. 培养特性

最常用鸡胚培养,初次分离接种羊膜腔,阳性率高,传代后可接种于尿囊腔。细胞培养一般用人胚肾或猴肾细胞。流感病毒在鸡胚和组织细胞中增殖均不引起明显的病变,用红细胞凝集试验或红细胞吸附试验以及免疫学方法可证实病毒的存在。

4. 抵抗力

流感病毒抵抗力弱,56℃ 30 分钟可灭活,室温下传染性很快消失,酸性条件下更易失活,0～4℃条件下能存活数周,－70℃条件下可以长期保存,对干燥、紫外线、乙醇、甲醛、乳酸、脂溶剂等化学消毒剂敏感。

(二)致病性和免疫性

传染源主要是急性期患者,人群对流感病毒普遍易感。发病初期,患者鼻咽分泌物中含有大量病毒,并随飞沫经呼吸道进入机体。病毒在呼吸道上皮细胞内大量增殖,细胞坏死脱落,黏膜局部充血水肿,导致患者出现鼻塞、流涕、咽痛、干咳等上呼吸道感染症状。病毒还可释放毒素样物质入血,引起发热、头痛、全身酸痛等中毒反应。病毒可向下蔓延引起下呼吸道感染,年老体弱者可继发细菌性肺炎,是导致流感患者死亡的主要原因。流感病毒局限于呼吸道黏膜内增殖,一般不引起病毒血症。

机体感染流感病毒后可产生针对流感病毒血凝素的血清,它可中和抗体和呼吸道黏膜 SIgA,对同型流感病毒有短暂免疫力,一般能维持 1～2 年。

(三)实验室检查

在流感流行期,根据典型症状即可做出临床诊断。为监测病毒的抗原变异和流行情况,则需进行病毒分离鉴定。

1. 病毒分离和鉴定

取急性期患者咽漱液或咽拭子,用抗生素处理后接种于鸡胚羊膜腔,35℃孵育 2～4 天后取羊水做血凝试验判断有无病毒,如有流感病毒生长,再用已知免疫血清进行血凝抑制试验以鉴定病毒的亚型和种。也可将标本接种于易感细胞,如原代猴肾细胞,进行分离培养和鉴定。

2. 病毒成分的检测

取鼻咽拭子在玻片上涂抹,干燥固定后,应用免疫荧光法检测病毒的抗原,此法简便、实用、快速。也可用核酸杂交、PCR 等方法检测病毒的核酸。

3. 血清学诊断

将流感患者急性期(发病 5 天内)和恢复期(发病 2～4 周)血清同时进行血凝抑制试验,恢复期血抑抗体量高于急性期 4 倍或 4 倍以上者,有诊断价值。

(四)防治原则

流感病毒传染性强、传播快,特别是甲型流感病毒,能在短期内引起世界性流感大流行。迄今尚无有效的治疗药物,因此预防在控制发病和阻止流行中十分重要。流行期间应尽量避免人群聚集,必要时应戴口罩。公共场所可用乳酸蒸汽进行空气消毒。通常每 100m³ 空气用 2～4ml 乳酸溶于 20～40ml 水中加热蒸发消毒。免疫接种是预防流感的有效方法,但必须与当前流行株的型别相同。目前应用较多的是三价灭活疫苗(甲型的两个亚型和一个乙型)。

对流感的治疗主要是对症治疗和预防继发性细菌感染。盐酸金刚烷胺可抑制甲型流感病毒的穿入和脱壳过程。神经氨酸酶抑制剂奥司他韦可选择性抑制流感病毒的 NA 活性,在发病 24～48 小时使用,可减轻症状。干扰素滴鼻及中草药板蓝根、大青叶等有一定疗效。继发细菌感染时应使用抗生素。

二、呼吸道合胞病毒

呼吸道合胞病毒(respiratory syscytial virus, RSV)是引起婴幼儿下呼吸道感染最常见的病毒,典型表现为细支气管炎和支气管肺炎,在成人和较大儿童则引起上呼吸道感染。因其在细胞培养中能形成特殊的细胞融合病变而得名。

呼吸道合胞病毒呈球形,单个病毒颗粒具有多形性,有包膜,其上有 F 和 G 糖蛋白两种刺突。G 蛋白对宿主细胞有吸附作用,F 蛋白是融合蛋白。RSV 可在人胚肾细胞、猴肾细胞以及 Hela 等传代细胞内增殖,形成多核巨细胞和胞质内嗜酸性包涵体。

RSV 可经飞沫通过呼吸道传播,也可由污染的手、物品接触眼或鼻黏膜感染。病毒感染局限于呼吸道,不引起病毒血症。病毒在呼吸道上皮细胞中增殖后引起细胞融合,致病机制尚未完全清楚,可能主要是由病理性免疫应答引起细胞损伤。由于支气管和细支气管内坏死物与黏液等混合在一起,易阻塞婴幼儿气道,故若处理不及时,死亡率高。大约有 60% 急性婴幼儿喘息性细支气管或肺炎由 RSV 引起,较大儿童和成人则主要表现为上呼吸道感染。另外,RSV 也是医院内感染的重要病原体。

机体感染 RSV 后获得的免疫力不强,故可重复感染。母体通过胎盘传给胎儿的抗体不能防止婴幼儿感染。至今尚无安全、有效的疫苗。治疗方法主要是用肾上腺素缓解喘息症状,用利巴韦林抑制 RSV 复制所需酶类,用 IFN 滴鼻减轻症状,缩短病程等。

三、麻疹病毒

麻疹病毒(measles virus)是麻疹的病原体。麻疹是儿童期常见的急性传染病,但也可感染其他年龄段的人群,感染率和发病率都很高。近年由于疫苗的广泛应用,麻诊的发病率明显下降,发病年龄推迟。目前,世界卫生组织已将麻疹列为要消灭的传染病之一。

(一)生物学特性

麻疹病毒为球形有包膜的单股负链 RNA 病毒,核酸不分节,核衣壳呈螺旋对称,包膜上含两种糖蛋白刺突:血凝素(HA)和融合蛋白(F 蛋白),可分别凝集和溶解红细胞,F 蛋白还可引起细胞融合,形成多核巨细胞,感染细胞的核和胞质内可见嗜酸性包涵体。麻疹病毒抵抗力低,对热、紫外线、脂溶剂(如乙醇、氯仿)等敏感。

(二)致病性与免疫性

麻疹病毒的传染源为急性期患者。通过飞沫直接传播或通过鼻咽腔分泌物污染玩具、用具,感染易感人群。麻疹病毒传染性极强,易感者初次接触发病率几乎达 100%,隐性感染少见。病毒首先在局部黏膜上皮细胞和淋巴组织中增殖,进入血流形成第一次病毒血症,随后进入全身淋巴组织,大量增殖后再次入血,形成第二次病毒血症,病毒随之扩散至全身皮肤、黏膜,有时甚至可达中枢神经系统。临床表现为高热、咳嗽、畏光、流泪、眼结膜充血等前驱症状,患儿此时在颊黏膜处出现微小的灰白色外绕红晕的黏膜斑,称为柯氏斑(Koplik 斑),有助于早期诊断。前驱期后 1~2 天,患者自头颈躯干至四肢的全身皮肤相继出现红色斑丘疹,此时病情最为严重。待疹出全后,体温下降,皮疹渐消退,脱屑。麻疹一般可以自然康复,但少数机体免疫功能低下者易继发细菌感染,导致肺炎、中耳炎、脑炎等并发症,甚至死亡。约百万分之一的患儿在病后若干年,多在学龄前出现急性感染后的迟发性并发症——亚急性硬化性全脑炎(SSPE),表现为大脑功能渐进性衰退,患儿于 1~2 年死亡。这可能与病毒在脑组织内潜伏感染、病毒复制不全产生的缺损病毒导致的免疫病理损伤有关。

麻疹病毒免疫原性强,且只有一个血清型,病后可获牢固免疫力。来自母体的抗体可保护婴儿 6 个月内免于感染。清除体内病毒主要依靠细胞免疫,T 细胞缺陷者会出现麻疹持续感染状态,甚至死亡。

(三)特异性预防

应用麻疹减毒活疫苗是最有效的预防措施。我国对 8 月龄婴儿普遍实行初次免疫接种,接种后抗体阳转率达 90% 以上,7 岁时复种一次,免疫力一般可维持 10~15 年。对接触麻疹的易感者,可用丙种球蛋白或胎盘球蛋白进行紧急预防,能有效地阻止发病或减轻症状。

四、副流感病毒

副流感病毒(parainfluenza virus)具有副黏病毒的典型形态和性状,有 5 个血清型,感染人类的主要是 1、2、3 型,通过飞沫或直接接触传播。病毒增殖仅限于呼吸道黏膜上皮,一般无病毒血症。感染可发生于任何年龄,但以婴幼儿症状为重,常发生严重哮喘(多由 1、2 型引起),造成呼吸道闭塞,甚至导致窒息死亡。另外,还可引起气管炎、毛细支气管炎(多由 3 型引起)和肺炎等下呼吸道感染。来自母亲的抗体无防止感染的作用,SIgA 可能对再感染有预防作用,但维持时间较短。

五、其他病毒

鼻病毒、腮腺炎病毒、腺病毒、冠状病毒的主要特性见表 17-2。

表 17-2　鼻病毒、腮腺炎病毒、腺病毒、冠状病毒的主要特性

病毒名	主要特性	致病性	防治原则
鼻病毒	球形,属于小 RNA 病毒科,20 面体,无包膜;不耐酸;现发现有 114 种血清型	在成人引起普通感冒等上呼吸道感染;在儿童不仅能引起上呼吸道感染,而且能引起支气管炎和肺炎	感染后对同型病毒有免疫力,但由于型多,可发生抗原漂移,引起反复再感染;干扰素有一定治疗效果
腮腺炎病毒	球形,核衣壳呈螺旋对称,单链 RNA,仅有一个血清型	引起腮腺炎、睾丸(卵巢)炎、脑膜炎等,病后可获持久免疫	早发现、早隔离;接种疫苗;中草药有一定治疗效果
腺病毒	球形,螺旋对称,双链 DNA,20 面体,无包膜	引起婴幼儿咽炎、支气管炎、肺炎、结膜炎、胃肠炎等	以对症治疗和抗病毒治疗为主
冠状病毒	球形,螺旋对称,单链 RNA,20 面体,有包膜	引起普通感冒和咽喉炎;某些毒株可引起成人腹泻;SARS-CoV 引起严重急性呼吸道综合征;MERS-CoV 引起中东呼吸综合征	疫苗正在研制中,治疗采用干扰素、激素、抗生素、中草药等

 目标检测

1. 简述呼吸系统感染常见病毒的主要生物学特性、致病性及特异性防治原则。
2. 病例分析。

病例一

18 岁女学生。近 1 个多月来咳嗽、痰中时有血丝,消瘦并常感疲惫乏力、午后微热、心悸、盗汗、食欲不振。胸部 X 线平片检查可见右肺纹理增粗,右肺尖有片状阴影。

分　析

该患者高度怀疑为何种病原体引起的疾病? 如果要取痰涂片进行临床检查,应选择何种染色方式?

病例二

2 岁幼儿。38.5℃,咳嗽 5 天,咳嗽时嘴唇青紫,哭闹,双肺下部有湿啰音,X 线片示双下肺有阴影,肺门淋巴结未见异常,WBC $1.4 \times 10^3/\mu l$,中性粒细胞 75%,淋巴细胞 27%,余未见异常。

分　析

分析该患儿所患疾病是肺炎吗? 是细菌还是病毒感染的可能性大? 后续应进行何种微生物检查?

病例三

4 岁女孩。因发热、游走性关节炎和心肌炎而入院。其父母陈述大约两周前,该女孩出现严重的喉痛,伴发热和胃痛,但病情几天后自然消退。入院前两天,患儿开始出现面部、颈部和四肢奇怪的运动。在检查中

发现这些是无意识、无目的、不适当的运动,实验室检查显示白细胞增多,蛋白水平升高,血沉速度加快,常规血培养结果阴性,但患者血清中发现高滴度抗链球菌溶素"O"抗体。

分 析

该女孩最可能患的是何种疾病?该病是由何种微生物感染引起的?

(邓　琦)

第十八章　常见消化系统感染的病原微生物

【掌握】常见消化系统感染的细菌和病毒的主要生物学特性、致病性。

【熟悉】常见消化系统感染的细菌和病毒的实验室检查方法。

【了解】常见消化系统感染的细菌和病毒的防治原则。

第一节　常见消化系统感染的细菌

一、埃希菌属

埃希菌属（*Escherichia*）的细菌一般不致病，为人和动物肠道中的常居菌，其中以大肠埃希菌（*E. coli*）为埃希菌属的代表菌，其在一定条件下可引起肠道外感染，某些血清型菌株的致病性强，可引起腹泻。

（一）生物学特性

1. 形态与染色

埃希菌属的细菌大小为(0.4~0.7)μm×(1~3)μm，无芽孢，为革兰氏阴性杆菌。大多数菌株有动力鞭毛，有普通菌毛与性菌毛，某些菌株（如肠外感染菌株）有多糖类包膜(图18-1)。

2. 培养特性与生化反应

在血琼脂平板上，有些菌株产生β型溶血。在鉴别或选择培养基上形成有色、直径为2~3mm的光滑型菌落。能发酵葡萄糖、乳糖等多种糖类产酸、产气，发酵乳糖是埃希菌属与沙门菌属、志贺菌属的区别。吲哚、甲基红、VP、枸橼盐(IMViC)试验结果分别为"＋ ＋ － －"。

3. 抗原构造

该菌主要有O、H、K三种抗原。O抗原有170多种，是血清分型的基础；H抗原有56种以上；K抗原有100多种。K抗原又分为L、A、B三型。一个菌株只含一种型别的K抗原。大肠埃希菌血清型的表示方式是按O：K：H排列，如O8：K40：H9或O27：H20等。

4. 抵抗力

该菌对热的抵抗力较其他肠道微生物强，55℃加热60分钟或60℃加热15分钟仍有部分

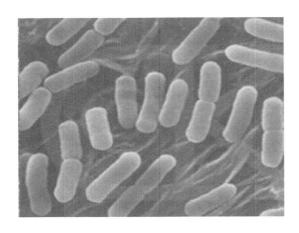

图 18-1　大肠埃希菌电镜形态

细菌存活。在自然界的水中可存活数周至数月,在温度较低的粪便中存活更久。胆盐、煌绿等对大肠埃希菌有抑制作用。该菌对磺胺、链霉素、氯霉素等敏感,但易产生耐药性。

(二)致病性与免疫性

1. 致病因素

(1)侵袭力　①K 抗原:具有抗吞噬,抵抗补体和抗体的作用。②菌毛:可使细菌黏附于肠黏膜表面,某些菌株菌毛的黏附作用高度专一,又称为定居因子。

(2)毒素　①肠毒素:由肠产毒型大肠埃希菌产生,分为耐热肠毒素(ST)和不耐热肠毒素(LT)两种,均由质粒控制;有些菌株仅产生一种(ST/LT),有些菌株可产生两种。②志贺样毒素:由肠出血型大肠埃希菌产生,为细胞毒素。③内毒素:为 G^- 菌的脂多糖。

2. 所致疾病

(1)肠外感染　大肠埃希菌在肠道内一般不致病,当侵入肠外组织或器官时,可引起化脓性炎症,以泌尿系感染最常见,如尿道炎、膀胱炎、肾盂肾炎;亦可致胆囊炎、腹膜炎、肺炎和术后创口感染等;在婴儿、老年人或免疫功能极度低下者,可致败血症、新生儿脑膜炎等。

(2)腹泻　某些血清型菌株致病性强,能直接引起急性腹泻,根据其致病机制分为五种类型。

1)肠产毒型大肠埃希菌(enterotoxigenic *E. coli*,ETEC):是婴幼儿和旅游者腹泻的主要致病菌。该菌株的致病物质主要是肠毒素和定居因子,内毒素 LPS 和 K 抗原也参与致病。所致疾病可表现为轻度腹泻或类似霍乱样的严重腹泻。ETEC 可产生 ST 和 LT 两种肠毒素。ST 的分子量较小,免疫原性弱,可通过激活肠黏膜细胞上的鸟苷酸环化酶,使胞内 cGMP 水平升高,导致肠液分泌而发生腹泻。LT 对热不稳定,65℃ 30 分钟即被破坏。LT 的免疫原性和致泻机制与霍乱肠毒素相似。

2)肠致病型大肠埃希菌(enteropathogenic *E. coli*,EPEC):是引起婴幼儿腹泻的主要致病菌,严重者可致死,成人少见。该菌不产生肠毒素,主要黏附于小肠黏膜表面的微绒毛,并大量繁殖,致使刷状缘被破坏、微绒毛萎缩、上皮细胞排列紊乱和功能受损,造成严重水样腹泻。

3)肠侵袭型大肠埃希菌(enteroinvasive *E. coli*,EIEC):主要引起较大儿童和成人的腹泻,但较少见。该菌不产生肠毒素,依靠侵袭力侵入结肠黏膜上皮细胞内生长、繁殖,产生内毒素破坏细胞,引起炎症和溃疡,导致腹泻。患者的大便为黏液血性,临床表现类似细菌性痢疾。该菌无动力,生化反应和抗原结构也与志贺菌相似,故易误诊为志贺菌感染。

4)肠出血型大肠埃希菌(enterohemorrhagic *E. coli*,EHEC):为出血性结肠炎和溶血性尿毒综合征的致病菌,其血清型主要是 O157：H7。该菌能产生志贺样毒素。该菌依靠菌毛黏附于回肠、盲肠和结肠上皮细胞,释放毒素,引起出血性结肠炎。其症状轻重不一,可为轻度水泻至伴剧烈腹痛的血便。10 岁以下的患儿可并发急性肾衰竭、血小板减少、溶血性贫血的溶血性尿毒综合征。

5)肠集聚型大肠埃希菌(enteroaggregative *E. coli*,EaggEC):该菌经菌毛黏附于肠黏膜,在其表面聚集呈砖块状排列,可产生肠集聚耐热肠毒素,引起婴儿持续性水样腹泻、脱水,偶有血便。

(三)实验室检查

1.临床标本检查

(1)标本　肠道外感染者取中段尿、血液、脓液、脑脊液等,腹泻者取粪便。

(2)分离培养与鉴定　粪便标本直接接种于肠道杆菌选择培养基。血液需先经肉汤增菌,再转种于血琼脂平板。其他标本可同时接种血琼脂平板和肠道杆菌选择培养基。37℃孵育18~24 小时后,观察菌落并涂片染色镜检。还可通过生化反应进行鉴定。

2.卫生细菌学检查

寄居于肠道中的大肠埃希菌不断随粪便排出体外,污染周围环境和水源、食品等。取样检查时,样品中大肠埃希菌的数量越多,表示样品被粪便污染得越严重,也间接表明样品中存在肠道致病菌的可能性越大。因此,卫生细菌学以"大肠菌群数"作为饮水、食品等粪便污染的指标之一。

(1)细菌总数　检测每毫升或每克样品中所含细菌数,采用倾注培养计算。我国规定的卫生标准是每毫升饮水中的细菌总数不得超过 100 个。

(2)大肠菌群　大肠菌群是指在 37℃ 24 小时内发酵乳糖产酸产气的肠道杆菌,包括埃希菌属、枸橼酸杆菌属、克雷伯菌属等。我国的卫生标准是每 1000ml 饮水中不得超过 3 个大肠菌群;瓶装汽水、果汁等每 100ml 大肠菌群不得超过 5 个。

(四)防治原则

疫苗预防接种已在畜牧业领域中开展了广泛研究,在家畜中,用菌毛疫苗防治新生畜崽腹泻已获得成功。使用人工合成的 ST 产物与 LT B 亚单位交联疫苗可以预防人类肠产毒型大肠埃希菌的感染。

预防应加强饮食卫生检查,避免食用不洁的食物或饮用污染的水。母乳中 SIgA 可中和大肠埃希菌肠毒素,故母乳喂养婴儿可减少婴儿腹泻的发生。严格无菌操作,防止医院感染。治疗应及时纠正水和电解质平衡紊乱,抗菌药物可选用磺胺、庆大霉素、卡那霉素、诺氟沙星、环丙沙星等,但易产生耐药性。因此抗菌药物治疗应在药物敏感试验的指导下进行。

二、志贺菌属

志贺菌属(*Shigella*)是人类细菌性痢疾最为常见的病原菌,通常称为痢疾杆菌。

(一)生物学特性

1. 形态与染色

志贺菌属细菌的大小为$(0.5\sim0.7)\mu m\times(2\sim3)\mu m$,无芽孢,无荚膜,无鞭毛,多数有菌毛,为革兰氏阴性杆菌。

2. 培养特性与生化反应

志贺菌属细菌为兼性厌氧菌,在普通培养基上生长良好,形成中等大小、半透明的光滑型菌落。在肠道菌鉴别培养基上形成无色菌落;能分解葡萄糖产酸但不产气,除宋内志贺菌迟缓发酵乳糖外,其他志贺菌属细菌多不分解乳糖,不分解尿素,不产生 H_2S;甲基红试验阳性,吲哚试验多为阴性,VP 和枸橼酸盐利用试验阴性。根据对乳糖、甘露醇的分解能力,以及吲哚、鸟氨酸脱羧酶试验等可将志贺菌进行分类(表 18-1)。

表 18-1 志贺菌属的抗原分类与主要生化反应

菌　种	群　型	亚　型	乳　糖	甘露醇	鸟氨酸脱羧酶
痢疾志贺菌	A 1～10	8a、8b、8c	—	—	—
福氏志贺菌	B 1～6	1a、1b、1c;2a、2b;	—	＋	—
	x、y 变种	3a、3b、3c;4a、4b			
鲍氏志贺菌	C 1～18		—	＋	—
宋内志贺菌	D 1		＋迟缓/—	＋	＋

3. 抗原构造

本属细菌有 O 和 K 两种抗原,O 抗原又分为群特异性抗原和型特异性抗原,依据 O 抗原的不同将志贺菌属分为四群(种)40 多个血清型。K 抗原有阻止 O 抗原与相应抗体发生凝集的作用,加热 100℃ 60 分钟可消除此作用。我国以福氏志贺菌多见,其次是宋内志贺菌。

4. 变异性与抵抗力

该菌属的抗原构造、生化反应、毒力和对药物的敏感性均易发生变异。其抵抗力较其他肠道杆菌弱,加热 60℃ 10 分钟即被杀死,对酸和一般消毒剂敏感,在粪便中由于其他细菌产酸,可使志贺菌于数小时内死亡。因此,采集粪便标本做分离培养时,应取新鲜粪便立即送检。在适宜的温度下,本属细菌可在水和食品中繁殖,而引起水源和食物型感染的暴发、流行。

(二)致病性与免疫性

1. 致病因素

(1)侵袭力 菌毛能黏附于回肠末端和结肠黏膜上皮细胞表面,继而侵入上皮细胞内生长、繁殖,并扩散至邻近细胞,引起炎症反应。细菌一般不侵入血流。具有 K 抗原的志贺菌致病力较强。

(2)内毒素 本属细菌都有毒性很强的内毒素。内毒素作用于肠黏膜可使其通透性增高,促进毒素吸收,引起发热、神志障碍,甚至中毒性休克。内毒素可破坏肠黏膜,形成炎症、溃疡,出现脓血黏液便。内毒素还可作用于肠壁自主神经系统,使肠道功能失调、肠蠕动紊乱和痉挛,尤其是直肠括约肌痉挛最明显,出现腹痛、里急后重等症状。

(3)外毒素 A 群志贺菌 1 型和 2 型可产生毒性很强的外毒素,即志贺毒素。该毒素具有神经毒性、细胞毒性和肠毒性等,可严重损伤中枢神经系统,使肠黏膜细胞变性坏死,并可导致肠黏膜细胞分泌大量肠液而致水样泻。由此种菌株引起的痢疾病情比较重。

2.所致疾病

由该菌属引起的细菌性痢疾,是最常见的肠道传染病。其传染源是患者和带菌者,人类对此菌易感,食入 10~200 个细菌就可使人发病,潜伏期 1~3 天。由志贺菌属引起的细菌性痢疾可分为以下三种类型。

(1)急性菌痢 起病急、症状重,常有发热、腹痛、腹泻、里急后重,排出脓血黏液便等典型症状。

(2)慢性菌痢 病程在 2 个月以上,常反复发作,呈慢性过程。多为急性菌痢治疗不彻底所致,营养不良、胃酸过低、伴有肠寄生虫病或免疫功能低下者易患慢性菌痢。

(3)中毒性菌痢 中毒性菌痢多见于儿童的急性感染,其特点是在消化道症状出现前,表现为全身中毒症状,如高热、昏迷、微循环衰竭和休克等。病情凶险,死亡率较高。

3.免疫性

病后可获得一定程度的免疫力,主要免疫因素是消化道黏膜表面的分泌型 IgA。因该菌一般不入血,菌型较多,故免疫力维持时间短且不稳固。

(三)实验室检查

1.标本采集

取患者粪便的脓血或黏液部分立即送检。若不能及时送检,可保存在 30% 甘油缓冲盐水中。中毒性菌痢者可用肛拭子检查。

2.分离与鉴定

将标本直接接种于肠道菌鉴别或选择培养基,37℃培养 18~24 小时,取无色半透明的可疑菌落,进行生化反应和血清学鉴定,以确定菌群和菌型。

3.快速诊断法

快速诊断法有免疫荧光菌球法、协同凝集试验、PCR 直接检测技术等。

(四)防治原则

特异性预防主要是口服减毒活疫苗。如福氏和宋内氏依赖链霉素变异株多价活疫苗,能刺激肠道产生 SIgA,但免疫力弱,维持时间短,故大规模应用还受到一定限制。

预防原则为加强饮食卫生管理,防蝇灭蝇。治疗可用磺胺、氨苄西林、诺氟沙星、盐酸小檗碱等。中药,如黄连、黄柏、白头翁、马齿苋等均有一定疗效。

三、沙门菌属

沙门菌属(*Salmonella*)是肠杆菌科中另一大群寄居于人和动物肠道中生化反应和抗原构造相似的 G⁻ 杆菌,为纪念猪霍乱杆菌发现者之一 Salmon(美,1885 年)而命名。沙门菌属细菌的血清型目前已发现 2500 多种,仅少数沙门菌(如伤寒、甲型副伤寒等)对人致病。此外,猪霍乱、鼠伤寒、肠炎等沙门菌对人和动物均能致病。

(一)生物学特性

1.形态与染色

沙门菌属细菌的大小为(0.6~1)μm×(2~3)μm,绝大多数有周身鞭毛。无荚膜、芽孢。多数有菌毛。

2. 培养特性与生化反应

沙门菌属细菌兼性厌氧,在普通培养基上生长良好,形成半透明、圆形、中等大小的光滑型菌落。如在培养基中加入胆汁或胆盐、煌绿等可抑制其他肠道杆菌的生长,而利于沙门菌的生长。因其不分解乳糖,故在 SS 琼脂或中国蓝平板上形成无色菌落。其生化特性见表 18-2。

表 18-2　主要致病性沙门菌的生化特性

菌名	葡萄糖	乳糖	麦芽糖	甘露醇	蔗糖	硫化氢	尿素	吲哚	甲基红	VP	枸橼酸盐利用	赖氨酸脱羧酶	鸟氨酸脱羧酶
伤寒沙门菌	+	−	+	+	−	−/+	−	−	+	−	−	+	−
甲型副伤寒沙门菌	⊕	−	⊕	⊕	−	−/+	−	−	+	−	−	−	+
肖氏沙门菌	⊕	−	⊕	⊕	−	+++	−	−	+	−	+	+	+
希氏沙门菌	⊕	−	⊕	⊕	−	+++	−	−	+	−	+	+	+
鼠伤寒沙门菌	⊕	−	⊕	⊕	−	+++	−	−	+	−	+	+	+
猪霍乱沙门菌	⊕	−	⊕	⊕	−	+/−	−	−	+	−	+	−	+
肠炎沙门菌	⊕	−	⊕	⊕	−	+++	−	−	+	−	−	+	+

3. 抗原构造

沙门菌属主要有 O 和 H 两种抗原。少数菌具有表面抗原,功能与大肠埃希菌的 K 抗原相似,一般认为与毒力有关,故称 Vi 抗原。

(1)O 抗原　沙门菌 O 抗原为细菌细胞壁脂多糖中的特异性多糖部分,以阿拉伯数字顺序排列。每个沙门菌血清型含一种或数种 O 抗原,分类时将具有相同 O 抗原的沙门菌归为一个组,引起人类疾病的大多在 A~E 组。O 抗原刺激机体产生的抗体主要为 IgM 类抗体。

(2)H 抗原　H 抗原有两相,第 1 相特异性高,称特异相,用 a、b、c……表示。第 2 相特异性低,可为多种沙门菌共有,故称非特异相,用 1、2、3……表示。同时具有第 1 相和第 2 相 H 抗原的,称双相菌;仅有一相者称单相菌。每一组沙门菌根据 H 抗原不同,可进一步分成不同种和型。H 抗原刺激机体产生的抗体主要为 IgG 类抗体。

(3)Vi 抗原　Vi 抗原存在于菌体表面,为不耐热的酸性多糖聚合体,加热至 60℃ 30 分钟或经苯酚处理即被破坏。新分离的伤寒与希氏沙门菌等少数菌具有 Vi 抗原,人工培养传代后易消失。它可阻止 O 抗原与相应抗体的凝集反应。

4. 抵抗力

沙门菌不耐热,60℃ 15 分钟即死亡。在 70% 乙醇或 5% 苯酚中 5 分钟可被杀死。在水中能生存 2~3 周,粪便中可存活 1~2 个月,在冰冻土壤中可过冬。对氯霉素很敏感。

(二)致病性与免疫性

1. 致病因素

(1)侵袭力　有毒株能吸附于小肠黏膜上皮细胞表面,并穿过上皮细胞层到达皮下组织。在此部位的细菌可被吞噬,但不被杀死,在吞噬细胞内生长、繁殖,并可随其移动而将细菌带至其他部位。Vi 抗原具有抗吞噬,阻挡抗体与补体结合的作用。

（2）内毒素　该属菌有较强的内毒素,可致机体发生发热、白细胞减少、中毒性休克等;并能激活补体系统,产生多种活性介质,吸引白细胞而导致肠道局部炎症反应。

（3）肠毒素　某些沙门菌(如鼠伤寒沙门菌)能产生肠毒素,导致腹泻或水样泻。

2. 所致疾病

（1）肠热症　肠热症包括由伤寒沙门菌引起的伤寒和由甲型副伤寒沙门菌、肖氏沙门菌、希氏沙门菌引起的副伤寒。伤寒和副伤寒的致病机制和临床症状基本相似,但典型伤寒的病程较长,症状较重。沙门菌是胞内寄生菌。细菌随食物、水经口感染,到达小肠后,穿过肠黏膜上皮细胞侵入肠壁淋巴组织,经淋巴管至肠系膜淋巴结及其他淋巴组织并在其中繁殖,经胸导管进入血流,引起第一次菌血症。此期相当于病程的第 1 周,称前驱期,患者有发热、全身不适、乏力等症状。细菌随血流至骨髓、肝、脾、肾、胆囊、皮肤等并在其中繁殖,被脏器中吞噬细胞吞噬的细菌再次进入血流,引起第二次菌血症,此期症状明显,相当于病程的第 2～3 周,患者出现持续高热,相对缓脉,肝、脾大及全身中毒症状,部分病例皮肤出现玫瑰疹。存在于胆囊中的细菌随胆汁排至肠道,一部分随粪便排出体外,另一部分可再次侵入肠壁淋巴组织,导致超敏反应,引起局部坏死和溃疡,严重者发生肠出血和肠穿孔。肾脏中的细菌可随尿排出。第 4 周进入恢复期,患者逐渐康复。

（2）食物中毒　因食入含有大量鼠伤寒沙门菌、猪霍乱沙门菌、肠炎沙门菌的食物所致。潜伏期为 6～24 小时,起病急,患者表现为发热、恶心、呕吐、腹痛、水样泻等急性胃肠炎症状。一般多在 2～3 天自愈,严重者可因迅速脱水导致休克、肾衰竭而死亡。

（3）败血症　败血症多由猪霍乱沙门菌、希氏沙门菌、鼠伤寒沙门菌、肠炎沙门菌等引起,常发生在儿童和免疫力低下的成年人。细菌经口进入肠道后很快侵入血流,肠道病变不明显,但败血症症状严重,有高热、寒战、厌食和贫血等症状,也可进一步导致脑膜炎、骨髓炎、胆囊炎、心内膜炎等疾病。

3. 免疫性

伤寒或副伤寒病后可获得牢固免疫力,很少再感染,主要靠细胞免疫。体液免疫方面以局部的 SIgA 较重要。食物中毒时,因细菌一般不侵入血流,故病后免疫力不显著。

（三）实验室检查

1. 细菌学检查

（1）标本采集　肠热症患者在发病 1 周内取外周血液,第 2～3 周取粪便或尿液,第 1～3 周均可取骨髓液;食物中毒患者取粪便和可疑食物;败血症患者取血液。

（2）分离培养与鉴定　血液和骨髓液先用胆盐肉汤增菌。粪便或经离心沉淀的尿沉渣可直接接种于肠道杆菌选择或鉴别培养基(常用 SS 琼脂或中国蓝平板),经 37℃ 24 小时培养后,挑取无色半透明可疑菌落,涂片染色镜检,并转种于双糖或三糖铁斜面培养基培养。疑为沙门菌时,再做生化反应和玻片凝集试验进行鉴定。

2. 免疫学检查

对沙门菌感染的免疫学检查常用肥达(Widal)反应,即用已知的伤寒沙门菌 H、O 诊断抗原,甲型副伤寒、肖氏和希氏等沙门菌的 H 诊断抗原分别与患者血清做定量凝集试验,以检测患者血清中有无相应抗体以及相应抗体的效价,来辅助诊断肠热症。

判定结果时要注意以下情况。

（1）本地区人群的正常值　因隐性感染或预防接种等,正常人血清中可含有一定量的有关抗体,其效价随地区不同而有差异。一般来说,伤寒沙门菌 O 凝集效价在 1∶80 以上,H 凝集效价在 1∶160 以上,甲型副伤寒、肖氏和希氏沙门菌 H 凝集效价在 1∶80 以上时才有诊断价值。

(2)动态观察　发病第 1 周末,抗体开始产生,以后逐渐增多,故在患病初期患者抗体的效价多在正常范围内。在病程中应逐周复查,若效价逐次增高或恢复期效价比初次增高 4 倍或 4 倍以上时有诊断意义。

(3)H 与 O 抗体增高的不同意义　患肠热症后,H 与 O 抗体在体内的消长情况不同。O 抗体为 IgM 类,出现较早,维持时间短(约半年);而 H 抗体多为 IgG 类,出现较晚,但维持时间可长达数年。因此,若 H、O 凝集效价均高,则患肠热症的可能性大;若二者均低,患病可能性小;若 O 高 H 不高,则可能是感染早期或是与伤寒沙门菌 O 抗原有交叉反应的其他沙门菌感染;若 O 不高 H 高,有可能是预防接种或非特异性回忆反应。但也有极少数患者,肥达反应始终在正常范围内,这可能是由早期应用大量抗生素治疗或患者免疫功能低下所致。

3. 带菌者检查

对带菌者的检查常先用血清学方法测定可疑带菌者血清中有无 Vi 抗体,若其效价在 1∶10 以上时,再反复取粪便或尿液等进行分离培养,以确定是否为伤寒或副伤寒的带菌者。

(四)防治原则

伤寒、副伤寒的免疫预防,过去一直沿用皮下接种死疫苗的方法。虽然有一定的保护效果,但不良反应大,效果不理想。

目前国际上公认的新一代疫苗是伤寒 Vi 荚膜多糖疫苗,我国已正式批准使用。与死疫苗相比,该疫苗安全,不良反应少,免疫预防效果大致相同。且易于保存和运输,仅注射一针即可获得 3 年以上免疫力。

四、幽门螺杆菌

(一)生物学特性

1. 形态与染色

幽门螺杆菌(*Helicobacter pylori*)的菌体细长弯曲呈螺形、"S"形或海鸥状,大小为 $(0.3\sim1.0)\mu m \times (2.0\sim5.0)\mu m$。在胃黏膜黏液中常呈鱼群样排列,传代后可变成长杆状或球形。菌体一端或两端可有多根鞭毛,运动活泼,无芽孢,革兰氏染色呈阴性(图 18-2)。

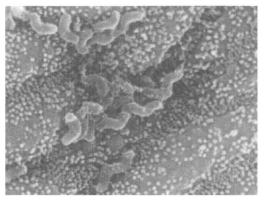

图 18-2　幽门螺杆菌电镜下形态

2. 培养特性与生化反应

幽门螺杆菌为微需氧菌,对营养要求高,在含血液或血清的培养基上才能生长,同时还要求一定的湿度(相对湿度98%),最适 pH 值为6~8。本菌生长缓慢,培养3~6天可见圆形、针尖大小、半透明的"S"形菌落。生化反应不活泼,不发酵糖类,氧化酶和过氧化氢酶均呈阳性。脲酶丰富,可迅速分解尿素释放氨,这是鉴定该菌的主要依据之一。

(二)致病性与免疫性

幽门螺杆菌是一种专性寄生于人胃黏膜上的革兰氏阴性细菌。在发展中国家,10岁前儿童的感染率已达70%~90%,成年人的感染率为45%。而在胃炎、胃溃疡和十二指肠溃疡患者的胃黏膜中,该菌的检出率可高达80%~100%。幽门螺杆菌的传染源主要是带菌者,传播途径主要是粪-口途径。

幽门螺杆菌的致病物质和致病机制尚不清楚。该菌有较强的黏附力和穿透力,借助其形态和鞭毛的动力,穿过黏液层,定植于胃黏膜表面引起炎症。幽门螺杆菌产生的脲酶分解尿素产生氨,可中和菌体周围的胃酸,有助于细菌定植,且对组织、细胞有毒性作用。该菌产生的细胞毒素相关蛋白、空泡毒素及 LPS 等均可破坏组织、细胞,导致炎症和溃疡的发生。

临床证据表明,幽门螺杆菌是慢性胃炎的病原体,而且现在认为幽门螺杆菌是大多数胃炎、十二指肠溃疡的病因。慢性胃炎是胃腺癌的危险因素,因此幽门螺杆菌感染与胃窦、胃体部位的胃腺癌关系密切。

(三)实验室检查

诊断幽门螺杆菌感染可用胃镜采取活组织进行涂片染色镜检,或将活组织磨碎进行分离培养。目前临床常用的快速诊断法有以下几种:①直接涂片染色镜检,观察有无 G^- 细长弯曲呈海鸥展翅状细菌群落;②快速尿素分解试验,活检采样后立即将组织块放入一定量尿素溶液中,如培养基由黄变红则为阳性,几分钟至24小时出结果;③ELISA 法,检测血清中有无抗幽门螺杆菌抗体和抗脲酶抗体;④粪便抗原检测,是一种新的检测方法,采用多克隆抗体检测粪便中幽门螺杆菌抗原,此项检测有望替代血清学检测;⑤核酸检测,设计多种 DNA 探针,用 PCR 检测幽门螺杆菌。

临床上可以采用 C14 呼气试验快速鉴定胃部有无幽门螺杆菌感染。

(四)防治原则

对于幽门螺杆菌感染目前尚无有效的预防措施,疫苗正在研制中。治疗可用抗菌疗法,多采用以枸橼酸铋钾或抑酸剂为基础,再加两种抗生素的三联疗法。

五、弧菌属

弧菌属(*Vibrio*)细菌是一大群短小、弯曲呈弧形的革兰氏阴性菌,广泛分布于自然界,以水中最多。弧菌属的种类多,大多数菌种为非致病菌,但至少有12种与人类疾病有关,主要有霍乱弧菌和副溶血性弧菌,分别引起霍乱和食物中毒。

(一)霍乱弧菌

霍乱弧菌(*V. cholerae*)是引起霍乱的病原菌。霍乱以发病急、传染性强、严重的吐泻、脱水为特征,死亡率甚高。自1817年起至今,已发生7次世界性霍乱大流行,前6次均起源于印度恒河三角洲,其流行菌株为霍乱弧菌古典生物型。1961年开始的第7次大流行起源于印度尼西亚的苏拉威西岛,流行菌株与前 6 次不同,由霍乱弧菌 El Tor 生物型(因于 1905 年在埃及西奈半岛 El Tor 检疫站首次分离到而得名)引起。非 O1 群霍乱弧菌 O139 菌株于 1992 年 10 月在印度、孟加拉、泰国的一些城市开始流行,并很快传遍亚洲,成为新的流行菌株。

1. 生物学特性

(1)形态与染色　新分离的菌体弯曲呈弧形或逗点状(彩图 4),但经人工培养后常呈杆状。菌体一端有一根单鞭毛,运动活泼。若取患者米泔水样便或培养物做悬滴检查,可见穿梭样运动的细菌,若涂片染色镜检可见呈鱼群状排列的革兰氏阴性弧菌。本菌不形成芽孢,有菌毛,有些菌株(O139)有荚膜。

(2)培养特性与生化反应　兼性厌氧,对营养要求不高,耐碱不耐酸,在 pH 8.4～9.0 碱性蛋白胨水或碱性琼脂平板上生长良好。霍乱弧菌可在无盐环境中生长,其他致病性弧菌则不能。吲哚和霍乱红试验阳性。

(3)抗原构造与分型　霍乱弧菌有耐热的 O 抗原和不耐热的 H 抗原。H 抗原为弧菌共有,无特异性。O 抗原特异性强,已发现有 155 个血清群,O1 群、O139 群引起霍乱,其余的血清群分布于地面、水中,可引起胃肠炎等疾病。O1 群霍乱弧菌又分为 2 个生物型,即古典生物型(classical biotype)和 El Tor 生物型。

(4)抵抗力　抵抗力较弱,对热、干燥、酸、化学消毒剂等均敏感,湿热 55℃ 15 分钟、100℃ 1～2 分钟死亡,在正常胃酸中仅存活 4 分钟,用漂白粉按 1∶4 的比例处理患者排泄物或呕吐物 1 小时,可达到消毒目的。El Tor 生物型在自然界的生存能力较古典生物型弧菌强,可在河水、井水及海水中存活 1～3 周。对四环素、氯霉素和链霉素敏感。

2. 致病性与免疫性

(1)致病因素　具体如下。

1)鞭毛、菌毛及其他毒力因子:鞭毛运动可使细菌穿过肠黏膜黏液层,有些毒株能产生黏液素酶液化黏液,有利于细菌穿过黏液层。菌毛可使细菌黏附于肠黏膜上皮细胞,并在其上迅速繁殖。

2)霍乱肠毒素:是目前已知的致泻毒素中最为强烈的毒素,是肠毒素的典型代表。其为不耐热的聚合蛋白,由 1 个 A 亚单位和 5 个 B 亚单位组成。A 亚单位是毒性物质,B 亚单位是结合单位,后者与肠黏膜上皮细胞神经节苷脂受体结合,使 A 亚单位进入细胞,并被降解为 A1 和 A2 两条多肽,A1 能激活腺苷酸环化酶,使细胞内 cAMP 水平升高,肠黏膜上皮细胞分泌功能亢进,肠液大量分泌,导致严重呕吐和腹泻。

(2)所致疾病　霍乱弧菌可引起烈性肠道传染病——霍乱,为我国法定的甲类传染病、国际检疫疾病。人类是霍乱弧菌的唯一易感者,主要通过污染的水源或食物经口感染。病菌通过胃到达小肠,穿过肠黏膜黏液层,黏附于肠黏膜上皮细胞并迅速繁殖,产生肠毒素作用于肠黏膜表面受体而致病,而霍乱弧菌不侵入肠上皮细胞和肠腺。一般在吞食病菌 2～3 天出现剧烈腹泻(米泔水样便)和呕吐,导致严重脱水、电解质紊乱(低钠、低钾、低钙)、代谢性酸中毒、微循环衰竭,严重者因肾衰竭、休克而死亡。

(3)免疫性　病后可获得牢固免疫力,再感染者少见。主要免疫力为 SIgA,可保护肠黏膜免受霍乱弧菌及其肠毒素的侵袭。

3. 实验室检查

霍乱是烈性传染病,传播快、死亡率高,故对其的病原学诊断应快速、准确,并及时做出疫情报告,这对预防霍乱的流行有重要意义。取患者米泔水样粪便、呕吐物,直接涂片革兰氏染色镜检,观察有无呈"鱼群状"排列的细菌;或悬滴检查是否有"穿梭样"运动的细菌;也可用荧光菌球试验、协同凝集试验等进行快速诊断。分离细菌常用碱性蛋白胨水或硫代硫酸盐-枸橼酸盐-胆盐-蔗糖琼脂平板培养,取黄色菌落或可疑菌做进一步鉴定。

4. 防治原则

加强国境检疫并及时确诊上报,对患者要严格隔离治疗,必要时对疫区实行封锁,以免扩散;加强饮水卫生、食品卫生及粪便管理。接种霍乱死菌苗,增强人群免疫力,但维持时间短(3～6 个月),保护率在 50％左右。由于肠道局部免疫对预防霍乱有重要作用,故目前霍乱菌苗的研究已转至研发口服菌苗的方向。治疗霍乱应及时补充液体和电解质,合理使用抗菌药物(如复方新诺明、诺氟沙星等)。

(二)副溶血性弧菌

副溶血性弧菌(*V. parahemolyticus*)是一种嗜盐性弧菌,常存在于近海岸的海水、海产品及海底沉积物中,主要引起食物中毒,是我国沿海地区食物中毒最常见的病原菌。

该菌无荚膜,不形成芽孢,有一根端鞭毛,运动活泼,革兰氏染色呈阴性。其与霍乱弧菌的重要区别是其在无盐环境中不能生长,以含 3.5％ NaCl 的培养条件最为适宜。该菌在淡水中最多存活 2 天,在海水中可存活 50 天。不耐热,56℃ 30 分钟,90℃ 1 分钟即被杀死;对酸敏感,在 1％醋酸或 50％食醋中 1 分钟即死亡。

人因食入未煮熟的海产品(如海蟹、海鱼、海虾、黄泥螺及各种贝类)或污染本菌的盐腌食物而发生食物中毒。夏季多见,潜伏期一般为 2～16 小时。主要症状为腹痛、腹泻、呕吐及发热,粪便多呈水样或糊状,少数为黏液血便。病程较短,一般为 1～7 天,恢复快,病后免疫力不强,可重复感染。

实验室检查常取患者粪便、肛拭子、可疑食物,直接分离培养于 TCBS 平板或 SS 平板。如出现可疑菌落,进一步做嗜盐性试验与生化反应。最后通过血清学试验进行鉴定。现在已开展了基因探针杂交及 PCR 快速诊断法。

预防的关键是注意饮食卫生,对海产品及盐腌食物应煮熟后食用,海蜇等海产品食用前必须用冷开水反复冲洗,并用食醋调味杀菌。治疗可用庆大霉素、复方新诺明、吡哌酸、诺氟沙星等,严重病例需输液并补充电解质。

六、其他细菌

空肠弯曲菌、变形杆菌的主要特性见表 18-3。

表 18-3 空肠弯曲菌、变形杆菌的主要特性

菌 名	主要生物学特性	致病性	防治原则
空肠弯曲菌	G⁻菌,形态细长,呈螺旋形、"S"形等,无荚膜、芽孢,一端或两端有单鞭毛;微需氧,对营养的要求高;抵抗力较弱	致病物质有黏附素、细胞毒性酶类和肠毒素;所致疾病是散发性细菌性胃肠炎	加强人、畜和禽类粪便的管理,注意饮食卫生;治疗首选红霉素、庆大霉素
变形杆菌	G⁻杆菌,有明显多形性,有菌毛和周身鞭毛;对营养的要求不高,有迁徙生长现象,可迅速分解尿素;某些菌株与立克次体有共同抗原成分	为条件致病菌,某些菌株尚可引起脑膜炎、腹膜炎、败血症和食物中毒等,是尿道感染最常见的病原菌,也是医院感染的重要病原菌	防止感染及外伤,注意饮食卫生;因耐药菌株多,故治疗时应做药敏试验

第二节　常见消化系统感染的病毒

一、肝炎病毒与肝炎相关病毒

肝炎病毒(hepatitis virus)是指一大类能引起病毒性肝炎的病原体。病毒性肝炎是危害人类健康的疾病之一。目前公认的人类肝炎病毒至少有 5 种类型,包括甲型肝炎病毒、乙型肝炎病毒、丙型肝炎病毒、丁型肝炎病毒和戊型肝炎病毒。近年来又发现了一些与人类肝炎有关的病毒,如己型肝炎病毒、庚型肝炎病毒和 TT 型肝炎病毒等,但由于这些病毒的致病性尚不明确,因此是否为新型人类肝炎病毒尚需进一步证实。此外,还有一些病毒,如巨细胞病毒、EB 病毒、单纯疱疹病毒、风疹病毒等也可引起肝脏炎症,但仅属其全身感染的一部分,故不列入肝炎病毒的范畴。

(一)甲型肝炎病毒

1973 年 Feinstone 首先用免疫电镜技术在急性期患者的粪便中发现甲型肝炎病毒(hepatitis A virus,HAV)。1979 年细胞培养该病毒获得成功。HAV 属于小 RNA 病毒科嗜肝 RNA 病毒属(原归类于新型肠道病毒 72 型)。人类感染 HAV 后,大多表现为亚临床或隐性感染,仅少数人表现为急性甲型肝炎。一般可完全恢复,不转为慢性肝炎或健康携带者。

1. 生物学特性

(1)形态与结构　病毒呈球形,直径为 27～32nm,无包膜,核衣壳为 20 面体立体对称型(图 18-3、图 18-4)。病毒的核心部位为单股正链 RNA,长约 7500 个核苷酸,具有感染性。HAV 免疫原性稳定,仅有 1 个血清型。

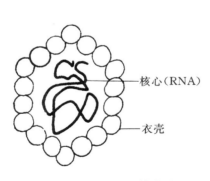

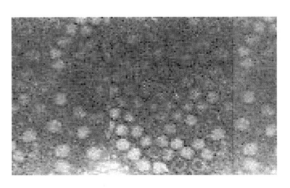

图 18-3　HAV 结构模式图　　　　图 18-4　HAV 电镜下形态

(2)动物模型与细胞培养　黑猩猩、狨猴及猕猴等对 HAV 易感,经口或静脉注射途径感染 HAV 后可使其发生肝炎,并在肝细胞质中检出 HAV。近年来发现 HAV 也可在非洲绿猴肾细胞、肝细胞,及人胚肾细胞、人胚肺二倍体细胞内缓慢生长。我国学者先后成功地使 HAV 在肝癌细胞株中增殖。病毒在组织培养细胞中虽可增殖,但不引起细胞病变,且增殖与细胞释放均甚缓慢。应用免疫荧光试验,可检出组织、细胞中的 HAV,亦可用放射免疫方法,自细胞溶解物中检出 HAV。动物模型与细胞培养主要用于研究 HAV 的病原学、致病机制与免疫性、疫苗研制和药物筛选等。

(3)抵抗力 HAV 对热、酸、碱及乙醚等均有较强的抵抗力,加热至 100℃ 5 分钟才能使之灭活,对紫外线、乙醇、甲醛、苯酚及漂白粉等较敏感,可消除其传染性。

2.致病性与免疫性

(1)传染源与传播途径 HAV 的传染源为患者和隐性感染者,病毒随患者粪便排出体外,通过污染水源、食物、海产品、食具等经粪-口途径传播,可造成散发或暴发流行。甲型肝炎的潜伏期为 15～50 天,平均为 30 天。病毒常在潜伏期末就存在于患者的血液和粪便中,5～6 天后患者转氨酶升高。发病 2～3 周后,随着血清中特异性抗体的产生,血液和粪便的传染性也逐渐消失。长期携带病毒者极罕见。HAV 主要侵犯儿童和青少年,感染后大多表现为隐性感染,但粪便中有病毒排出,是重要的传染源。

(2)致病机制 HAV 经口侵入人体,首先在口咽部或唾液腺中初步增殖,然后到达肠黏膜与局部淋巴结并在其中增殖,随后进入血流形成短暂的病毒血症,最终侵入靶器官——肝脏,在肝细胞内大量复制,并通过胆汁排入肠道随粪便排出。甲型肝炎患者有明显的肝脏炎症,肝细胞肿胀、变性、溶解。临床表现多从发热、疲乏和食欲减退开始,继而出现肝大、压痛、肝功能损害,部分患者可出现黄疸。HAV 在组织培养细胞中增殖缓慢并不直接引起细胞损害,故推测 HAV 致病机制除病毒的直接作用外,机体的免疫应答可能在引起肝组织损害中起一定的作用。

(3)免疫性 在 HAV 的显性感染或隐性感染过程中,机体都可产生持久的免疫力,抗-HAV IgM在感染早期即出现,发病后 1 周达高峰,维持 2 个月左右逐渐下降;抗-HAV IgG 在急性期后期或恢复期早期出现,并可维持多年,对同型病毒的再感染有免疫力。另外,有活力的 NK 细胞、特异性效应 CTL 细胞在消灭病毒、控制 HAV 感染中起重要作用。

3.实验室检查

对甲型肝炎病毒的微生物学检查,以血清学检查和病原学检查为主。血清学检查包括用酶联免疫吸附试验(ELISA)检测患者血清中的抗-HAV IgM 和抗-HAV IgG。抗-HAV IgM 具有出现早、短期达高峰与消失快的特点,是甲型肝炎早期诊断最可靠的血清学指标。抗-HAV IgG 的检测主要用于了解既往感染史并有助于流行病学调查。临床上一般不做病原学检查。必要时可取早期患者粪便,用放射免疫检测法(RIA)、ELISA 法、核酸杂交法及聚合酶链式反应(PCR)等方法进行检测。

4.防治原则

对 HAV 感染的预防措施主要是加强粪便管理、保护水源、注意饮食卫生,并做好卫生宣教工作。患者的排泄物、食具、物品和床单、衣物等要认真进行消毒处理。特异性预防可使用甲型肝炎活疫苗,只注射一次即可获得持久免疫力;注射丙种球蛋白对紧急预防甲型肝炎有一定效果。

(二)乙型肝炎病毒

乙型肝炎病毒(hepatitis B virus,HBV)是引起乙型肝炎的病原体,分类上归属于嗜肝DNA 病毒科。1970 年 Dane 证实了在患者血清中存在乙型肝炎病毒颗粒。HBV 感染是全球性的公共卫生问题。我国是乙型肝炎的高流行区,HBV 携带者超过 1.2 亿。

1.生物学特性

(1)形态与结构 电镜下 HBV 感染者血清中可见 3 种不同形态的病毒颗粒,即大球形颗粒、小球形颗粒和管形颗粒(图 18－5、图 18－6)。

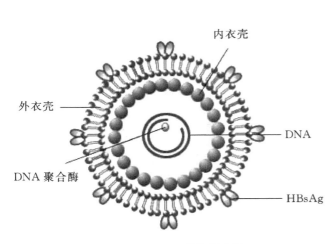

图 18－5　HBV 结构模式图　　　　　图 18－6　HBV 电镜下形态

1）大球形颗粒：又称为 Dane 颗粒，是 1970 年由 Dane 首先在乙型肝炎患者血清中发现的。Dane 颗粒是有感染性的完整的 HBV 颗粒，电镜下呈双层结构的球形颗粒，直径为42nm。外层相当于病毒的包膜，由脂质双层和由病毒编码的包膜蛋白组成，包膜蛋白包括HBV 表面抗原（hepatitis B surface antigen，HBsAg）、前 S1 抗原（Pre S1）和前 S2 抗原（PreS2）。内层为病毒的核心，相当于病毒的核衣壳，呈 20 面体立体对称结构，直径约为 27nm，核心表面的衣壳蛋白为 HBV 核心抗原（hepatitis B core antigen，HBcAg）。病毒核心内部含病毒的双链 DNA 分子和 DNA 多聚酶等。目前，可从感染 HBV 患者的血清中及感染肝脏提纯的病毒核心中分离出环状双股 DNA，从而确定 HBV 属 DNA 病毒。

2）小球形颗粒：直径为 22nm，是 HBV 感染后血液中最多见的一种。成分为 HBsAg，即由病毒的包膜蛋白组成。它是由 HBV 在肝细胞内复制时产生的过剩的 HBsAg 装配而成，不含病毒 DNA 和 DNA 多聚酶，故无感染性。

3）管形颗粒：直径为 22nm，长度为 100～500nm，是由小球形颗粒聚合而成，因此具有与HBsAg 相同的免疫原性，亦存在于血液中。

（2）基因结构　　研究 Dane 颗粒 DNA 结构发现，DNA 分子含约 3200 个核苷酸。它包括两个链：短链（S 链）为正链；长链（L 链）为负链，至少含有 4 个开放阅读框（ORF），分别称为S、C、P 和 X 区。各开放阅读框互相重叠，以提高基因组的利用率。① S 区：由 S 基因、前 S1（*Pre S1*）基因和前 S2（*Pre S2*）基因组成，均有各自的起始密码子，分别编码 HBV 的 HBsAg、Pre S1 和 Pre S2 抗原。② C 区：包括前 C 基因（*Pre C*）和 C 基因，分别编码 HBcAg 和HBeAg。③ P 区：最长，占基因组的 75％以上，因此和其他 3 个区基因，尤其是 S 区基因重叠，编码 DNA 多聚酶，与病毒复制有关。④ X 区：编码的蛋白称为 HBxAg，可激活细胞内的原癌基因及 HBV 基因，与肝癌的发生、发展有关（图 18－7）。

（3）抗原组成　　具体如下。

1）表面抗原（HBsAg）：为 HBV 的外衣壳蛋白，存在于 Dane 颗粒外衣壳、小球形颗粒和管形颗粒上。

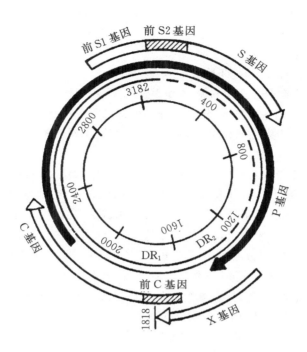

图 18 - 7　HBV 基因结构模式图

广义的 HBsAg 由三种蛋白组成：①主要表面蛋白（S 蛋白，小分子 HBsAg），由 *S* 基因编码，由 226 个氨基酸组成；②中分子蛋白（中分子 HBsAg），由前 *S*2、*S* 基因编码，由 281 个氨基酸组成；③大分子蛋白（大分子 HBsAg），由 *S*、前 *S*1 和前 *S*2 基因编码，由 400 个氨基酸组成。狭义的 HBsAg 即指 S 蛋白，每个 Dane 颗粒表面可有 300～400 个 S 蛋白分子。HBsAg 阳性表示有 HBV 感染，S 蛋白具备完整的免疫原性，可刺激机体产生相应的中和抗体，即抗 - HBs 抗体，具有免疫保护作用。因此，S 蛋白是制备疫苗的最主要成分。

HBsAg 具有一个共同的抗原决定簇 a 和两组互相排斥的亚型决定簇 d/y 和 w/r。因此 HBsAg 可分为 adr、adw、ayr 及 ayw 四种亚型。我国汉族以 adr 居多，少数民族地区以 ayw 为主（西藏、新疆、内蒙古等）。

2）核心抗原（HBcAg）：HBcAg 存在于 Dane 颗粒的核心和乙型肝炎患者的肝细胞核内，其外被 HBsAg 所覆盖，一般不游离于血液循环中，故不易从感染者的血中检出。HBcAg 免疫原性强，可刺激机体产生抗 - HBc，但此抗体对病毒无中和作用。在乙型肝炎的急性期、恢复期患者和 HBsAg 携带者中常可检测出抗 - HBc。抗 - HBc IgM 阳性表示 HBV 在肝内持续复制。

3）e 抗原（HBeAg）：HBeAg 由 *Pre C* 基因和 *C* 基因编码，以可溶性蛋白的形式游离于血液循环中，其消长与病毒颗粒及病毒 DNA 多聚酶在血液中的消长基本一致，故 HBeAg 的存在可作为 HBV 复制及血清具有强传染性的指标之一。HBeAg 可刺激机体产生抗 - HBe，对机体有一定保护作用。

（4）抵抗力　HBV 对外界环境的抵抗力较强，对低温、干燥、紫外线和一般化学消毒剂均有耐受性（如 70％乙醇）。灭活 HBV 可采用加热至 100℃ 10 分钟、高压蒸汽、干烤 160℃ 2 小时等方法。HBV 对 0.5％过氧乙酸、5％次氯酸钠、3％漂白粉溶液敏感（可用于消毒）。然而 HBV 的传染性和 HBsAg 的免疫原性并不一致,上述消毒手段仅能使 HBV 失去传染性,但仍会保留 HBsAg 的免疫原性。

2. 致病性与免疫性

(1)传染源与传播途径　具体如下。

1)传染源:主要传染源是乙型肝炎患者和无症状 HBV 携带者。HBV 可存在于血液和体液中(如唾液、乳汁、羊水、精液和阴道分泌物等),因此乙型肝炎患者在潜伏期(30~160 天)以及患病各期,其血清均有传染性。HBV 携带者因无症状,不易被察觉,故作为传染源的危害性比患者更大。

2)传播途径:①血液和血制品传播。HBV 在血循环中大量存在,而人类又对其极易感,故只需极微量的污染血经微小伤口进入人体即可导致感染。因此,血液和血制品、注射、外科及牙科手术、针刺(如穿耳、文眉、文身)、共用剃刀或牙刷、皮肤黏膜的微小伤口等均可造成传播。医院内污染的器械(如内镜、牙科或妇产科器械等)可引起医院内传播。②性传播及接触传播。从 HBV 感染者的精液和阴道分泌物中可检出 HBV。HBV 感染者的家庭成员可通过密切接触(性行为、日常生活)而感染。③垂直传播。多发生于胎儿期和围产期。HBsAg 和 HBeAg 双阳性的母亲,胎内传播率约为 10%;新生儿出生时已为 HBsAg 阳性。围产期感染是指分娩时新生儿经产道时被感染,HBsAg 和 HBeAg 双阳性的母亲所生的婴儿 1 年内 HBsAg 阳转率为 64%,说明围产期感染率也较高。HBV 也可通过哺乳传播。

(2)致病机制　HBV 的致病机制迄今尚未完全清楚。乙型肝炎的临床表现呈多样性,即可为 HBsAg 无症状携带者、急性肝炎、慢性肝炎、慢性活动性肝炎及重症肝炎。大量的研究结果表明:免疫病理反应以及病毒与宿主细胞间的相互作用是导致肝细胞损伤的主要原因。HBV 侵入机体后,首先感染以肝细胞为主的多种细胞,在细胞内复制产生完整的病毒颗粒,并分泌 HBsAg、HBcAg、HBeAg 等抗原成分,诱导机体产生特异性的体液免疫和细胞免疫应答。免疫反应的强弱与临床过程的轻重及转归有密切关系。

1)肝细胞因膜抗原的变化而遭受免疫系统的攻击(自身免疫反应):HBV 感染肝细胞后,肝细胞膜上除含有病毒特异性抗原外,还会引起肝细胞表面自身抗原的改变,暴露出肝特异性脂蛋白(liver specific protein,LSP)抗原,LSP 可作为自身抗原诱导机体产生自身抗体,通过激活补体、ADCC 作用、效应 CTL 的杀伤作用或效应 TH1 释放淋巴因子的作用导致肝细胞损伤。在慢性肝炎患者血清中可检测到 LSP 抗体。

2)免疫复合物沉积引起的损害:血清中游离的 HBsAg 和 HBeAg 与相应抗体结合,形成中等大小的免疫复合物(IC),沉积于肝内或肝外小血管(如肾小球基底膜等处),激活补体,导致Ⅲ型超敏反应,故乙型肝炎患者可伴有肾小球肾炎、关节炎等肝外损害。IC 若大量沉积于肝内,可使肝毛细血管栓塞,导致急性肝坏死,临床上表现为重症肝炎。

3)病毒变异和免疫功能的抑制:HBV *S* 基因、*C* 基因和 *Pre C* 基因均具有较高的变异性,可逃避免疫系统的识别和攻击。HBV 感染后,机体免疫应答能力低下,干扰素产生不足,可导致靶细胞的 HLA Ⅰ类抗原表达低下,由于 CTL 杀伤靶细胞需要 HLA Ⅰ类抗原的参与,如果靶细胞 HLA Ⅰ类抗原表达低下,则 CTL 作用减弱,不能有效地清除病毒。

4)HBV 与原发性肝癌:目前已有大量的证据表明,HBV 感染与原发性肝癌有密切关系。人群流行病学研究显示,我国 90% 以上的原发性肝癌患者感染过 HBV,HBsAg 携带者发生原发性肝癌的危险性比正常人高 217 倍;人类新生儿感染 HBV 后成为慢性携带者,其原发性肝癌的发病率较高。另外,S 基因的整合可使细胞不断产生 HBsAg,成为持续性 HBsAg 携带者。研究发现 HBV 全部或部分基因组(50%含有 X 基因)可插入肝细胞 DNA 中,X 基因编码的 X 蛋白可激活肝细胞内原癌基因或生长因子基因等的表达,从而影响细胞周期,促进细胞转化,最后发展为原发性肝癌。

(3)机体抗 HBV 的免疫机制　具体如下。

1)体液免疫:机体受 HBV 感染后,能产生一系列抗体,其中有保护作用的主要是抗-Pre S1、抗-Pre S2 和抗-HBs,相应抗体可阻止 HBV 进入正常肝细胞,是清除细胞外游离 HBV 的重要成分。

2)细胞免疫:HBV 抗原可刺激免疫系统产生效应 CTL 细胞,CTL 细胞通过释放穿孔素和颗粒酶对感染 HBV 的肝细胞进行"杀伤"是机体清除细胞内 HBV 的主要途径。此外,由 NK 细胞、单核巨噬细胞以及效应 TH1 细胞释放的细胞因子等也参与对靶细胞的杀伤。

综上所述,由 HBV 诱发的免疫应答具有双重性,既可清除病毒(保护性免疫),也会造成肝细胞损伤(病理性免疫)。保护性免疫和病理性免疫是一个过程的两个方面,两者相互依赖又相互制约,引起多样化的临床经过和转归。①当 HBV 感染波及的肝细胞数量不多,免疫功能正常时,效应 CTL 可破坏被病毒感染的靶细胞;游离于细胞外的 HBV 则可被抗体中和而清除,临床表现为隐性感染或急性肝炎(可较快痊愈)。②当 HBV 感染波及的肝细胞数量众多,机体的免疫应答过强,短时间内导致大量受感染的肝细胞被破坏,使肝功能发生衰竭时,可表现为重症肝炎。③当机体免疫功能低下,不能将病毒完全清除时,病毒则持续存在并感染其他肝细胞,则引起慢性肝炎。④慢性肝炎引起的肝脏病变又可促进成纤维细胞增生,引起肝硬化。

3. 实验室检查

HBV 感染的实验室诊断方法主要是检测血清标志物,HBV 的血清标志物主要包括 HBV 的抗原和抗体及病毒核酸等。

(1)HBV 抗原与抗体的检测　在检测 HBV 抗原与抗体的方法中,以 ELISA 和 RIA 最为敏感,用 ELISA 检测患者血清中的 HBV 抗原和抗体是目前临床上诊断乙型肝炎最常用的检测方法。主要检测 HBsAg、抗-HBs、HBeAg、抗-HBe 及抗-HBc。

1)HBV 抗原的检测:主要检测 HBsAg、HBeAg,必要时也可检测 Pre S1 和 Pre S2 的抗原。无论其中哪一项抗原呈阳性,都表示有 HBV 感染。仅 HBsAg 一项呈阳性,见于 HBsAg 携带者或感染早期。HBeAg、Pre S1 和 Pre S2 呈阳性多表示病毒有活动性复制,血清具有强传染性。乙型肝炎潜伏期末和急性发病期可检出 HBsAg,持续存在 2 个月左右;6 个月以上 HBsAg 仍未消失,多表示感染已转为慢性。

2)HBV 抗体的检测:HBV 感染后机体产生的特异性抗体包括抗-HBs、抗-Pre S1、抗-Pre S2、抗-HBc 及抗-HBe。发病早期即可检测到抗-HBc IgM,表示体内有 HBV 复制,是早期诊断的重要指标;抗-HBc IgG 的产生晚于 IgM,见于恢复期和慢性感染。抗-HBc 抗体无保护作用,有保护作用的中和抗体主要是抗-HBs、抗-HBe、抗-Pre S1、抗-Pre S2,当自体内检测到这些抗体时,相应的病毒抗原则转阴,预示病情开始好转。

3)检测 HBV 抗原与抗体的实际用途:①筛选供血员,通过检测 HBsAg,筛选去除 HBsAg 阳性的供血者;②诊断乙型肝炎及判断预后;③用于乙型肝炎的流行病学调查,了解各地人群 HBV 的感染情况;④判断人群对 HBV 的免疫水平,了解注射疫苗后的免疫效果;⑤对保育人员、饮食及饮水管理人员定期进行健康检查。

HBV 抗原、抗体的血清学标志与临床的关系较为复杂，必须对几项指标同时进行分析，方能做出正确诊断，结果分析见表 18-4。

表 18-4　HBV 抗原、抗体检测结果的临床分析

HBsAg	HBeAg	抗-HBs	抗-HBe	抗-HBc	结果分析
+	−	−	−	−	无症状携带者，感染早期
+	+	−	−	−	急性或慢性乙型肝炎，或无症状携带者（血清传染性强）
+	+	−	−	+	急性或慢性乙型肝炎（传染性强，俗称"大三阳"）
+	−	−	+	+	急性感染趋向恢复（有传染性，俗称"小三阳"）
−	−	+	+	+	感染恢复期（传染性弱）
−	−	−	+	+	感染恢复期（传染性弱）
−	−	+	−	−	既往感染或接种过疫苗

（2）血清 HBV DNA 的检测　应用核酸杂交技术、PCR 技术可以直接检测 HBV DNA，具有特异性强、敏感性高的特点，可检测出极微量的病毒。检出 HBV DNA 是证明病毒存在和复制最可靠的指标，因此已被广泛应用于临床诊断和药物效果评价。

4. 防治原则

（1）一般性预防　加强对供血员的筛选，以降低输血后乙型肝炎的发生；患者的血液、分泌物和排泄物，用过的食具、药杯、衣物、注射器和针头等均需严格消毒；提倡使用一次性注射器等。

（2）特异性预防　具体如下。

1）人工主动免疫：接种乙型肝炎疫苗是最有效的预防方法。乙型肝炎疫苗有血源疫苗（第1代疫苗）和基因工程疫苗（第2代疫苗）两种。目前广泛应用的是基因工程疫苗，是将编码 HBsAg 的基因克隆到酵母菌、哺乳动物细胞或牛痘苗病毒中高效表达，产生 HBsAg 经纯化而制成的疫苗，其优点是可以大量制备且排除了血源疫苗中可能存在的未知病毒感染。

2）人工被动免疫：含高效价抗-HBs 的人血清免疫球蛋白（HBIg）可用于紧急预防。在紧急情况下，立即肌内注射 HBIg 0.08mg/kg，在 8 天内均有预防效果，2 个月后需重复注射 1次。随后再进行人工主动免疫。

3）治疗：对乙型肝炎尚无特效疗法，一般认为用广谱抗病毒药物、调节机体免疫功能药物及护肝药物联合应用为好。拉米夫定、泛昔洛韦、单磷酸阿糖腺苷（Ara-A）、干扰素以及一些具有清热解毒、活血化瘀作用的中草药等对治疗 HBV 感染有一定的疗效。

（三）丙型肝炎病毒

丙型肝炎病毒（hepatitis C virus，HCV）是丙型肝炎的病原体。HCV 感染呈全球性分布，主要经血或血制品传播。其重要特征是感染易于慢性化，急性期后易发展成慢性肝炎，部分患者可进一步发展为肝硬化或肝癌。

1. 生物学特性

HCV 病毒体呈球形，直径约为 50nm，为单股正链 RNA 病毒，在核衣壳外包绕含脂质的包膜，包膜上有刺突，主要在肝细胞内复制。人类是 HCV 的天然宿主，黑猩猩也容易被 HCV

感染,体外培养至今仍很困难。HCV 对脂溶剂(如乙醚、氯仿等)敏感,加热至 100℃ 5 分钟、紫外线照射、甲醛处理等可使之灭活。

2. 致病性与免疫性

HCV 的传播途径与 HBV 相似,主要经输入含 HCV 或 HCV - RNA 的血浆或血液制品而感染。HCV 引起肝细胞病变的机制和临床表现与 HBV 类似,其不同之处是:①隐性感染者更多见;②更易发展为慢性肝炎,多数(50%～60%)HCV 感染者发病时即已呈慢性,20%～30%最终发展为肝硬化或肝癌,这可能与 HCV 基因易发生变异,从而逃避免疫清除作用,使感染持续化等有关;③HCV 免疫原性较弱,难以刺激机体产生高效价的抗体,易引起免疫耐受或持续感染,对再感染亦无保护力。

3. 实验室检查

用 ELISA 和 RIA 检测体内血清中抗 HCV 抗体是目前诊断 HCV 最常用的方法,可用于快速筛选献血员及诊断丙型肝炎。抗- HCV 阳性表示已感染 HCV,不可献血。

4. 防治原则

在丙型肝炎治疗方面,目前常用的抗 HCV 的药物包括直接作用抗病毒药物(direct - acting anticiral, DAA)、INF - α 和利巴韦林等。INF - α 包括长效型和普通型;DAA 包括蛋白酶抑制剂、RNA 酶抑制剂等。2011 年,包括 DAA、聚乙二醇化 INF - α 及利巴韦林的联合疗法被用于 HCV 患者的治疗,治愈率为 75%左右,最近针对口服 DAA 组合药物进行的临床试验显示,其治愈率增加到了 95%以上。

(四)丁型肝炎病毒

1977 年,意大利学者 Rizzetto 用免疫荧光法在慢性乙型肝炎患者的肝细胞核内发现了一种新的病毒抗原,当时称其为 δ 抗原。通过黑猩猩试验发现,自肝组织提取的这种 δ 抗原可引起实验动物感染。以后证实它是一种缺陷病毒,必须在 HBV 或其他嗜肝 DNA 病毒的辅助下才能复制,现已正式将其命名为丁型肝炎病毒(hepatitis D virus,HDV)。

1. 主要生物学特性

HDV 为体形细小的球形颗粒,直径为 35～37nm,有包膜,但包膜蛋白由 HBV 编码,是HBV 的 HBsAg。核心由 HDV RNA 和与之结合的丁型肝炎病毒抗原(HDAg)组成。HDVRNA 为单负链环状 RNA,长度约为 1.7kb,是已知动物病毒中最小的基因组。

2. 致病性与免疫性

HDV 的传播途径与 HBV 相似,但 HDV 的感染方式有两种类型。①联合感染,即从未感染过 HBV 的正常人,同时发生 HBV 和 HDV 的感染。②重叠感染,即在已有 HBV 感染的基础上再感染 HDV。重叠感染常可导致原有的乙型肝炎病情加重与恶化,故在发现重症肝炎时,应注意有无 HBV 和 HDV 的重叠感染。目前认为 HDV 的致病机制可能与病毒对肝细胞的直接损伤和机体的免疫病理反应有关。HDAg 虽可刺激机体产生特异性 IgM 和 IgG 抗体,但无中和作用,不能清除病毒。

3. 实验室检查

用 ELISA 或 RIA 方法分别测定感染者血清中抗- HDV IgM 和抗- HDV IgG,是目前诊断 HDV 感染的常规方法。抗- HDV IgM 升高有助于早期诊断;抗- HDV IgG 升高及 IgM 的持续阳性可用于诊断慢性感染。

4. 防治原则

切断 HDV 的传播途径是预防 HDV 感染的主要措施之一。HDV 与 HBV 有相同的传播途径,防治乙型肝炎的措施同样适用于丁型肝炎。由于 HDV 是缺陷病毒,如果抑制了 HBV 的增殖,则 HDV 亦不能复制。

(五)戊型肝炎病毒

戊型肝炎病毒(hepatitis E virus,HEV)是引起戊型肝炎的病原体,曾称为经消化道传播的非甲非乙型肝炎病毒。1955 年首次在印度因水源污染而导致其发生暴发、流行。1986 年,我国新疆南部地区发生戊型肝炎大流行,发病人数约为 12 万,死亡 700 余人,是迄今世界上最大的一次流行。戊型肝炎在我国为地方性流行,全国各地均有戊型肝炎的发生。1989 年,在美国夏威夷国际肝癌会议上正式将其命名为戊型肝炎病毒。

1. 主要生物学特性

HEV 是单股正链 RNA 病毒,呈球形,直径为 32～34nm,无包膜,表面有锯齿状刻缺和突起,形似杯状,曾归类于杯状病毒科,目前 HEV 的分类尚未最后确定。HEV 在体外细胞中培养未获成功。HEV 可感染黑猩猩、食蟹猴、恒河猴、非洲绿猴、须狨猴及乳猪等多种动物,故这些动物可用于分离病毒。HEV 在碱性环境中稳定,在有镁、锰离子存在的情况下可保持其完整性,对高温敏感,煮沸可将其灭活。

2. 致病性

HEV 随患者的粪便排出,主要经粪-口途径传播,并可经被污染的食物、水源引起散发或暴发流行,发病高峰多在雨季或洪水后。潜伏期为 10～60 天,平均为 40 天。病毒经胃肠道进入血流,在肝细胞内复制,释放至血液和胆汁中,经粪便排出体外。处于潜伏期末和急性期初的患者,粪便中病毒的数量最多,传染性最强,是戊型肝炎的主要传染源。HEV 通过对肝细胞的直接损伤和免疫病理作用引起肝细胞的炎症或坏死。临床上表现为急性戊型肝炎(有急性黄疸型和无黄疸型)、重症肝炎及胆汁淤滞性肝炎。多数患者发病后 6 周左右即好转并痊愈,不发展为慢性肝炎。HEV 主要侵犯青壮年人群,儿童感染亚临床型较多,成人病死率高于甲型肝炎。孕妇患戊型肝炎时,多病情严重,尤以怀孕 6～9 个月最为严重,可发生流产或死胎,病死率达 10%～20%。

3. 实验室检查

目前临床上常用的实验诊断方法是用 ELISA 法检测血清中的抗－HEV IgM 或 IgG,抗－HEV IgM 出现早、消失快,可作为早期戊型肝炎的诊断依据,也可通过免疫电镜从粪便中检查病毒颗粒进行诊断。

4. 防治原则

我国已研制成功并投入使用了大肠埃希菌基因工程重组戊型肝炎疫苗,这是世界上继乙肝疫苗后的第二个基因工程病毒疫苗。

(六)新近发现的肝炎相关病毒

1. 庚型肝炎病毒

庚型肝炎病毒(hepatitis G virus,HGV)是 1996 年自一例输血后肝炎患者体内分离获得的,与 HCV 同属黄病毒科,全长约为 9.5kb,为单股正链 RNA 病毒,其基因组与 HCV 有 26% 的同源性。HGV 的基因组仅含 1 个开放阅读框(ORF),编码 1 个长约 2900 个氨基酸的前体蛋白,经病毒和宿主细胞蛋白酶水解后形成核心蛋白(C 蛋白)、包膜蛋白(E1 和 E2 蛋白)及功能蛋白。其中包膜蛋白 E2 刺激机体产生的抗体与 HGV RNA 的转阴相关,可作为 HGV 感染恢复的指标。根据基因序列的差异,可将 HGV 分为不同的基因型,目前发现至少有 5 种主要基因型。Ⅰ型多在西非人群中发现,Ⅱ型来源于南美洲和欧洲,Ⅲ型在亚洲人群中多见。

HGV 的传播途径与 HBV 相同,主要经输血等非肠道途径传播,也可经母婴传播及医源性传播等。静脉吸毒者 HGV RNA 的阳性率可高达 32%;供血员 HGV RNA 的阳性率为 2%～3%;而 E2 抗体的阳性率为 9%,提示健康人群有较高的 HGV 感染率。HGV 单独感染时临床症状不明显,一般不损害肝脏。HGV 常与 HBV 或 HCV 发生并发感染,故有学者认为 HGV 可能是一种辅助病毒。某些 HCV 合并 HGV 感染的患者,可表现为 HCV 感染消失,转氨酶(ALT)恢复正常,而 HGV 感染持续存在,提示 HGV 可干扰 HCV 复制或协同机体清除 HCV。用 HGV RNA 阳性者的血清感染黑猩猩,可见黑猩猩血清中 HGV RNA 持续阳性,但血清 ALT 及肝组织病理学检查无明显异常。因此,HGV 的致病性还不清楚,尚需进一步研究。

目前诊断 HGV 感染最常用的方法是 RT-PCR 法,用以检测标本中的 HGV 基因片段。检测 E2 抗体可用于 HGV 的流行病学调查。

2. 己型肝炎病毒

己型肝炎病毒(hepatitis F virus,HFV)是近年来发现的一类经肠道传播的肝炎病毒,核酸为 RNA,但由于 HFV 尚未分离成功,故对 HFV 了解甚少。

3. TT 型肝炎病毒

TT 型肝炎病毒是 1997 年由日本科学家从一例输血后转氨酶升高患者的血清中发现的一种新病毒,当时以患者姓名的缩写(T. T.)命名为 TT 病毒。分子流行病学研究表明,该病毒与输血后肝炎有相关性,因此这一命名正好与输血传播病毒(transfusion transmitted virius,TTV)巧合,其可能是一种新型的肝炎相关病毒。TTV 为单负链环状 DNA 病毒,病毒体呈球形,直径为 30～50nm,无包膜。目前 TTV 的分类尚未确定。TTV 可通过多种途径传播,包括血液、其他体液和粪-口传播等。TTV 可在黑猩猩体内传代,但不引起明显的血清 ATL 升高或肝脏病理学改变。目前,TTV 的致病机制尚不清楚,对 TTV 是否为嗜肝病毒、是否有致病性等问题有待进一步研究阐明。TTV 的实验诊断目前主要是采用 PCR 法检测血中 TTV 的 DNA。目前对 TTV 感染只能进行一般性预防,尚无特异性防治方法。

二、轮状病毒

1. 生物学特性

人类轮状病毒(human rotavirus,HRV)属于呼肠病毒科中的轮状病毒属。该病毒在肠道细胞内增殖,从粪便排出,是引起婴幼儿急性腹泻(急性胃肠炎)和婴幼儿腹泻死亡的主要病原体。

轮状病毒为球形,直径为 60～80nm,呈二十面体立体对称,双层衣壳,无包膜。从内向外呈放射状排列,犹如车轮状辐条结构,故命名为轮状病毒(图 18 - 8)。只有具有双层衣壳结构的完整病毒颗粒才有感染性。病毒基因组为双股 RNA,由 11 个基因片段组成。

病毒对理化因素及外界环境有较强的抵抗力。耐乙醚、耐酸碱、耐氯仿,在 pH 3.5～10 的环境中仍可保持其感染性,在粪便中可存活数天到数周。55℃ 30 分钟可灭活。经胰酶作用后,其感染性增强。

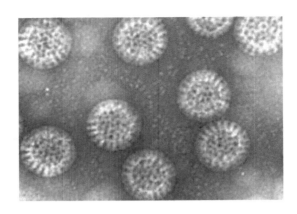

图 18-8　轮状病毒电镜下形态

2. 致病性与免疫性

轮状病毒呈世界性分布,可分为 7 个组(A～G),A～C 组轮状病毒可引起人类和动物的腹泻,D～G 组只引起动物腹泻。A 组轮状病毒感染最常见,是引起 6 个月至 2 岁婴幼儿腹泻的重要病原体,60％以上的婴幼儿急性腹泻是由轮状病毒所引起,这也是导致婴幼儿死亡的重要原因之一。年长儿童和成人常呈无症状感染。

轮状病毒感染的传染源为患者和无症状病毒携带者,主要经粪-口途径传播。病毒侵入人体后在小肠黏膜绒毛细胞内增殖,造成微绒毛萎缩、变短、脱落,细胞溶解、死亡。受损细胞脱落至肠腔并释放大量病毒随粪便排出。由于绒毛的损伤和破坏,使细胞渗透压发生改变,细胞分泌功能增强,水和电解质分泌增加,重吸收减少,大量水分进入肠腔,导致严重腹泻。临床上潜伏期为 24～48 小时,突然发病,出现发热、呕吐、水样腹泻等症状。一般为自限性,3～5 天可完全康复。腹泻严重者可出现脱水和酸中毒,若不及时治疗,可导致婴幼儿死亡。

轮状病毒感染后,机体可产生特异性抗体 IgM、IgG、SIgA,对同型病毒感染有保护作用,其中肠道局部 SIgA 起主要作用。由于抗体只对同型病毒感染有保护性作用,而且婴幼儿免疫系统发育尚不完善,SIgA 含量较低,故病愈后还可重复感染。

3. 实验室检查

轮状病毒感染的主要诊断方法是应用电镜或免疫电镜直接检查粪便中的病毒颗粒,特异性诊断率可达到 90％～95％,也可用 ELISA、乳胶凝集试验、免疫荧光法直接或间接检查粪便中的病毒抗原或血清中的抗体。

4. 防治原则

预防轮状病毒感染的措施主要是控制传染源,切断传播途径,严密消毒可能被污染的物品。疫苗主要为口服减毒活疫苗。治疗主要是及时输液,补充血容量,纠正电解质失调等,防止严重脱水及代谢性酸中毒的发生,以降低婴幼儿的死亡率。

三、柯萨奇病毒、埃可病毒及新型肠道病毒

柯萨奇病毒、埃可病毒及新型肠道病毒分布广泛。病毒亚群和血清型的不同或对不同组织的嗜性不同(受体的差异),可引起各种不同的疾病。

（一）病毒型别与免疫原性

1. 柯萨奇病毒

柯萨奇病毒对乳鼠的敏感性很高,根据它们感染乳鼠产生的病灶不同,可将柯萨奇病毒分为 A、B 两组。A 组有 23 型病毒,B 组有 6 型病毒。通过型特异性抗原,经中和试验、ELISA 等可以对各型进行鉴定。所有的 B 组病毒及 A 组的第 9 型病毒有共同的组特异性抗原,在 B 组病毒之间有交叉反应,但是 A 组病毒没有共同的组特异性抗原。A 组某些型别的型特异性抗原可在 37℃ 条件下引起人类 O 型红细胞凝集反应。

2. 埃可病毒

埃可病毒最早在脊髓灰质炎流行期间从人的粪便中分离,当时人类不知此病毒属于何种病毒,因此曾将其命名为人类肠道致细胞病变孤儿病毒。目前共有 31 个血清型。各型的差异在于其衣壳上的特异性抗原,因此可以用中和试验加以区别。埃可病毒没有属特异性抗原,但有异型交叉反应。在埃可病毒的 31 个型中,有 12 个型具有凝集人类 O 型红细胞的能力,血凝素是毒粒的主要部分。

3. 新型肠道病毒

新分离的肠道病毒不再归属于柯萨奇病毒或埃可病毒,从 68 号开始编号命名,目前已编号到 72 型。第 72 型即是甲型肝炎病毒,已在本章第二节中讨论。

（二）临床表现

柯萨奇病毒、埃可病毒、新型肠道病毒的流行病学特点和致病机制与脊髓灰质炎病毒相似,但各自攻击的靶器官不同。脊髓灰质炎病毒往往侵犯脊髓前角运动细胞,而柯萨奇病毒、埃可病毒和新型肠道病毒更容易感染脑膜、肌肉和黏膜等部位。人体受感染后,约 60% 呈隐性感染。出现临床症状时,由于侵犯的器官、组织不同而表现各异(表 18-5)。

表 18-5 柯萨奇病毒、埃可病毒、新型肠道病毒引起的临床综合征及相关病毒血清型

临床综合征	柯萨奇病毒		埃可病毒及新型肠道病毒（EV）
	A 组	B 组	
无菌性脑膜炎	2,4,7,9,10	1,2,3,4,5	4,6,9,11,16,30;EV70,EV71
肌无力和麻痹	7,9	2,3,4,5	2,4,6,9,11,30;EV71
皮疹、黏膜疹	4,5,6,9,10,16	2,3,4,5	2,4,5,6,9,11,16,18,25
心包炎、心肌炎	4,16	2,3,4,5	1,6,8,9,19
流行性肌痛、睾丸炎	9	1,2,3,4,5	1,6,9
呼吸道疾病	9,16,21,24	1,3,4,5	4,9,11,20,25
结膜炎	24	1,5	7,EV70
全身性感染（婴儿）		1,2,3,4,5	3,6,9,11,14,17,19
疱疹性咽峡炎	2,6,8,10,16		

柯萨奇病毒、埃可病毒、新型肠道病毒引起的一些临床综合征概述如下。

（1）无菌性脑膜炎 无菌性脑膜炎是肠道病毒感染中极为常见的一种综合征。在夏季流行时,不易与轻型的流行性乙型脑炎相区别。发病特点为短暂的发热,类似感冒,相继出现头痛、咽痛、恶心、呕吐和腹泻。进一步发展可出现颈项强直、嗜睡、脑脊液细胞数和蛋白质含量

增加,病程1～2周。

（2）麻痹 在上述无菌性脑膜炎的基础上,部分病例可进入麻痹期,临床表现为特有的脊神经支配的肌群或部分肌群麻痹。

（3）疱疹性咽峡炎 疱疹性咽峡炎是一种发生于儿童的急性传染病,主要由柯萨奇A组病毒引起,常在春末和夏初流行。患者突然发热、咽痛、厌食、吞咽困难。在咽腭弓、咽部、扁桃体及软腭边缘出现散在性小疱疹,破溃后形成小溃疡。

（4）心肌炎和心包炎 在新生儿表现为皮肤青紫、呼吸困难;在儿童和成人表现为呼吸道感染、心动过速、心电图表现异常等症状。

（5）肌痛或肌无力 患者常有发热、头痛和肌肉酸痛。有的病例表现为肌无力。恢复后疼痛消失,预后良好。

（6）急性出血性结膜炎 急性出血性结膜炎主要由肠道病毒70型引起,常发生于成年人,俗称"红眼病"。潜伏期短,起病急,侵犯双眼,引起眼睑水肿、眼球压痛、结膜下严重出血。人群对此病毒普遍易感,发病率高,但预后良好。

（7）手足口病 手足口病主要由A组柯萨奇病毒16型和肠道病毒71型引起。好发于6个月至3岁儿童,疾病特点为手、足、臀部的皮疹及口腔疱疹,常伴有发热症状。

应当指出的是,肠道病毒血清型别繁多,不同型别的病毒可以引起相同的病症,而同样型别的病毒在不同条件下也可引起不同的临床病症,因此确定任何一个型别作为某种病症的病原体是困难的。另外,肠道病毒各型别对人体的侵害范围仍在研究之中,将来可能会发现更多的临床病症与肠道病毒感染有关。

(三)防治原则

对于新型肠道病毒感染除一般的卫生措施外,无特效的预防和治疗方法。对有传染性的患者应当隔离。

四、其他急性胃肠炎病毒

肠道腺病毒、杯状病毒、星状病毒的主要特性见表18-6。

表18-6 肠道腺病毒、杯状病毒、星状病毒的主要特性

病毒名	主要生物学特性	致病性	防治原则
肠道腺病毒	球形,基因组为双链DNA,衣壳呈20面体立体对称,无包膜	病毒主要经粪-口传播,以夏季多见,可引起肠胃炎的暴发。主要侵犯5岁以下儿童,引起水样腹泻,发热及呕吐较轻	目前尚无有效疫苗和抗病毒治疗方法,主要采取对症治疗
杯状病毒	球形,基因组为单正链RNA,衣壳呈20面体对称,无包膜	病毒主要经粪-口途径传播,秋冬季高发,任何年龄均可发病。传染性强,是世界上引起急性病毒性胃肠炎暴发流行主要的病原体之一	目前尚无有效疫苗预防,主要采取对症治疗
星状病毒	球形,核酸为单正链RNA,无包膜,电镜下表面结构呈星形,有5～6个角	病毒主要经粪-口传播,主要引起婴幼儿腹泻,发病时症状与轮状病毒感染相似,但较轻。在温带地区,冬季为流行季节。感染后可产生牢固免疫力	目前尚无有效疫苗预防,主要采取对症治疗

目标检测

1. 简述 HBV 的 Dane 颗粒的形态结构特征与抗原组成。
2. 简述 HBV 血清学检查的主要指标及其意义。
3. 简述志贺氏菌的致病因素。
4. 简述大肠埃希菌的卫生细菌学意义。
5. 病例分析。

病例一

28 岁，男性。近半年来反复上腹中部、剑突下隐痛。体型偏瘦，无黑便，胃镜观察发现幽门周围有 3 个 0.2～0.3cm 浅表炎性灶。

分　析

该患者疑似何种微生物感染？取炎性区域胃黏膜组织进行何种检查可进行快速诊断？用何种治疗方案进行治疗？

病例二

男性，31 岁。3 周前到海地从事援外工作。回国后第二天突然出现严重腹泻。在急诊室排出大量米泔水样便，呕吐数次并轻度昏迷。主诉头昏眼花、四肢无力、肌肉疼痛。患者有胃溃疡病史正服用 H_2 受体阻滞剂。

分　析

该患者最有可能感染的是何种微生物？请简述该微生物的致病机制。

病例三

患者为一名 3 岁的幼儿园男孩。发热 2 天余，流口水严重，食欲明显下降。查体发现患儿足、手部位皮肤出现斑丘疹，伴有明显的口腔黏膜溃疡。据患儿家长说，患儿所在幼儿园的其他幼儿也有类似表现。

分　析

初步判断该患儿最可能患的是何种传染病？引起该病的病原体有哪些？该如何预防？

（陈倩倩）

第十九章　常见泌尿生殖系统感染的病原微生物

【掌握】淋病奈瑟菌、单纯疱疹病毒的生物学特性、致病性、免疫性及防治原则。

【熟悉】肠球菌属、阴道加特纳菌和人乳头瘤病毒的生物学特性、致病性、免疫性及防治原则。

【了解】泌尿生殖系统感染的病原微生物的实验室检查。

泌尿生殖系统感染的病原微生物是指能够感染泌尿系统、生殖系统并引起相关临床病症的微生物，有原核细胞型微生物，也有非细胞型微生物。原核细胞型微生物主要有淋病奈瑟菌、肠球菌属和阴道加特纳菌，非细胞型微生物主要有人乳头瘤病毒和单纯疱疹病毒。

第一节　常见泌尿生殖系统感染的细菌

一、淋病奈瑟菌

淋病奈瑟菌(*N. gonorrhoeae*)俗称淋球菌，是人类淋病的病原体。淋病是一种以人泌尿生殖系统黏膜的急性或慢性化脓性感染为主要临床表现的性传播疾病。近年来发病率居我国性传播疾病的首位，应引起重视。

（一）生物学特性

1. 形态与染色

淋病奈瑟菌是革兰氏阴性菌，形态与脑膜炎奈瑟菌相似，呈肾形，成双排列，两菌相对面平坦似一对咖啡豆(图19-1)。无鞭毛和芽孢，可形成菌毛和荚膜。在脓汁标本中，淋病急性期病菌常位于中性粒细胞内，而慢性期则位于细胞外。

2. 培养特性与生化反应

淋病奈瑟菌专性需氧。对营养的要求高，多用巧克力色血琼脂平板培养，初次分离培养还需要在 $5\% \sim 10\%$ CO_2 条件下，孵育 48 小时后形成圆形、凸起、灰白色、表面光滑的菌落。可分解葡萄糖产酸不产气，不分解其他糖类。

3. 抗原构造与分类

该菌表面主要有菌毛蛋白抗原、脂多糖抗原和外膜蛋白抗原三种。

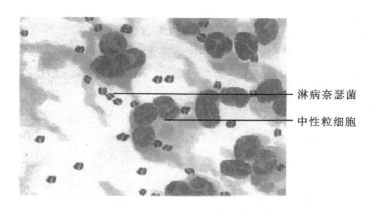

淋病奈瑟菌

中性粒细胞

图 19-1　淋病奈瑟菌的形态

4. 抵抗力

淋病奈瑟菌的抵抗力极弱。对冷、热、干燥等极敏感。在干燥环境中仅可存活 1～2 小时，湿热 55℃条件下仅可存活 5 分钟，在被患者分泌物污染的衣物、被褥及便池上可存活 24 小时。对一般消毒剂及磺胺、青霉素等敏感，但易产生耐药性。

(二)致病性与免疫性

1. 致病性

(1)致病物质　该菌的致病物质主要是其表面结构，如外膜蛋白、菌毛、脂多糖、SIgA 酶和内毒素等。菌毛具有抗吞噬的作用，另外可促使菌体黏附于泌尿生殖道上皮细胞。脂多糖能使黏膜上皮细胞坏死脱落、中性粒细胞聚集。IgA 蛋白酶能破坏黏膜表面的特异性 IgA 抗体，有利于细菌黏附在黏膜表面。

(2)所致疾病　人类是淋球菌的唯一宿主。主要通过性接触传播，也可通过接触被患者分泌物污染的衣服、被褥、毛巾、浴盆等被感染。淋球菌侵入泌尿生殖道，潜伏期为 2～5 天，在男性主要引起尿道炎，尿道口有脓性分泌物溢出，表现为尿频、尿急、尿痛、排尿困难等，也可引起前列腺炎、附睾炎及输精管炎等。在女性主要引起尿道炎和子宫颈炎，还可伴发外阴炎及阴道炎等，严重者可导致不孕。患淋病的孕妇，可造成胎儿宫内感染，导致流产、早产等；新生儿经产道时可被淋球菌感染，引起淋球菌性眼结膜炎，患儿眼内有大量脓性分泌物，称为脓漏眼。

2. 免疫性

人类对淋球菌无天然抵抗力，普遍易感，多数患者可自愈。病后免疫力不持久，仍可再感染。

(三)实验室检查

1. 标本采集

取患者泌尿生殖道脓性分泌物或子宫颈口表面分泌物送检。淋球菌抵抗力弱，采集标本后要注意保温、保湿，尽快送检或培养。

2. 直接镜检

革兰氏染色镜检，在中性粒细胞内发现革兰氏阴性双球菌可做出初步诊断。此法对急性期患者检出率高，而对慢性期患者检出率低。

3.分离培养与鉴定

将标本及时接种至含有多种抗生素(多黏菌素 B、万古霉素等)的巧克力色血琼脂平板,置于 5%～10% CO_2 条件下,37℃孵育 24～48 小时后,取可疑菌落涂片染色镜检,并做生化反应等鉴定,慢性淋病多用该法进行检查。用子宫颈内拭子培养诊断女性淋病,阳性检出率高达 80%。

4.快速诊断法

快速诊断法主要有核酸探针技术、核酸扩增技术和酶联免疫吸附试验,主要用来检测该菌的 DNA 或抗原标志物。

(四)防治原则

淋病是一种常见的性传播疾病。重要的预防措施是加强卫生宣传教育,杜绝卖淫嫖娼及不正当的两性关系。对患者要及时正确地做出诊断,并彻底治疗,包括其性伙伴。治疗首选青霉素 G,近年来由于耐药菌株不断增加,因此应做药物敏感试验以指导临床合理选择用药。婴儿出生后,不论母亲是否有淋病,均应立即对新生儿用 1‰硝酸银滴眼,以预防新生儿淋球菌性眼结膜炎。

二、肠球菌属

肠球菌属(*Enterococcus*)最初被列为 D 群链球菌,1984 年被列为肠球菌属,现属肠球菌科。肠球菌属目前已有粪肠球菌、屎肠球菌和坚忍肠球菌等 30 多种菌组成。近年来研究发现肠球菌具有致病性,是医院感染的重要病原菌,可引起泌尿生殖系统感染等多种疾病。

肠球菌为革兰氏阳性菌。圆形或椭圆形,呈链状排列,无芽孢,无鞭毛。需氧或兼性厌氧,可发酵多种糖类,产酸不产气。触酶试验阴性。对营养的要求较高,在含有血清的培养基上生长良好,经 37℃培养 18 小时后可形成灰白色、不透明、表面光滑的圆形菌落。不同菌株溶血现象不同,典型菌株无溶血现象,但也可出现 α 或 β 溶血。与链球菌显著不同的是它能在 pH 9.6 的 6.5% NaCl 和 40%胆盐中生长,并对多种抗菌药物耐药。

肠球菌对环境的耐受性非常强,在外界环境中可存活数周,在 10～45℃条件下均能生长,大多数菌株可耐受 60℃ 30 分钟,耐酸、碱、叠氮化钠和浓缩的胆盐等。

肠球菌是人和动物肠道的正常菌群之一,数量仅次于大肠杆菌。通常不致病,为一种重要的机会致病菌。近年来,由于抗生素的滥用,尤其是第三代头孢菌素的广泛应用,使肠球菌的感染率不断上升,成为医院内感染的主要致病菌,其中对人类致病的主要为粪肠球菌和屎肠球菌。肠球菌对绝大多数抗生素具有天然或获得性耐药,同时具有多重耐药性,对其感染的治疗已成为临床棘手的问题之一。

肠球菌常寄居在人的皮肤、上呼吸道、消化道和泌尿生殖道。最近的研究显示,耐药肠球菌可在医院患者之间进行传播,并且这些菌株还可在护士及其他医务工作者身上寄居,是医院内感染的重要病原菌,容易感染年老体弱、表皮黏膜破损以及因使用抗生素而使菌群失调的患者,引起尿路感染、腹部感染、心内膜炎、脑膜炎及败血症。尿路感染是由粪肠球菌所致感染中最常见的疾病,并且绝大多数是医院内感染,肠球菌引起的尿路感染仅次于大肠杆菌,其发生与留置导尿管等有关,大部分患者表现为肾盂肾炎、膀胱炎,少数患者表现为肾周围脓肿等;在盆腔、腹腔感染中,肠球菌感染居第 2 位;引起败血症的感染中,肠球菌感染居第 3 位,仅次于金黄色葡萄球菌和凝固酶阴性葡萄球菌的感染,败血症的发生与腹(盆)腔化脓性感染、泌尿生殖道感染、烧伤创面感染等有关,患者多为中青年女性、肿瘤患者、老年人。

此外,肠球菌还可引起烧伤创面、外科伤口、骨关节及皮肤软组织感染。该菌很少引起呼吸道感染和原发性蜂窝织炎。

免疫力正常的患者,肠球菌感染经治疗大多可痊愈。尿路感染菌株为非产酶株,可用万古霉素、青霉素或氨苄西林进行治疗。对于心内膜炎、脑膜炎等,常用氨苄西林或青霉素与氨基糖苷类药物联合用药进行治疗。

三、阴道加特纳菌

阴道加特纳菌(*Gardnrella Vaginalli*,GV)是加特纳菌属唯一的一个菌种,是近年来被确定的性传播疾病的病原体之一,而且随着性病病原体感染谱的变化,其感染率有逐年增高的趋势,故应引起重视。

该菌常呈球杆状,有时呈丝状和多形状,大小为 $0.5\mu m \times (1.5 \sim 2.5)\mu m$,常见两极染色。无芽孢,无荚膜,无鞭毛。革兰氏染色因菌龄不同而异,实验室保存的菌株趋向于革兰氏阴性,而从新鲜的临床标本中分离的菌株趋向于革兰氏阳性。兼性厌氧,在人工培养时必须添加新鲜血液才能生长、繁殖,故有"嗜血"之称。

阴道加特纳菌与非特异性阴道炎(bacterial vaginosis,BV)有关,BV 是一种阴道黏膜炎症,可通过性交传播,在性关系混乱的人群中,该病发病率较高,并且多见于性关系混乱的女性。急性期的患者表现为白带增多,有鱼腥或氨的臭味,外阴潮湿不适,常伴有阴道灼热感、外阴瘙痒及性交痛。阴道加特纳菌还可引起新生儿死亡、非致死性败血症和软组织感染。

GV 的所有菌株对氨苄西林、苯唑西林、阿莫西林、万古霉素、甲硝唑和青霉素敏感,对新霉素、萘啶酸、磺胺和多黏菌素耐药。

第二节　常见泌尿生殖系统感染的病毒

一、单纯疱疹病毒

单纯疱疹病毒(herpes simplex virus,HSV)是由于在感染的急性期发生水疱性皮疹而得名。HSV 有两个血清型,HSV-Ⅰ和 HSV-Ⅱ,两型病毒的核酸序列有 50% 的同源性,可引起生殖器疱疹。国外生殖器疱疹的发病率在性病中仅次于淋病和梅毒,居第 3 位,在由病毒引起的性病中居首位。

(一)生物学特性

单纯疱疹病毒呈球形,直径为 150nm,核心是线型 dsDNA,衣壳呈 20 面体立体对称,核衣壳外有一层脂蛋白包膜,其上镶嵌有刺突。病毒能在多种细胞中增殖,常用的培养细胞有人胚肾、原代兔肾、地鼠肾和人羊膜细胞,感染细胞后很快产生细胞病变效应,即细胞肿胀、变圆,核内有嗜酸性包涵体。HSV 的宿主范围较广,常用的实验动物有小鼠、家兔、豚鼠等。单纯疱疹病毒对乙醚及脂溶剂较敏感,在低温下可存活数月,湿热 52℃ 或干热 90℃ 30 分钟可被灭活。

(二)致病性与免疫性

人群中 HSV 感染较普遍。传染源是患者和病毒携带者。病毒常存在于疱疹病灶或健康人的唾液中,密切接触和性接触是主要的传播途径。病毒也可经呼吸道、口腔、生殖道黏膜及破损的皮肤等途径进入体内。人感染 HSV 后大多无明显症状,80％～90％为隐性感染,显性感染少见,常见的临床症状是黏膜或皮肤局部的疱疹,偶可产生严重甚至致死性的全身性感染。HSV 感染可表现为原发感染、潜伏感染和先天性感染。

1. 原发感染

原发感染多见于 6 个月至 2 岁的婴幼儿。由于婴幼儿体内来自母体的抗体 6 个月以后大多消失,故易发生 HSV-Ⅰ的原发感染。多数是隐性感染,只有少数会引起疾病,HSV-Ⅰ最常引起齿龈口腔炎,在牙龈、咽颊部黏膜出现成群疱疹,疱疹破裂后形成溃疡,病灶内含有大量病毒。另外,HSV-Ⅰ还可引起疱疹性湿疹、疱疹性角膜结膜炎、疱疹性脑炎、肝炎或疱疹性甲沟炎。HSV-Ⅱ主要引起生殖器疱疹,与宫颈癌的发生也有密切关系。原发感染者症状往往较轻,多数患者可能无任何症状,仅少数患者会发展为全身性病损。

2. 潜伏感染

原发感染后,大多数病毒会被免疫系统清除,少数病毒可逃过免疫系统的清除而长期存留于神经细胞内,与机体处于相对平衡状态,不引起临床症状。HSV-Ⅰ潜伏于三叉神经节和颈上神经节;HSV-Ⅱ潜伏于骶神经节。当机体受到寒冷、发热、月经、情绪紧张、劳累、日晒、感染或使用肾上腺皮质激素等因素刺激时,潜伏的病毒被激活重新开始增殖,借助神经轴突下行到感觉神经末梢支配的上皮细胞内继续增殖,大多数复发感染无任何临床症状或仅有病毒随分泌物排出,只有少数人会引起复发性局部疱疹。HSV-Ⅰ复发感染常引起口唇疱疹;HSV-Ⅱ复发感染常引起外生殖器疱疹,且 HSV 复发常与原发感染在同一部位。例如,原发性疾病是齿龈口腔炎,复发一般是在同一部位出现唇疱疹。

HSV 原发感染后机体免疫系统会发生特异性体液免疫和细胞免疫应答,血中可出现中和抗体,该抗体虽能中和游离的病毒,但不能清除潜伏于细胞内的病毒。特异性细胞免疫可破坏被病毒感染的宿主细胞,进而清除细胞内的病毒,但不能清除潜伏的病毒。

3. 先天性感染及新生儿感染

单纯疱疹病毒可通过垂直方式引发感染,妊娠期妇女感染 HSV 后,病毒可通过胎盘感染胎儿,从而引起胎儿智力低下、畸形、流产、死胎等。孕妇如患有生殖器疱疹,通过产道分娩时可感染新生儿,引起新生儿疱疹,该感染较常见。

(三)实验室检查

1. 病毒的分离与鉴定

取水疱液、唾液、脑脊液、角膜拭子或刮取物、阴道拭子等标本,接种于人胚肾、人羊膜等易感细胞,培养 2～3 天后,如出现细胞肿胀、变圆、相互融合等细胞病变效应,据此可初步判断为 HSV 感染。再用单克隆抗体做免疫荧光染色进行进一步鉴定。

2. 快速诊断

快速诊断可用电子显微镜直接检查水疱液中有无病毒颗粒,也可用免疫荧光技术、免疫酶染色技术、核酸杂交技术等检测特异性抗原、抗体或病毒核酸。

(四)防治原则

预防单纯疱疹病毒感染的措施为避免与患者接触,减少有害因素对机体的刺激。如果孕妇有单纯疱疹病毒感染,可行剖宫产或新生儿出生后立即注射丙种球蛋白。目前尚无针对

HSV 感染的特异性预防方法。HSV 糖蛋白亚单位疫苗正在研制中。阿昔洛韦、碘苷、阿糖胞苷等对疱疹性角膜炎的治疗效果较好。应用阿昔洛韦治疗复发性疱疹、生殖器疱疹、疱疹性脑炎等疗效较好,但不能防止潜伏感染再发。

二、人乳头瘤病毒

人乳头瘤病毒属于乳多空病毒科、乳头瘤病毒属,包括人乳头瘤病毒(human papilloma virus,HPV)和多种动物乳头瘤病毒,主要引起人类皮肤和黏膜的多种良性乳头状瘤(又称疣)。科学家还发现某些型别的人乳头瘤病毒与宫颈癌的发生有密切关系,但一直没有确切依据,德国科学家 Harald zur Hausen 用了十多年时间终于发现某些型别的 HPV 就是宫颈癌的病原体,并获得 2008 年的诺贝尔医学或生理学奖。另外,人乳头瘤病毒的某些型别可引起生殖器尖锐湿疣,是常见的性传播疾病的病原体。

HPV 呈球形,直径为 52～55nm,基因是双链环状 DNA,衣壳呈 20 面体立体对称,由 72 个壳微粒构成,无包膜。根据病毒核苷酸序列的不同,HPV 可分为 100 多个型,各型之间的同源性小于 50%。目前还不能对 HPV 进行体外培养。

HPV 具有宿主和组织特异性,只感染人的皮肤和黏膜上皮细胞,导致上皮增殖形成乳头状瘤。HPV 主要通过直接接触感染者病损部位或间接接触被病毒污染的物品进行传播。生殖器感染主要由性接触传播。新生儿可经产道感染。病毒感染后仅停留在局部皮肤黏膜中,不出现病毒血症。HPV 感染率较高,大多为隐性、潜伏和亚临床感染,不同型别的 HPV 侵犯的部位和所致疾病不同(表 19-1)。所致疾病主要有尖锐湿疣、寻常疣、扁平疣等。尖锐湿疣是常见的性传播疾病,在世界各地均有流行,发病率有逐年增高的趋势,在我国的发病率目前仅次于淋病,某些型别可引起宫颈癌。

表 19-1　HPV 型别与人类疾病的关系

HPV 型别	所致疾病
1,4	跖疣
1,2,4	寻常疣
3,10,28	扁平疣
7,10	屠夫寻常疣
5,8,9,12,14,15,17,19～25,36	疣状表皮增生异常
6,11	喉乳头瘤,口腔乳头瘤
6,11	尖锐湿疣
16,18,31,33	宫颈上皮瘤与宫颈癌

HPV 感染后,机体可产生特异性抗体,但无保护作用。

诊断疣主要依靠临床表现,对依靠临床表现还不能诊断的病例,可通过免疫组织化学方法检测病变组织中的 HPV 抗原,或用核酸杂交法和 PCR 方法检测 HPV DNA 序列以确诊。

生殖器疣是常见的性传播疾病之一,目前最好的预防方法是避免与感染组织和携带病毒的衣物接触。预防宫颈癌可用 VLP 疫苗或基因工程疫苗。对尖锐湿疣等可进行局部药物治疗或用冷冻、电灼、手术或激光等方法去除。

目标检测

1. 列举常见泌尿生殖系统感染的病原体及由其引起疾病的名称。

2. 简述人乳头瘤病毒(HPV)的传播途径及致病特点。

3. 病例分析。

 病　例

男性,23 岁,因尿频、尿痛,尿道有黄绿色脓性分泌物入院就诊。脓性分泌物涂片镜检显示有大量白细胞,且白细胞胞质内可见双球状细菌。

分　析

该患者感染的为何种细菌? 其致病机制是什么? 其传染源是什么? 应如何治疗?

（陈倩倩）

第二十章 常见神经系统感染的病原微生物

▶ X 学习目标

【掌握】常见神经系统感染的病原微生物的主要生物学特性、致病性与免疫性。

【熟悉】常见神经系统感染的病原微生物的防治原则。

【了解】常见神经系统感染的病原微生物的种类及其实验室检查。

第一节 常见神经系统感染的细菌

一、脑膜炎奈瑟菌

脑膜炎奈瑟菌（*Neisseria meningitidis*）俗称脑膜炎球菌（meningococcus），是流行性脑脊髓膜炎（简称流脑）的病原体。

（一）生物学特性

1. 形态与染色

脑膜炎奈瑟菌是革兰氏阴性双球菌，直径为 $0.6\sim0.8\mu m$，常成双排列，菌体呈肾形，两菌接触面平坦，凹面相对（图 20-1）。在患者脑脊液涂片中，此菌形态典型，多位于中性粒细胞内（彩图 5），荚膜经普通染色不易着色。经人工培养后多呈卵圆形或球形，排列不规则。无鞭毛，不形成芽孢。临床新分离的菌株多数有荚膜和菌毛。

2. 培养特性及生化反应

脑膜炎奈瑟菌对培养条件的要求较高，在普通培养基上不易生长，在含有血清或血液的培养基上方能生长，最常用的是巧克力色血琼脂培养基。专性需氧菌，初次分离时需要 $5\%\sim10\%$ 的 CO_2。菌落呈圆形、光滑、湿润、透明、微带灰蓝色，直径为 $1.0\sim1.5mm$，似露滴状。本菌能产生自溶酶，无溶血现象。本菌大多数能分解麦芽糖，产酸不产气，据此可与淋病奈瑟菌相区别。

3. 分类

根据荚膜多糖抗原不同可将脑膜炎奈瑟菌分为 13 个血清群。目前我国的脑膜炎奈瑟菌共有 11 个血清群。国内流行的以 A 群为主，B、C 群多为散发病例。

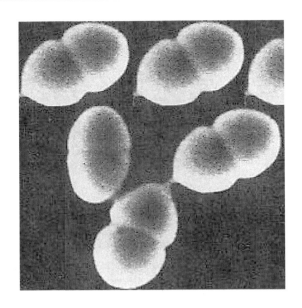

图 20-1　脑膜炎奈瑟菌电镜下形态

4. 抵抗力

脑膜炎奈瑟菌对外界环境抵抗力很弱,对干燥、热、寒冷、紫外线等均高度敏感。室温下 3 小时死亡,55℃ 5 分钟内死亡。在 75% 乙醇、0.1% 新洁尔灭和 1% 苯酚中均可被迅速杀灭。因此,对临床标本要注意保暖,防止日照和干燥,迅速送检。该菌对磺胺、青霉素、链霉素、金霉素均很敏感。

(二)致病性和免疫性

1. 致病物质

该菌的致病物质以内毒素为主,菌毛和荚膜亦有致病性。

2. 所致疾病

流脑患者和带菌者是传染源,经飞沫传播。病原菌常寄居在人鼻咽部,流行期间人群带菌率可高达 70%。多数无症状或仅有轻微的呼吸道炎症。免疫力低下者,细菌可侵入血流引起菌血症或败血症,患者可出现恶寒、高热、恶心、呕吐等全身性症状,也可引起皮肤或黏膜出现出血点或出血斑。细菌若突破血脑屏障侵犯脑膜,引起化脓性炎症(即流脑),患者多出现剧烈头痛、喷射状呕吐、颈项强直等脑膜刺激征及脑脊液的病理变化,重者伴发微循环障碍、DIC 等,导致中毒性休克,预后不良。

3. 免疫性

机体对此病菌的免疫以体液免疫为主。母体 IgG 可通过胎盘传给胎儿,故 6 个月内的婴儿极少患流脑。儿童免疫力较弱,血脑屏障发育不完善,感染后发病率较高。

(三)实验室检查

1. 标本采集

采取患者脑脊液、血液或挑破出血淤斑取其渗液,尽快送检以免细菌自溶。带菌者用鼻咽拭子取鼻咽分泌物。

2. 直接涂片镜检

取脑脊液离心沉淀物直接涂片。若发现细胞内有典型的革兰氏阴性双球菌,即可初步诊断。淤斑渗出物用玻片压印,固定后经革兰氏染色镜检,检出率较高。

3. 分离培养与鉴定

使用事先预温的培养基,最好床边接种,以减少污染和避免细菌死亡。血液及脑脊液标本经增菌后,再用巧克力色血平板分离培养,于适宜环境中培养 24 小时,挑取可疑菌落做涂片染色镜检,再进行生化反应和凝集反应予以鉴定。

4. 快速诊断法

①用已知抗体血清与患者脑脊液或血清做对流免疫电泳,本法敏感性较高,特异性亦较强。②SPA 协同凝集试验法简便快速,且敏感性高、特异性强。③ELISA。

(四)防治原则

感染者一经发现,及早隔离,积极治疗,控制传染源。对易感儿童可接种疫苗,进行特异性预防,我国现用的疫苗是 A 群荚膜多糖疫苗。流行期间可口服磺胺预防。治疗流脑首选磺胺,也可用青霉素、氯霉素或氨苄西林。因磺胺能通过血脑屏障到达脑脊髓,故治疗效果较好。

二、肉毒梭菌

肉毒梭菌为革兰氏阳性杆菌,主要分布于土壤中,能产生强烈的肉毒毒素,可引起人和动物肉毒病。专性厌氧菌,对营养的要求不高。芽孢呈椭圆形,比菌体粗,位于次极端,使细菌呈网球拍状。肉毒毒素是已知最剧烈的毒物,耐酸不耐热。肉毒毒素食物中毒是由于误食被肉毒梭菌毒素污染的食品而引起的中毒性疾病。该病胃肠道症状很少见,不发热,神志清楚,主要表现为神经末梢麻痹。潜伏期可短至数小时,主要表现为某些部位的肌肉麻痹,可出现复视、斜视、眼睑下垂、吞咽困难、口齿不清等症状,严重者因膈肌麻痹,可死于呼吸困难。若抢救不及时,病死率极高。此外,婴儿肠道菌群不完善,可因食入被肉毒梭菌芽孢污染的食品,芽孢生长繁殖,产生毒素被吸收而致病,称为婴儿肉毒病。

预防以加强食品卫生管理和监督为主,并做好个人防护措施。根据患者症状做出诊断,迅速注射 A、B、E 三型多价抗血清,同时进行对症治疗,维持呼吸功能可明显降低死亡率。

第二节 常见神经系统感染的病毒

一、狂犬病毒

狂犬病毒(rabies virus)属弹状病毒科中的嗜神经性病毒。病毒主要在家畜和野生动物中传播,是引起狂犬病的病原体。

(一)生物学特性

狂犬病毒似子弹状,核衣壳为螺旋对称型,外层为脂蛋白包膜,表面有糖蛋白刺突,与病毒感染性和毒力相关。中心为单股负链 RNA 和核蛋白。其在易感的神经细胞内增殖时,在胞质中形成嗜酸性圆形或椭圆形包涵体,称内基小体,有临床诊断价值(彩图 6)。室温下 1～2周,病毒仍可保持传染性,加热 60℃ 5 分钟可被灭活,紫外线照射可迅速灭活病毒。

(二)致病性和免疫性

人被病畜或带狂犬病毒的动物咬伤后,病畜或动物唾液中的病毒通过伤口进入体内而引起感染。潜伏期1周至数年,病毒先在肌纤维细胞中增殖,随血液或感觉神经纤维上行到中枢神经系统增殖,随传出神经到达唾液腺和其他组织。发病时首先是伤口处有"蚁走感",继而出现头痛、乏力、流涎、流泪、恶心、呕吐;随后兴奋性增高,恐水、恐声,吞咽或饮水时喉肌痉挛,而后转入麻痹期,最终因昏迷、呼吸肌麻痹和循环衰竭而死亡,死亡率高达100%。

(三)实验室检查

检查咬伤人的动物是否患狂犬病,是采取防治措施的重要环节。一般将动物隔离观察,若经7~10天不发病,一般可认为该动物未患狂犬病或咬人时唾液中尚无狂犬病毒。若观察期间动物发病,立即将其处死,取海马回部位脑组织切片,寻找内基小体;再做组织涂片,用免疫荧光抗体法检测病毒抗原。患者可取唾液沉渣涂片,用免疫荧光抗体法检查病毒抗原,但阳性率不高。

(四)防治原则

加强家犬管理,捕杀病犬,注射疫苗是预防狂犬病的主要措施。避免家养动物与野生动物接触。人被动物咬伤后,伤口局部要及时、彻底地清理。及早注射高效价狂犬病抗病毒血清做被动免疫,同时接种狂犬病疫苗,可预防发病。我国目前使用的灭活病毒疫苗,于第1、3、7、14、28天各肌注1ml,免疫效果好,副作用少。

二、流行性乙型脑炎病毒

流行性乙型脑炎病毒简称乙脑病毒,属于虫媒病毒黄病毒科黄病毒属,是引起流行性乙型脑炎(简称乙脑)的病原体。本病毒首先(1953年)在日本从患者脑组织中分离获得,因此称日本脑炎病毒。乙脑是我国夏秋季流行的主要传染病之一,目前尚无特效治疗方法。人体接种疫苗可提高对乙脑病毒感染的抵抗力,对预防乙脑也有良好效果。

(一)生物学特性

乙脑病毒呈球状,直径约为45nm。核酸为单股正链RNA,外层具包膜,包膜表面有血凝素,能凝集鹅、鸽及雏鸡的红细胞。乳鼠是常用的敏感动物,脑内接种乙脑病毒后3~4天发病,1周左右死亡,脑组织内含大量感染性病毒,是分离病毒、大量制备抗原的可靠方法。病毒在地鼠肾、幼猪肾等原代培养细胞和白纹伊蚊传代细胞中均能增殖,使细胞发生明显的细胞病变。乙脑病毒抗原性稳定,很少变异,不同地区不同时期分离的病毒株之间无明显差别。因此,疫苗预防效果良好。乙脑病毒对热抵抗力弱,56℃ 30分钟灭活,故应在-70℃条件下保存毒株。在酸性条件下不稳定,适宜pH 8.5~9.0。若将感染病毒的脑组织加入50%甘油缓冲盐水中贮存在4℃条件下,病毒活力可维持数月。乙醚及常用消毒剂均可灭活病毒。

(二)致病性与免疫性

幼猪是乙脑病毒的主要传染源和中间宿主,蚊子是乙脑病毒的传播媒介和贮存宿主。通过猪→蚊→人的途径使人受染。人群对此病毒普遍易感,但大多数为隐性或轻型感染,只有少数出现中枢神经系统症状,发生脑炎。好发年龄为9个月至10岁。病毒进入人体,先在局部血管内皮细胞及淋巴结中增殖,随后少量病毒进入血流,成为短暂的第一次病毒血症。此时病毒随血循环散布到肝、脾等处的细胞中继续增殖，一般无明显症状。约经 1 周潜伏期后，大量病毒再次进入血流，引起第二次病毒血症，引起发热、寒战等全身不适症状，若不再继续发展者，即成为顿挫感染，数日后可自愈。但少数患者(0.1%)体内的病毒可突破血脑屏障进入脑内增殖，造成脑实质及脑膜病变，引起高热、惊厥、昏迷、脑膜刺激征等症状，意识障碍重者可能死于呼吸循环衰竭。部分患者遗留失语、强直性痉挛、精神失常等神经系统后遗症。

机体感染乙脑病毒后产生抗体，可维持数年至终生，对抵抗病毒再次感染有作用。细胞免疫在防止病毒进入脑组织及维持血脑屏障正常功能方面都起重要作用。流行区成人大多数都有一定免疫力，多为隐性感染，10 岁以下儿童及非流行区成人缺乏免疫力，感染后容易发病。

(三)实验室检查

1. 病原学检查

患病早期患者血液和脑脊液可分离病毒，但阳性率低。用病死者脑组织进行小鼠脑内接种，分离病毒阳性率高。病毒分离后可用已知乙脑病毒 McAb 鉴定，鹅红细胞血凝吸附试验可作为病毒分离的指标。

2. 血清学检测

临床诊断一般检测患者血清中特异性乙脑病毒抗体，用血凝抑制试验、中和试验、ELISA等方法检测患者急性期和恢复期双份血清，若两次抗体效价≥4 倍增高时则可确定诊断。

(四)防治原则

防蚊灭蚊是预防乙脑的关键。对易感人群(9 个月至 10 岁)接种乙脑疫苗，安全有效，是预防乙脑流行的重要环节。在乙脑流行季节前，应对猪进行预防接种，可有效降低乙脑的发病率。目前使用原代初生地鼠肾细胞培养的乙脑减毒活疫苗，效果良好。重组疫苗和多肽疫苗正在研制中。对乙脑患者，则应早期住院隔离治疗。中西医结合疗法，可提高治愈率，降低后遗症的发生率。

三、脊髓灰质炎病毒

脊髓灰质炎病毒(poliovirus)属于微小核糖核酸病毒科的肠道病毒属，是脊髓灰质炎的病原体。脊髓灰质炎是一种急性传染病，流行广泛。病毒常侵犯中枢神经系统，损害脊髓前角运动神经细胞，导致肢体松弛性麻痹，多见于儿童，故又名小儿麻痹症。

(一)生物学特性

脊髓灰质炎病毒在电镜下呈球形颗粒，直径 20~30nm，呈立体对称 12 面体。病毒颗粒核心为单股正链核糖核酸，外围 32 个衣壳微粒，形成外层衣壳，无包膜。核衣壳含 4 种结构蛋白VP1、2、3、4。VP1 对人体细胞膜上受体有特殊亲和力，与病毒的致病性和毒力有关。VP0 最终分裂为 VP2 与 VP4，为内在蛋白，与 RNA 紧密结合，VP2 与 VP3 半暴露具抗原性。根据衣壳蛋白抗原性的不同分为 1、2、3 型。三型病毒所引起的疾病症状相同，但无交叉免疫。

(二)致病性与免疫性

1. 致病性

脊髓灰质炎的传染源为患者和无症状带毒者，主要通过粪-口途径传播。易感者为 15 岁以下人群，特别是 5 岁以内的儿童。90%以上为隐性感染，无症状或仅表现为轻微上呼吸道感染症状。病毒侵入体内后局限在咽及肠道上皮细胞和肠黏膜淋巴组织内增殖并向外排毒。少数感染者体内的病毒经肠道局部淋巴组织释放入血形成第一次病毒血症,并随血流侵入全身淋巴组织及肝、脾、骨髓等组织中大量增殖,引起发热、头痛等全身症状。大量病毒再次入血形成第二次病毒血症,若感染中枢神经系统,则可引起脑膜炎或非麻痹性脊髓灰质炎。0.1‰～1‰感染者体内的病毒可侵犯脊髓、脑干的运动神经细胞,引起麻痹性脊髓灰质炎,使受损神经细胞支配的肌肉(多见下肢)发生暂时性或永久性弛缓性瘫痪。极少数患者可因延髓麻痹而死亡。

2. 免疫性

感染后,机体对同型病毒可产生持久免疫力,以体液免疫为主。SIgA 可阻止病毒在咽部及肠道的定居、增殖,防止病毒入血。血清中和抗体,如 IgG、SIgA 等,在体内维持时间久,主要清除血流中的病毒,阻断病毒侵入中枢系统。6 个月内的婴儿有来自母体的抗体保护而较少发生感染。

(三)实验室检查

通过 PCR 或核酸杂交等分子生物学方法对病毒基因的检测可有助于临床的早期诊断。

(四)防治原则

隔离传染源,切断传播途径,保护易感人群。对婴幼儿和儿童进行人工主动免疫。目前有两种疫苗:口服减毒活疫苗(OPV)和灭活疫苗(IPV)。我国计划免疫实行 2 月龄开始连服 3 次三价口服脊髓灰质炎减毒活疫苗(TOPV),每次间隔 1 个月,4 岁时加强一次。近年脊髓灰质炎的发病率持续下降。

四、森林脑炎病毒

森林脑炎病毒(forest encephalitis virus)由蜱传播,在春夏季节流行于俄罗斯及我国东北原始森林地带,故称苏联春夏脑炎病毒。本病主要侵犯中枢神经系统,临床上以发热、神经症状为特征,有时出现瘫痪后遗症。

森林脑炎病毒呈球形,直径为 30～40nm,衣壳呈 20 面体对称,外有包膜,含血凝素,核酸为单正链 RNA。森林脑炎病毒的形态结构、培养特性及抵抗力与乙脑病毒相似,但嗜神经性较强,接种小鼠,易发生脑炎致死。感染动物范围较广,森林硬蜱的带病毒率最高,为主要媒介。家畜在自然疫源地受蜱叮咬而感染,并可把蜱带到居民点,成为人的传染源。

本病人群普遍易感,具有明显的职业特点,林业工人、筑路工人和林区牧民容易感染发病。被带有病毒的蜱叮咬后,大部分患者为隐性感染或轻型病例,仅有一小部分出现典型的脑炎症状,出现肌肉麻痹、萎缩、昏迷致死,少数痊愈者可遗留肌肉麻痹。感染后可获得持久的免疫力。

预防此病,可给去森林疫区的人接种灭活疫苗,效果良好。在感染早期注射大量丙种球蛋白或免疫血清可能防止发病或减轻症状。此外,进入森林疫区时,应穿着防护衣袜,皮肤涂擦邻苯二甲酸酯,以防被蜱叮咬。

目标检测

1. 简述肉毒梭菌的致病机制。

2.疑似流脑的患者,应如何进行脑膜炎奈瑟菌的分离培养与鉴定?

3.病例分析。

病例一

一名6岁男童不慎跌倒,左足跟部被铁钉扎伤,伤口窄、深。回家自行进行消毒、包扎处置。10日后感到乏力、畏光、下肢痛。查体:满面大汗,苦笑面容,张口困难,角弓反张,阵发性四肢痉挛。

分　析

该患者最可能患有何种疾病?引起该病的病原体是什么?如何预防和治疗该疾病?

病例二

男性,55岁,农民。因肌肉高度紧张和唾液分泌过多而入院。他妻子说他最近出现发热和寒颤,身体虚弱,拒绝进食,因不明原因脾气暴躁,难以自控。他是一个狂热的户外运动者和洞穴探险者。患者入院后不久,便有吞气症、恐水症和癫痫发作,神志清醒和幻觉交替。4天后,患者死亡,血常规和脑脊液细菌培养均为阴性。大脑尸检表明有包涵体存在。

分　析

该患者最有可能死于何种疾病?如果患者没有被动物咬伤史,那么最可能的感染途径是什么?应对患者采取的治疗措施是什么?

（蓝天才）

第二十一章　常见脉管系统感染的病原微生物

▶ 学习目标

【熟悉】 鼠疫耶尔森菌与柯萨奇病毒的致病性与免疫性。

【了解】 脉管系统感染中各种常见的病原微生物的生物学特性、传播媒介及预防原则。

第一节　常见脉管系统感染的细菌

一、鼠疫耶尔森菌

鼠疫耶尔森菌(*Yersinia pestis*)俗称鼠疫杆菌,属于耶尔森菌属,是鼠疫的病原菌。鼠疫是一种自然疫源性的烈性传染病,曾发生多次世界性大流行,病死率极高。该菌为革兰氏阴性球杆菌,两端钝圆浓染形成异染颗粒(彩图7),有荚膜,无鞭毛,不形成芽孢。在陈旧培养物或3‰ NaCl培养基上呈多形性。兼性厌氧,对营养的要求不高,最适生长温度为28～30℃,血平板培养24～48小时形成无色透明花边样菌落;野生菌株形成R型菌落,人工培养后变为S型菌落,其毒力亦随之减弱(R-S变异)。肉汤培养先形成沉淀,再形成菌膜,稍加振荡后菌膜呈"钟乳石"状下沉,有鉴别意义。

鼠疫杆菌主要寄居在啮齿动物体内,传播媒介主要是鼠蚤,传播方式"鼠→蚤→人",随着大批病鼠死亡,鼠蚤转向人群,引起人间鼠疫。临床上常见的类型有腺鼠疫、败血型鼠疫和肺鼠疫。由于鼠疫毒素主要作用于全身周围血管及淋巴管,致微循环障碍,患者临死前,皮肤高度发绀,故有"黑死病"之称。鼠疫在我国属甲类烈性传染病,预防的根本措施是灭鼠、灭蚤,流行区可接种鼠疫疫苗。国境、海关需加强检疫(防细菌武器)。治疗采用磺胺、链霉素、氯霉素、氨基糖苷类抗生素,原则是早期足量用药。

二、布鲁菌属

布鲁菌属(*Brucella*)可致动物和人患布鲁菌病。本属细菌为革兰氏阴性球杆菌,无鞭毛,不形成芽孢,光滑型菌株有微荚膜(图21-1)。含M、A两种抗原,不同菌株两种抗原含量不同。布鲁菌为专性需氧菌。该菌属共有六个种,我国流行的是羊、牛和猪布鲁菌三种,以羊布鲁菌最常见。初次分离时需提供 5%～10% CO_2,生长缓慢,常用肝浸液培养基培养。该菌属在自然界中抵抗力较强,对热和化学消毒剂敏感。

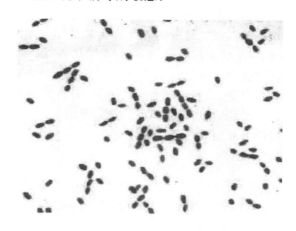

图 21-1　布鲁菌的形态

布鲁菌的致病物质主要是内毒素。荚膜和透明质酸酶与细菌的侵入、扩散有密切关系,构成较强的侵袭力,使病菌能从正常的皮肤黏膜侵入体内。最易感染牛、羊、猪等动物。人类感染主要是通过接触病畜及其分泌物或接触被污染的畜产品,经皮肤、消化道、呼吸道、眼结膜等途径侵入机体,被吞噬细胞吞噬后带至淋巴结繁殖形成感染灶,继之侵入血流引起以发热、乏力、关节痛等为症状的菌血症。此后病菌进入肝、脾、骨髓、淋巴结等组织形成新的感染灶,而血流中的细菌则逐渐消失,体温也趋于正常。当细菌在新感染灶中繁殖到一定程度时,再次入血出现菌血症,体温再次升高。如此反复发热呈波浪式,故又称布鲁菌病为波浪热。布鲁菌为胞内寄生菌,故机体对其的免疫主要为细胞免疫,一般认为是带菌免疫。

布鲁菌病的实验室诊断依靠病原体分离鉴定、血清学试验及皮肤试验(布鲁菌素试验)等。

预防措施主要是加强病畜管理、切断传播途径和预防接种。畜群及牧区人群、屠宰场工作人员可接种减毒活疫苗,急性期用四环素、青霉素进行治疗。

第二节　常见脉管系统感染的病毒

一、柯萨奇病毒与埃可病毒

(一)柯萨奇病毒

柯萨奇病毒(coxsackie virus)以最初发现的地名命名,属于小核糖核酸病毒科肠道病毒属。病毒为单股正链小 RNA 病毒,20 面体立体对称,呈球形,裸露的核衣壳直径为 23～30nm,无包膜,由核酸和蛋白质组成。根据病毒对乳鼠的致病特点及对细胞敏感性的不同,将病毒分成 A 组和 B 组,A 组病毒有 24 个血清型,即 A1～A24,其中 A23 型与 Ech09 型病毒相同;B 组病毒有 6 个血清型 B1～B6。分离柯萨奇 A 组病毒以乳鼠最为合适,而分离柯萨奇 B 组病毒则用细胞培养法。

用该病毒接种动物常引起运动失调、肢体软瘫。在人类中,A 组病毒引起上呼吸道感染,典型症状为疱疹性咽峡炎,主要特点为急性发烧、皮疹,有手、足、口三联症,多侵犯儿童。B组病毒常可引起心肌炎、心包炎、流行性肌痛、新生儿全身感染等症状。两组病毒均可引起非麻痹性类脊髓灰质炎、无菌性脑膜炎及发热性出疹。病后可获得型特异性免疫力。

临床诊断可采用 ELISA 法检测血清中病毒特异性 IgM,也可用 PCR 法和原位杂交法分别检测患者脑脊液和心肌组织中的病毒核酸。

对于由柯萨奇病毒引起的感染,目前尚无特异性防治措施,因此通过隔离的方式预防较为重要。病房中的空气,尤其是在夏季,要加强消毒。另外,因为妊娠期感染柯萨奇病毒可引起非麻痹性脊髓灰质炎性病变,导致胎儿宫内感染和畸形,所以孕妇感染要做好遗传学咨询和孕期保健以排除胎儿畸形,以降低新生儿出生缺陷的发生率。

(二)埃可病毒

埃可病毒(ECHO)即肠性细胞致病性人类孤独型病毒。1951 年在脊髓灰质炎流行期间,自健康儿童粪便中分离而得。ECHO 病毒分为 30 多个型,只对人类有感染性,各型致病力和致病类型也不同,如 ECHO6、19 型致病力较强,它类似于柯萨奇病毒 B 型引起急性胸痛和心肌病。埃可病毒感染多发于夏、秋季,绝大多数是隐性感染。主要经粪-口途径传播,也可通过咽喉分泌物排出病毒经呼吸道传播。病毒进入人体在咽部及肠黏膜细胞中增殖后,侵入血流,形成病毒血症。ECHO 病毒感染的临床表现类似于风疹,常见上呼吸道感染、发烧、非化脓性脑膜炎和皮疹。皮疹持续 1～3 天自然消退。ECHO 病毒还可引起婴幼儿腹泻。临床可从大便、咽喉分泌物和脑脊液中分离出病毒。诊断主要依靠病毒培养和血清学检查。对 ECHO 病毒引起的感染,目前没有特异性治疗措施,因此对其感染往往只能通过解热止痛和应用抗生素等方式进行对症治疗。孕期感染者应注意排除胎儿畸形,第一孕季感染虽可累及胎儿,但很少引起畸形。新生儿则应隔离观察。

二、汉坦病毒

汉坦病毒(hantavirus)是布尼亚病毒科的一个新属,是一种有包膜分节段的负链 RNA 病毒。汉坦病毒可分为两种:一种引起汉坦病毒肺综合征(HPS),另一种为肾综合征出血热(HFRS)的病原体。HFRS 在我国流行范围广,危害严重,又称流行性出血热。流行性出血热有明显的地区性和季节性,以 10—12 月为多见,与鼠类的分布与活动有关。携带病毒的鼠通过唾液、尿、粪污染环境。人经呼吸道、消化道或直接接触被传染。发病机制主要是病毒直接引起全身毛细血管和小血管损伤,肾脏是早期原发性损伤器官,引起高热、出血、肾脏损害和免疫功能紊乱等临床表现。临床过程包括发热期、低血压休克期、少尿期、多尿期和恢复期。病死率较高,隐性感染率较低。病后可获得牢固的免疫力,IgG 类抗体可持续多年。单份血清 IgM 阳性或双份血清 IgG 抗体≥4 倍增高者,均有诊断意义。

预防主要针对传染源和传播途径采取措施。我国研制生产的三种单价灭活疫苗经大面积人群接种观察,安全性较好,并具有较好的血清学和流行病学效果,为有效预防本病创造了条件。早期抗病毒治疗可阻断病理损伤,减轻病情,降低病死率。早期预防肾损伤,采用合理的综合液体疗法是最重要的治疗措施。

三、新疆出血热病毒

新疆出血热病毒(Xinjiang hemorrhagic fever virus,XHFV)是新疆出血热的病原体,归类

于布尼亚病毒科内罗病毒属。因其最先从我国新疆塔里木盆地出血热患者的血液和当地捕捉的硬蜱中分离到而得名。病毒呈球形或椭圆形,其结构、培养特性和抵抗力与汉坦病毒相似,但抗原性、传播方式、致病性却不同,能用鸡胚分离传代。

新疆出血热的发生有明显的地区性和季节性,每年 4—5 月为流行高峰,与蜱在自然界的消长情况及牧区活动的繁忙季节相符合。人可通过被带病毒的蜱叮咬或皮肤伤口感染。潜伏期为一周,起病急骤,有发热、全身疼痛、困倦乏力、呕吐等症状。患者早期面部、胸部皮肤潮红,继而在口腔黏膜及其他部位皮肤有出血点,严重者有鼻出血、呕血、血尿、蛋白尿甚至发生休克等。病后机体可产生多种抗体,获得持久免疫力。微生物学检查与汉坦病毒基本相同,防蜱、灭蜱是预防本病的主要措施。我国研制的灭活乳鼠脑疫苗有预防效果。

四、登革病毒

登革病毒(dengue virus)属于黄热病毒属,是登革热的病原体,广泛流行于全球热带及亚热带的 60 多个国家和地区,每年超过一亿人受感染,近年在我国广东、海南和广西等地也有发生。病毒颗粒呈球形,是小型黄病毒,直径约为 55nm。有包膜及刺突。将发热期患者血液接种到乳鼠的脑内可分离固定该病毒。在 4℃冰箱中可保存数星期,用冰冻干燥法可以保存数年。登革病毒对紫外线比较敏感,数分钟就可灭活。

患者和隐性感染者是本病的主要传染源,主要以埃及伊蚊和白纹伊蚊为媒介,病毒感染人体后可在毛细血管内皮细胞和单核细胞中增殖,经血流播散,引起发热、肌肉和关节酸痛、淋巴结肿胀及皮肤出血、休克等。临床上可表现为典型登革热(DF)、发病率和死亡率很高的登革出血热(DHF)及登革休克综合征(DSS)。高达 50％的感染者走向死亡。大多数登革热病例可以根据发热、出血、肝大、休克或血小板减少等症状进行临床诊断。病毒分离、血清学诊断及病毒核酸检查是确切的诊断方法。控制传播媒介、防止蚊虫叮咬是防止登革病毒感染的重要措施,至今尚无安全、有效的登革病毒疫苗被批准使用。

 目标检测

1.简述鼠疫的传染源、传播途径及主要临床表现。
2.病例分析。

病　例

患者,男,45 岁。20 天前开始发热,体温最高达 40.3℃。查体:体温 39.5℃,右侧睾丸肿大,有触痛。血常规:白细胞 $5.5×10^9/L$,血培养发现革兰氏阴性短小杆菌,追问病史,患者自述非从事畜牧业工作,约在发病前一周进食生乳。

分　析

该患者最可能感染何种病原体?其传播途径为何?

(梁　亮)

第二十二章 常见皮肤皮下组织及创伤感染的病原微生物

第一节 常见皮肤皮下组织及创伤感染的细菌

一、葡萄球菌属

葡萄球菌属（*Staphylococcus*）的细菌广泛分布于空气、水、土壤、人和动物的皮肤及与外界相通的腔道中,多数为腐物寄生菌,多数不致病,少数为致病菌。有些人可携带致病菌株,尤以医护人员的携带率高,是医院内交叉感染的重要传染源。葡萄球菌是最常见的化脓性球菌。

（一）生物学特性

1. 形态与染色

葡萄球菌属的细菌呈球形或略呈椭圆形,直径约为 $1\mu m$,典型的排列呈葡萄串状（图 22-1,图 22-2）。在脓汁或液体培养基中常成双球或短链状排列。革兰氏染色阳性,当衰老、死亡后常转为革兰氏阴性。

2. 培养特性与生化反应

葡萄球菌属的细菌对营养的要求不高,需氧或兼性厌氧,最适温度 37℃,最适 pH 7.4。在肉汤培养基中呈均匀浑浊生长;在普通琼脂平板上生长良好,可形成圆形、光滑湿润、不透明的凸起菌落;能产生金黄色、白色、柠檬色等脂溶性色素。在血平板上多数致病性葡萄球菌可形成透明溶血环。耐盐性强,能在含 10% NaCl 的培养基中生长。触酶试验阳性。

3. 抗原构造

（1）葡萄球菌 A 蛋白（SPA）　90% 以上的金黄色葡萄球菌菌株有 SPA,但含量有差异,与胞壁肽聚糖共价结合。SPA 为金黄色葡萄球菌的一种表面抗原,是细胞壁的成分。SPA 有多种生物学活性:①抗吞噬作用,SPA 与吞噬细胞争夺抗体的 Fc 段,从而降低抗体的调理作用;

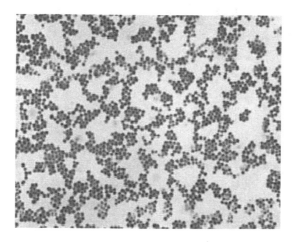

图 22-1　葡萄球菌的形态

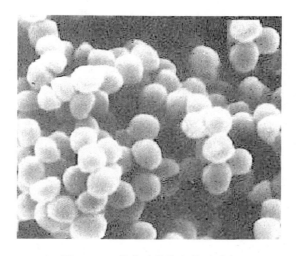

图 22-2　葡萄球菌的电镜下形态

②SPA 与 IgG 的 Fc 段结合,而 IgG 的 Fab 段仍能与相应抗原发生特异性结合,据此建立了协同凝集试验,该试验已广泛用于多种传染病的早期诊断;③SPA 是 T、B 细胞良好的促分裂原。

(2)多糖类抗原　多糖类抗原为半抗原,存在于细胞壁上,是金黄色葡萄球菌的一种重要抗原,具有群特异性。

4. 抵抗力

葡萄球菌在无芽孢菌中抵抗力最强。耐热,耐干燥,在干燥脓汁中能生存数月。在 5% 苯酚、0.1% 升汞中 10~15 分钟死亡。对碱性染料敏感,1∶200000~1∶100000 稀释的甲紫溶液即可抑制其生长,故常用 2%~4% 的甲紫治疗皮肤黏膜的感染。对青霉素、红霉素和庆大霉素较敏感,但易产生耐受性,对青霉素耐药的菌株已达 90% 以上。

5. 分类

根据生化反应和色素不同,将葡萄球菌分为金黄色葡萄球菌、表皮葡萄球菌和腐生葡萄球菌三种(表 22-1)。

表 22－1　三种葡萄球菌的主要性状

	金黄色葡萄球菌	表皮葡萄球菌	腐生葡萄球菌
菌落色素	金黄色	白色	白色或柠檬色
凝固酶	＋	－	－
甘露醇	＋	－	－
溶血素	＋	－	－
A 蛋白	＋	－	－
耐热核酸酶	＋	－	－
噬菌体分型	多数能	不能	不能
致病性	强	弱或无	无

(二)致病性与免疫性

1.致病物质

金黄色葡萄球菌可产生多种毒素和侵袭性酶。

(1)葡萄球菌溶血毒素　葡萄球菌溶血素可使血平板菌落周围出现溶血环。溶血毒素有 α、β、γ、δ、ε 五型,对人致病的主要是溶血毒素 α。溶血毒素 α 对多种哺乳动物红细胞有溶血作用,同时对白细胞、血小板和多种组织细胞也有毒性作用;能引起小血管收缩,导致局部组织缺血和坏死;可引起平滑肌痉挛。

(2)剥脱性毒素　剥脱性毒素又称表皮溶解毒素,能使表皮与真皮脱离,引起剥脱性皮炎,又名烫伤样皮肤综合征。该毒素是蛋白质,为外毒素,抗原性强,可制成类毒素。

(3)杀白细胞素　杀白细胞素是一种可溶性物质,能破坏中性粒细胞和巨噬细胞,具有抵抗宿主细胞的吞噬、增强细菌侵袭力的作用。

(4)肠毒素　肠毒素是由金黄色葡萄球菌某些菌株产生的一种可溶性物质,为外毒素,有 9 种血清型,其中以 A、D 型引起的食物中毒多见。肠毒素耐热,煮沸 30 分钟仍保持部分活性。金黄色葡萄球菌污染食物后,在 20～22℃经 8～10 小时即可产生大量的肠毒素,人食后能引起急性肠炎。

(5)毒性休克综合征毒素-1(TSST-1)　从临床分离的金黄色葡萄球菌菌株,仅 20％左右能产生此毒素。其作用主要有致机体发热,增加宿主对内毒素的敏感性,诱生 IL-1、TNF、IFN 等。

(6)侵袭性酶类　从患者分离到的金黄色葡萄球菌能产生多种侵袭性酶,其中比较重要的是凝固酶:①游离凝固酶可分泌至菌体外,激活后,使纤维蛋白原变成纤维蛋白沉积在病灶周围;②结合凝固酶不释放,结合在菌体表面,能使细菌凝聚,可用玻片法检测。因凝固酶能使纤维蛋白沉积于菌体表面,阻碍吞噬细胞的吞噬,免受血清中杀菌物质的破坏,故其与细菌的毒力有关。同时凝固酶使葡萄球菌感染病灶具有局限化和形成血栓等特点。由于绝大多数致病菌产生此酶,因此其是鉴别葡萄球菌有无致病性的重要指标。

2.所致疾病

(1)化脓性炎症　①皮肤软组织感染:主要类型有痈、疖、毛囊炎、脓疱疮、甲沟炎、蜂窝织炎、伤口化脓等,其特点是病灶局限,与周围组织界限清楚,脓汁黄而黏稠。②内脏器官感染:

如气管炎、肺炎、脓胸、中耳炎、脑膜炎、心包炎等。③全身性感染：败血症、脓毒血症。

（2）毒素性疾病　①食物中毒：由进食被肠毒素污染的食物而引起。一般发病较急，常发生于食后 1～6 小时，症状先以恶心呕吐为主，同时有中上腹痛，继而发生腹泻。多数患者 1～2 天可自行恢复，但严重者可发生虚脱或休克。②假膜性肠炎：其病理特点是肠黏膜被一层炎性假膜所覆盖，该假膜是由炎症渗出物、肠黏膜坏死组织和细菌组成。发生该病的原因是有些人在长期使用广谱抗生素后，引起正常菌群失调，耐药性葡萄球菌乘机在肠道中大量繁殖产生毒素。症状以腹泻为主，排出"肠黏膜"样物，也可伴呕吐。③烫伤样皮肤综合征：由表皮溶解毒素引起，多见于幼儿和免疫功能低下的成人。开始皮肤有弥漫性红斑，1～2 天表皮起皱，形成含无菌清亮液体的大水疱，最后表皮上层脱落，死亡率高。④毒性休克综合征：主要表现为起病急、高热、红斑皮疹伴脱屑、肾衰竭、低血压甚至休克，多见于女性，常于月经期发病，死亡率高。毒性休克综合征毒素是导致本病的一个重要因素，但溶血素、革兰氏阴性菌内毒素等也起到一定的作用。

3. 免疫性

人体对葡萄球菌感染具有一定的天然免疫力，只有当皮肤黏膜受损伤或患慢性消耗性疾病以及其他病原微生物感染导致宿主免疫力降低时，才易引起葡萄球菌感染。人类患病后能产生调理素和抗毒素，可增强吞噬细胞的吞噬功能并中和毒素，但难以防止再感染。

（三）实验室检查

不同疾病采取不同的标本，例如化脓性病灶采取脓汁，败血症采取血液，食物中毒应采取剩余食物、呕吐物等。

1. 直接涂片镜检

取标本涂片，经革兰氏染色后在油镜下观察。根据形态、染色及排列特征可做出初步诊断。

2. 分离培养与鉴定

脓汁标本可直接接种在血平板上分离培养，血液标本需先增菌，然后再接种于血平板。37℃孵育 24 小时后挑选可疑菌落涂片革兰氏染色镜检，并做血浆凝固酶试验。

致病性葡萄球菌主要有以下特征：①产生金黄色色素；②菌落周围有透明溶血环；③血浆凝固酶试验阳性；④分解甘露醇产酸；⑤产生耐热核酸酶。目前虽然不断发现凝固酶阴性的菌株也能致病，但一般仍以凝固酶阳性作为判断致病性葡萄球菌的主要依据。

（四）防治原则

注意个人卫生，对皮肤创伤及时进行消毒处理，防止感染。加强医院管理，严格无菌操作，做好消毒隔离工作，控制医院感染。对食堂和饮食行业加强卫生监管。皮肤有化脓感染者，尤其是手部感染未治愈前不可从事食品制作或饮食服务行业，以防止食物中毒。根据药物敏感试验结果选用敏感药物。严防滥用抗菌药物，避免耐药菌株的产生和播散。

二、厌氧性细菌

厌氧性细菌是一群必须在无氧条件下才能生长、繁殖的细菌。根据能否形成芽孢，可将厌氧性细菌分为两大类：厌氧芽孢梭菌属和无芽孢厌氧菌。

厌氧芽孢梭菌属能形成芽孢，且直径比菌体粗，使菌体膨大呈梭状，故名梭菌属。对热、干燥和消毒剂抵抗力强大。主要分布于土壤、人和动物的肠道。多数为腐生菌,少数为致病菌。在人体内主要引起破伤风、气性坏疽和肉毒中毒等严重疾病。厌氧芽孢梭菌属的细菌,除产气荚膜梭菌等极少数外,均有周身鞭毛,无荚膜。

(一)破伤风梭菌

破伤风梭菌(*Clostridium tetani*)是破伤风的病原菌,为外源性感染。大量存在于人和动物的肠道中,由粪便污染土壤,可形成芽孢长期存在,极易感染伤口。

1. 生物学特性

破伤风梭菌的菌体细长,长 $4\sim8\mu m$,宽 $0.3\sim0.5\mu m$。芽孢呈正圆形,比菌体粗,位于菌体顶端,使细菌呈鼓槌状,为本菌典型特征(图 22-3)。革兰氏染色阳性。专性厌氧菌,常用庖肉培养基培养,产生腐臭气味,浑浊变黑。在平板培养基上形成中心紧密,周边疏松似羽毛,边缘不整齐的菌落。该菌生化反应不活泼,一般不分解糖类,也不分解蛋白质。芽孢耐煮沸 1 小时,在土壤中可存活数年。

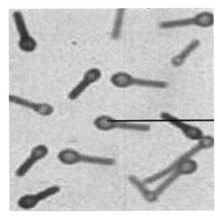

芽孢

图 22-3 破伤风梭菌芽孢

2. 致病性与免疫性

(1)致病条件 破伤风梭菌经伤口侵入人体,发生感染的重要条件是伤口必须形成厌氧微环境:伤口深而窄,有泥土或异物污染;大面积创伤、烧伤,创面坏死组织多,局部组织缺血、缺氧;同时有需氧菌或兼性厌氧菌混合感染的伤口,均易造成厌氧微环境,有利于破伤风梭菌繁殖。

(2)致病物质 该菌无侵袭力,仅在局部繁殖,其致病作用完全依靠其所产生的外毒素。破伤风梭菌能产生一种对氧敏感的破伤风溶血素和破伤风痉挛毒素。痉挛毒素是一种神经毒素,为蛋白质,不耐热,可被肠道蛋白酶破坏。破伤风毒素的毒性非常强烈,仅次于肉毒毒素,对人的致死量小于 $1\mu g$。毒素在局部产生后,通过运动终板吸收,沿神经纤维间隙至脊髓前角神经细胞,上达脑干,也可经淋巴吸收,通过血流到达中枢神经。毒素能与神经组织中的神经节苷脂结合,封闭脊髓抑制性突触末端,阻止抑制性神经介质甘氨酸和 γ 氨基丁酸的释放,从而干扰抑制性神经元的协调作用,使屈肌、伸肌同时强烈收缩,骨骼肌强直痉挛,造成破伤风特有症状。破伤风潜伏期可从几天至几周,与原发感染部位距离中枢神经系统的远近有关。早期有发热、肌肉酸痛等前驱症状,局部肌肉痉挛出现张口困难、牙关紧闭、苦笑面容,随后颈部、躯干、四肢肌肉痉挛出现角弓反张,颈项强直,严重者可因呼吸肌痉挛导致窒息而死亡。

（3）免疫性　破伤风免疫属体液免疫,主要依赖抗毒素发挥中和作用。破伤风痉挛毒素毒性极强,微量的毒素即可致病,但不足以引起机体的免疫反应,故一般病后不会获得牢固免疫力。获得有效抗毒素的途径主要是人工主动免疫。

3. 实验室检查

对破伤风的诊断主要依据病史和典型的临床症状。一般不做细菌培养,主要原因:①即使对伤口标本做厌氧培养,结果亦常呈阴性;②阳性培养并不代表细菌含有产毒质粒;③对有免疫力的感染者,培养阳性亦未必发病。

4. 防治原则

破伤风一旦发病,治疗效果不佳,故及早预防更为重要。

（1）要正确处理伤口　清创、扩创以破坏厌氧环境。

（2）人工主动免疫　儿童、军人及易受伤人群应常规接种破伤风类毒素。如有可能引发破伤风的外伤,后立即再接种一针类毒素,血清抗毒素滴度在几天内即可迅速升高。

（3）紧急预防　对伤口污染严重而又未经过基础免疫者,可立即注射破伤风抗毒素（TAT）,以获得被动免疫,此为紧急预防措施。对伤口污染严重,而又未经过基础免疫者,可立即注射1500～3000单位的破伤风抗病毒做被动免疫紧急预防,同时还可注射类毒素做主动免疫。

（4）特异性治疗　特异性治疗包括使用抗毒素和抗生素。对已发病者应早期、足量使用TAT,剂量为10万～20万单位,包括静脉滴注、肌肉注射和伤口局部注射。需要注意的是,无论紧急预防还是治疗,都必须先做皮肤试验。

（二）产气荚膜梭菌

产气荚膜梭菌（*C. perfringens*）是临床上气性坏疽最主要的病原菌,能引起人和动物的多种疾病。因其能分解肌肉和结缔组织中的糖,产生大量气体,导致组织严重气肿,大面积坏死,加之本菌在体内能形成荚膜,故名产气荚膜梭菌。

1. 生物学特性

产气荚膜梭菌为革兰氏阳性粗大杆菌,大小为$(0.6\sim2.4)\mu m \times (3\sim19.0)\mu m$。单个或成双排列,偶见链状。芽孢呈椭圆形,位于菌体次极端,芽孢直径不大于菌体。无鞭毛,在动物体内有明显荚膜（图22-4）。本菌虽属厌氧性细菌,但对厌氧环境的要求并不太严格。最适生

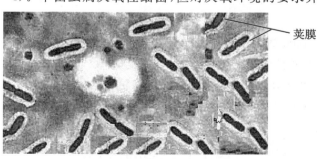

荚膜

图22-4　产气荚膜梭菌的菌体和荚膜

长温度45℃,繁殖周期为8分钟。在血平板上多数菌形成双层溶血环,内环是由θ毒素引起的完全溶血,外环是由α毒素引起的不完全溶血。在卵黄琼脂平板上,菌落周围出现乳白色浑浊圈,是由α毒素分解卵磷脂所致,此现象称 Nagler 反应,为本菌的特点。本菌代谢十分活跃,可分解多种糖类,产酸产气。在牛乳培养基中分解乳糖产酸而使酪蛋白凝固,同时产生大量气体(H_2 和 CO_2),可将凝固的酪蛋白冲成蜂窝状,气势凶猛,称"汹涌发酵"。

2. 致病性

本菌的感染方式及致病条件与破伤风梭菌相似。能产生 12 种外毒素,有些外毒素即为胞外酶。根据产生的毒素不同可将本菌分 A、B、C、D、E、F 6 个毒素型。对人致病的主要为 A 型。毒素以 α 毒素最重要,能分解细胞膜上由磷脂和蛋白形成的复合物,造成红细胞、白细胞、血小板和内皮细胞溶解,引起血管通透性增加伴大量溶血,组织坏死,肝脏、心功能受损。

所致疾病如下。

(1)气性坏疽　细菌经创伤感染后,经 8~48 小时潜伏期,在局部繁殖后产生多种毒素和酶,引起肌肉组织坏死,分解组织中糖类,产生大量气体,造成气肿,同时使血管通透性增加,水分渗出、造成局部水肿,水气夹杂,触摸有捻发感,最后导致大块组织坏死(彩图8),并有恶臭。患者组织胀痛剧烈,产生的毒素等可被吸收入血引起毒血症、休克,死亡率高达 40%~100%。

(2)食物中毒　食物中毒主要由产肠毒素的 A 型菌株引起,因食入被大量该菌污染的食物而发病,相当多见,潜伏期约 10 小时,临床表现为腹痛、腹胀、水样腹泻;无发热,无恶心呕吐,1~2 天后自愈。

3. 实验室检查

(1)直接涂片染色　直接涂片染色对临床早期诊断有极大价值。由深部创口取材涂片,革兰氏染色,镜下见有荚膜的革兰氏阳性粗大杆菌,同时伴有其他杂菌,周围白细胞较小,即可初步报告为产气荚膜梭菌感染。早期正确诊断可使患者避免截肢或死亡。气性坏疽发展急剧,后果严重,应尽早做出诊断。

(2)分离培养　取坏死组织制成悬液接种,厌氧培养,观察生长情况,培养物涂片镜检,并根据生化反应进行鉴定。

(3)动物实验　取培养物静脉注射动物,10 分钟后杀死,37℃培养 5~8 小时,如果动物躯体膨胀,解剖见泡沫肝时,应取肝或腹腔渗出液涂片并进行分离培养。

(4)诊断　产气荚膜梭菌性食物中毒,如果在发病 1 天内,检出大于 10^5 cfu/g 食品或 10^6 cfu/g 粪便即可确诊。

4. 防治原则

对产气荚膜梭菌感染尚无供预防用的类毒素。预防措施主要是对伤口及时彻底清创,破坏和消除厌氧微环境,预防性的使用抗生素可避免大多数(90%)感染。对局部感染应尽早实施扩创手术,切除感染和坏死组织,必要时截肢以防止病变扩散。大剂量使用青霉素等抗生素,有条件可使用 α 抗毒素和高压氧舱法进行治疗。

(三)无芽孢厌氧菌

无芽孢厌氧菌包括多种革兰氏阴性和革兰氏阳性厌氧菌,大多为人体正常菌群的重要组成部分,其致病力不强,为条件致病菌。近年来由于科学仪器、实验方法的发展,常被忽视的无芽孢厌氧菌引起的感染逐年增加,引起临床广泛重视。无芽孢厌氧菌感染非常普遍,涉及临床各科。在此类感染中,常同时存在多种厌氧菌,还可能伴有需氧菌或兼性厌氧菌的感染,应结合病情和标本中出现的优势菌做出厌氧感染的判断。

1. 种类与生物学特性

(1)革兰氏阳性厌氧球菌　革兰氏阳性厌氧球菌有 5 个属,21 个种。有临床意义的主要是消化链球菌属,主要寄居在阴道。在临床厌氧菌分离株中,占 20%～35%,居第 2 位,但多为混合感染。本属细菌生长缓慢,培养需要 5～7 天。

(2)革兰氏阳性厌氧杆菌　革兰氏阳性厌氧杆菌有 7 个属,比较重要的主要有丙酸杆菌属和双歧杆菌属。前者为小杆菌,常呈链状或成簇排列,无鞭毛,能发酵糖类产生丙酸;能在普通培养基上生长,时间需 2～5 天,以痤疮丙酸杆菌最常见。后者呈多形性,有分枝,无动力,严格厌氧,耐酸;共有 29 个种,其中 10 个种与人类有关;在婴儿和成人肠道菌群中占很高比例;该菌在大肠中起重要的调节作用,控制 pH,对抗外源致病菌的感染;只有齿双歧杆菌与龋齿和牙周炎有关。

(3)革兰氏阴性厌氧球菌　革兰氏阴性厌氧球菌有 3 个属,以韦荣菌属最重要。直径 $0.3～0.5\mu m$,成对、成簇或短链状排列。是咽喉部主要厌氧菌,可引起混合感染。

(4)革兰氏阴性厌氧杆菌　革兰氏阴性厌氧杆菌有 8 个属,以类杆菌属中的脆弱类杆菌最重要。占临床厌氧菌分离株的 25%,类杆菌分离株的 50%。呈多形性,有荚膜。

2. 致病性

无芽孢厌氧菌的致病因素主要是:①通过菌毛、荚膜等表面结构吸附和侵入上皮细胞和各种组织;②产生多种毒素、胞外酶和可溶性代谢物,如由脆弱类杆菌某些菌株产生的肠毒素、胶原酶、蛋白酶、纤溶酶、透明质酸酶、DNA 酶、溶血素等;③释放内毒素,但脂质 A 的成分不同,毒性较弱。

由无芽孢厌氧菌引起的感染多为内源性感染,多呈慢性过程,感染部位可遍及全身;无特定病型,可引起各种炎症,多为化脓性感染,形成局部脓肿和组织坏死,也可侵入血流引起败血症;分泌物或脓液黏稠有色(如乳白色、粉红色、血色或棕黑色),伴有恶臭;使用氨基糖苷类抗生素长期无效;直接涂片可见细菌,但用普通培养方法该细菌无法生长。

3. 实验室检查

(1)标本采集　无芽孢厌氧菌多为人体正常菌群,标本应从感染中心处取并注意避免正常菌群的污染。不宜采取粪便、尿液、咽拭子、阴道分泌物。常用标本为血液、胸腔液、鼻窦穿刺液、膀胱穿刺液、胆汁、切取或活检得到的组织标本。厌氧菌对氧敏感,标本采取后应立即放入特制的厌氧标本瓶中,及时送检。

(2)检查方法　可根据标本的种类选择不同的检查方法。常用的方法有:①直接涂片染色;②分离培养与鉴定;③其他,如利用气液相色谱检测细菌代谢终末产物、核酸杂交、PCR等,可对一些重要的无芽孢厌氧菌迅速做出特异性的诊断。

4. 防治原则

对无芽孢厌氧菌感染缺乏特异、有效的预防方法。外科清创引流是预防厌氧菌感染的一个重要措施。对医源性操作使皮肤黏膜等表面的天然屏障遭损伤破坏者,可用抗生素做预防性治疗。常用药物有高浓度青霉素、甲硝唑等。由于厌氧菌常与其他需氧或兼性菌混合感染,在选用药物时应有全面考虑,兼顾二者。

三、铜绿假单胞菌

铜绿假单胞菌是假单胞菌属的代表菌种,俗称绿脓杆菌,广泛分布于自然界,在正常皮肤、肠道、呼吸道中也可分离到。本菌为革兰氏阴性需氧小杆菌,端鞭毛 1~3 根,无荚膜,不形成芽孢,在普通培养基上生长良好。血平板上产生透明溶血环。从自然界分离出的菌株常产生绿色水溶性色素,使培养基被染成蓝绿色或黄绿色。本菌对外界环境因素抵抗力较强,对青霉素等多种抗生素有天然耐药性。对庆大霉素等抗生素较敏感,但易产生耐药性。铜绿假单胞菌为条件致病菌,当机体免疫功能降低,如大面积烧伤、长期使用免疫抑制剂时,易引起局部化脓性炎症或全身感染,临床常见的有皮肤及皮下组织感染、中耳炎、呼吸道感染、尿路感染、败血症等。本菌主要通过接触传染,故应特别注意防止医院内感染。对烧伤患者更应注意严格执行无菌操作。

四、链球菌属

详见第十七章。

第二节 常见皮肤皮下组织及创伤感染的病毒

一、水痘-带状疱疹病毒

水痘-带状疱疹病毒(varicella-zoster virus,VZV),在儿童初次感染时引起水痘,恢复后病毒潜伏在体内,少数患者在成人后病毒再发而引起带状疱疹,故被称为水痘-带状疱疹病毒。

(一)生物学特性

VZV 属疱疹病毒属,其生物学性状与单纯疱疹病毒(HSV)相似,但只有一个血清型。培养 VZV 常用人成纤维细胞以和猴的多种细胞,3~14 天出现典型的细胞病变,如多核巨细胞(CPE)的形成和受感染细胞核内产生嗜酸性包涵体。病毒在细胞与细胞间扩散,再感染邻近细胞。

(二)致病性与免疫性

VZV 没有动物储存宿主,人是其唯一的自然宿主。皮肤是病毒的主要靶器官。VZV 感染人有两种类型。

1. 原发感染——水痘

水痘是具有高度传染性的儿童常见疾病,好发于 2~6 岁,传染源主要是患者,患者急性期水痘内容物和呼吸道分泌物内均含有病毒。病毒经呼吸道进入机体,大量复制,经 2 次病毒血症,扩散至全身,特别是皮肤、黏膜组织。经 2 周左右的潜伏期,全身皮肤出现丘疹、水疱疹,有的因感染发展成脓疱疹。皮疹呈向心性分布,躯干比面部和四肢多。成人水痘症状较严重,常并发肺炎,死亡率较高。有免疫缺陷的儿童和无免疫力的新生儿感染水痘,病情凶险,可能是一种致死性感染。如孕妇患水痘除病情严重外,并可导致胎儿畸形、流产或死亡。

2. 复发感染——带状疱疹

带状疱疹是成人、老年人、有免疫缺陷或免疫抑制患者中常见的一种疾病,由潜伏病毒被激活所致。患者患水痘后,少量病毒能长期潜伏在脊髓后根神经节或颅神经节内。成年以后,当机体受到有害因素刺激或细胞免疫功能降低时,潜伏的病毒可被激活,沿感觉神经轴突到达脊神经支配的皮肤细胞内增殖,引起带状疱疹(彩图9)。初期局部皮肤有异常感,搔痒、疼痛,进而出现红疹、疱疹,串连成带状,以躯干和面额部为多见,呈单侧分布,病程约3周,少数可达数月之久。并发症有脑脊髓炎和眼结膜炎等。

水痘病后可获终身免疫。特异性体液免疫和细胞免疫以及细胞因子对限制VZV扩散以及水痘和带状疱疹痊愈起重要作用,但无法清除神经节内的病毒,不能阻止带状疱疹的发生。

(三)实验室检查

临床典型的水痘或带状疱疹,一般不需要实验室诊断,但对无免疫应答和症状不典型的患者,可取疱疹液做电镜快速检查,或应用细胞培养来分离病毒;或应用免疫荧光试验检测疱疹基底部材料涂片和活检组织切片的疱疹病毒抗原;或应用PCR扩增脑脊液的病毒DNA。这些方法都有助于明确诊断。

(四)防治原则

1岁以上未患过水痘的儿童和成人免疫接种水痘减毒活疫苗后,产生的特异性抗体能在体内维持10年之久,保护率较高。注射水痘-带状疱疹免疫球蛋白或高效价VZV抗体制品,能在一定程度上阻止新生儿、未免疫妊娠接触者或免疫低下接触者的感染和疾病的发展,但没有治疗价值。阿昔洛韦、阿糖腺苷及大剂量干扰素,能限制水痘和带状疱疹的发展和缓解局部症状。

二、人乳头瘤病毒

人乳头瘤病毒(HPV)属于乳头瘤病毒科,主要引起人类皮肤黏膜的增生性病变,有高度的特异性。自从1976年Harald zur Hansen提出HPV可能是性传播致癌因素以来,HPV感染与宫颈癌关系的研究就成为肿瘤病毒病因研究的热门课题。

HPV为20面立体对称,呈球形,无包膜。病毒表面有72个壳微粒。病毒基因组为双股环状DNA,以共价闭合的超螺旋结构、开放的环状结构、线性分子三种形式存在。已发现HPV有100多个型,HPV只能感染人的皮肤和黏膜上皮细胞。HPV的复制周期受细胞分化状态的限制。HPV在不同细胞层内进行增殖的特点,对阐明其感染、致病和转化的作用机制有帮助。

HPV的传播主要通过直接接触感染者病损部位或间接接触被病毒污染的物品。生殖器HPV感染是一种常见的性传播疾病。性活跃妇女可能有50%感染过至少一种型别的HPV。新生儿可在通过产道时受感染。病毒感染仅停留于局部皮肤和黏膜中,不产生病毒血症。不同型别的HPV侵犯的部位和所致疾病不尽相同。近年来发现HPV-66和HPV-16亚型在人类的宫颈癌中有很高的检出率。HPV感染后,机体可产生特异性抗体,但该抗体无保护作用。非特异性免疫功能异常者,如免疫抑制、免疫缺陷及皮肤过敏反应低下者,易患青年扁平疣。由于HPV感染是宫颈癌的病因,因此必须重视这种感染,消除其对人类的危害。目前,人类乳头状瘤病毒疫苗主要分三类:一是阻止感染的预防性疫苗,主要用于接种尚未发生感染的人群;二是使原有感染及相关疾病消退的治疗性疫苗,目的则是清除HPV感染的细胞;三是预防多种疾病的HPV嵌合疫苗。不同型别、不同时期蛋白的嵌合,将大幅提高预防效能。

目标检测

1.简述 A 族乙型溶血性链球菌的致病物质与所致疾病。
2.简述金黄色葡萄球菌的致病物质与所致疾病。
3.简述产气荚膜梭菌的形态结构与培养特性。
4.病例分析。

病 例

患者,男,74 岁。主诉左上背、左前臂、左前胸、左腋下烧灼、刺痛感 8 天,出现成簇状水泡 6 天。

分 析

该患者最可能感染何种病原体? 患的是何种疾病? 如何治疗?

（陈倩倩）

第二十三章 常见免疫系统感染的病毒

▶ X 学习目标

【熟悉】HIV 的传播途径、防治原则；疱疹病毒与潜伏感染的关系。

【了解】常见免疫系统感染的常见病毒种类、主要生物学特性、检查与防治原则。

第一节 人类免疫缺陷病毒

人类免疫缺陷病毒（human immunodeficiency virus，HIV）是一种感染人类免疫细胞的逆转录病毒。HIV 是获得性免疫缺陷综合征（acquired immunodeficiency syndrome，AIDS），即艾滋病的病原体。艾滋病是由后天性细胞免疫功能出现缺陷而导致严重机会感染或诱发恶性肿瘤的一种疾病。HIV 有两型，分别为 HIV-1 和 HIV-2。两者的结构和致病性相似。世界范围的 AIDS 主要由 HIV-1 所致，约占 95%；HIV-2 只在西非呈区域性流行。

一、生物学特性

（一）形态与结构

HIV 病毒为直径 100～120nm 的球形颗粒。电镜下病毒内部有一致密的圆柱状核心，该核心是由两条相同单正链 RNA、逆转录酶和核蛋白等构成，衣壳蛋白为 p24，与核心构成病毒核衣壳。病毒核衣壳外包有两层膜结构，内层是内膜蛋白（p17），最外层是脂质双层包膜，包膜表面有包膜糖蛋白刺突 gp120 和 gp41（图 23-1）。

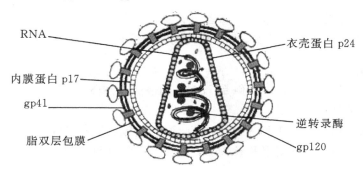

RNA
衣壳蛋白 p24
内膜蛋白 p17
gp41
逆转录酶
脂双层包膜
gp120

图 23-1 人类免疫缺陷病毒结构示意图

(二)病毒基因组及功能

HIV 病毒的基因组全长约 9200bp，两末端各有一长末端重复序列（LTR）。中间含有 *gag*、*pol*、*env* 三个结构基因及 *tat* 等 6 个调节基因。

(1) *gag* 基因　　*gag* 基因编码前体蛋白，水解后形成衣壳蛋白 p24 和内膜蛋白 p17 等。衣壳蛋白 p24 特异性高，与其他逆转录病毒多无交叉抗原，但 HIV-1 和 HIV-2 间有轻度交叉反应。

(2) *pol* 基因　　*pol* 基因编码逆转录酶、整合酶及蛋白水解酶，与病毒的复制有关。

(3) *env* 基因　　*env* 基因编码病毒包膜糖蛋白 gp120 和 gp41。gp120 为包膜表面的糖蛋白刺突，能特异性与 T 淋巴细胞表面的 CD4 分子结合，gp120 易发生变异，gp41 为跨膜蛋白，可将 gp120 固定在包膜上，并介导 HIV 与 CD4 细胞的融合。

(4) 调节基因　　HIV 共有 6 个调节基因，其中 *tat*、*rev* 和 *nef* 三个基因最为重要，其产物对 HIV 表达的正、负调节及对维持 HIV 在细胞中的复制均具有重要作用。

(三)病毒变异基因组

在 HIV 的基因组中，最易发生变异的是编码包膜糖蛋白的 *env* 基因和调节基因 *nef*。根据 *env* 基因序列的异同可将目前全球流行的 HIV-1 分为 M、O 和 N 三个组共 12 个亚型。各亚型的分布因地区、流行时间和人群传播情况而异。据估计，HIV 的 *env* 基因每个位点核苷酸的突变率大约为 1‰，与流感病毒的变异率相似。

(四)培养特性

体外 HIV 只感染 $CD4^+$ T 细胞和巨噬细胞。实验室常用正常人 T 细胞或患者自身分离出的 T 细胞培养 HIV 病毒。黑猩猩和恒河猴可作为 HIV 感染的动物模型。

(五)抵抗力

HIV 对理化因素抵抗力一般。56℃ 加热 30 分钟即可被灭活，但在室温下可存活 7 天。用化学消毒剂 0.5% 次氯酸钠、10% 漂白粉、75% 乙醇、35% 异丙醇、0.3% H_2O_2、5% 来苏儿处理 10～30 分钟、煮沸 20 分钟、高压蒸汽灭菌法等均可灭活病毒。

二、致病性与免疫性

(一)传染源

艾滋病的传染源是 HIV 携带者和患者。携带者和患者的血液、精液、阴道分泌物、唾液、乳汁、脑脊液、脊髓及中枢神经组织等标本中均可分离到病毒。

(二)传播途径

(1) 性传播　　同性或异性间性接触是 HIV 的主要传播方式。因此，艾滋病是威胁人类生命、健康的最重要的性传播疾病。

(2) 血液传播　　输入带有 HIV 的血液或血液制品，包括器官或骨髓移植、人工授精与静脉药瘾者共用被 HIV 污染的注射器和针头等。中国现阶段艾滋病感染者大多是经血液传播引起的。

(3) 垂直传播　　垂直传播包括经胎盘、产道和哺乳等方式传播，其中胎儿经胎盘感染最多见。日常生活等一般接触基本不会传染艾滋病。

(三)临床表现

艾滋病的潜伏期长,严重的可损伤免疫系统,合并各种类型的机会感染和肿瘤。临床表现可分为四个阶段。

1. 原发感染

急性期为初次感染后的 3～6 周,机体开始大量复制病毒,引起高病毒血症。临床上可出现发热、咽炎、淋巴结肿大、皮肤斑丘疹和黏膜溃疡等症状。

2. 无症状潜伏期

此期持续时间较长,平均 5～8 年,最长可达 10 年。多数患者无临床症状,外周血中一般不能或很少检测到 HIV 抗原。一般将处于原发感染急性期和无症状潜伏期的感染者,称为 HIV 携带者。

3. AIDS 相关综合征

随着感染时间的延长,HIV 在体内大量复制并造成机体免疫系统进行性损伤,患者出现发热、盗汗、全身倦怠、慢性腹泻、持续性淋巴结肿大、鹅口疮、口腔黏膜白斑病和血小板减少性紫癜等非特异性临床症状。

4. 典型 AIDS

该阶段的主要表现为合并感染和恶性肿瘤的发生。由于艾滋病患者机体免疫力低下,一些对正常机体无致病作用的病原生物常可造成艾滋病患者的致死性感染,如白色念珠菌、结核分枝杆菌、巨细胞病毒、人类疱疹病毒-8、EB 病毒、卡氏肺孢子虫等感染。部分患者可并发肿瘤,如 Kaposi 肉瘤和恶性淋巴瘤等(彩图 10)。患者还可出现神经系统疾患。感染病毒 10 年内发展为艾滋病者约占 50%,艾滋病患者于 5 年内死亡者约占 90%。

5. 儿童艾滋病的临床表现

儿童艾滋病中 70%～75% 来源于母-婴传播(宫内、产道及母乳传播),20% 来源于输血及血液制品,也可经其他途径传播。儿童艾滋病潜伏期比成人短,有其特殊的临床表现,主要为:①先天性畸形或生长发育迟缓;②神经系统损害;③慢性腹泻和营养不良;④肺部病变是儿童艾滋病的常见症状,也是导致死亡的主要原因,最多见的是卡氏肺孢子虫性肺炎和慢性淋巴性间质性肺炎;⑤皮肤和黏膜感染;⑥淋巴结和腮腺肿大;⑦恶性肿瘤多为淋巴瘤,而 Kaposi 肉瘤在艾滋病患儿中罕见。

(四)HIV 致病机制

HIV 的致病机制主要通过引起机体的免疫系统损伤而造成免疫功能障碍。HIV 主要侵害的靶细胞是 $CD4^+T$ 细胞,因为 T 细胞表面的 CD4 分子是 HIV 的受体。HIV 通过其包膜糖蛋白 gp120 与靶细胞的 CD4 分子结合,引起 gp41 分子构象的改变。病毒包膜与细胞膜发生融合而使病毒进入细胞内。除 CD4 分子外,T 细胞表面尚有一些辅助受体(如 CXCR4、CCR5)也参与上述致病过程。感染的早期,HIV 在宿主细胞内慢性或持续性感染,外周血中 HIV 病毒血症一般不易检测到。随着感染时间延长,机体因某些因素激发病毒大量增殖复制,出芽释放,并重新感染新的靶细胞,导致大量 $CD4^+T$ 细胞受病毒感染而遭破坏,直至 $CD4^+T$ 细胞耗竭,引起细胞免疫功能低下及包括其他免疫细胞在内的免疫调节功能紊乱,可迅速发展成 AIDS 相关综合征及 AIDS。HIV 除感染 $CD4^+T$ 细胞外,还能感染,如单核巨噬细胞、树突状细胞、神经胶质细胞及肠道黏膜上皮细胞等有少量 CD4 分子表达的细胞。病毒可影响这些细胞的正常功能,并可随之播散到全身,不仅引起中枢神经系统疾患,如 HIV 脑病,AIDS 痴呆综合征,还可造成胃肠道以及肺、肾、心脑、泌尿生殖器官等的病变。

此外,HIV 感染引起 CD4$^+$ 细胞信号激活导致细胞凋亡,也可能是 CD4$^+$ 细胞损伤的原因之一。机体对 HIV 感染的免疫应答机制包括体液免疫和细胞免疫。抗 gp120 的中和抗体有一定的保护作用,但不能彻底清除体内的病毒,感染细胞内的病毒主要依靠机体的细胞免疫功能,如特异性 CTL 对杀伤 HIV 感染细胞及阻止病毒扩散有一定作用,但不能清除 HIV 潜伏感染的细胞,致使 HIV 一经感染便终生携带。

三、实验室检查

1. HIV 的抗体检测

HIV 的抗体检测适用于 HIV 感染者和艾滋病患者的初筛。常用 ELISA 法,阳性者必须用蛋白印迹法(Western blot)或放射免疫沉淀法(RIP)等进一步确证。最近我国规定,对供血者必须同时检查 HIV－1 和 HIV－2 的抗体。一般须检测到两种 HIV 抗体(如抗 p24 和抗 gp120 抗体)方可肯定诊断。

2. HIV 的分离鉴定

用新鲜分离的正常人淋巴细胞或脐带血淋巴细胞分离培养病毒,经一定时间后如发现细胞病变且病变处检测到病毒的抗原,或在培养液中检测到反转录酶活性,可确定 HIV 的存在。

3. HIV 的抗原检测

常用 ELISA 法检测 HIV 的核心蛋白 p24。此抗原于病毒感染的急性期出现,潜伏期常为阴性,典型 AIDS 期抗原又可重新出现。

4. HIV 的核酸检测

用 RT－PCR 定量测定血浆中 HIV 的 RNA,对判断病情的发展和药物治疗效果有一定的价值。

四、防治原则

艾滋病是一种病死率极高的全球性严重传染病,在发展中国家迅速蔓延,我国艾滋病流行已进入快速增长期。目前尚无治愈艾滋病的药物,也没有研制出可以有效预防艾滋病的特异性疫苗。但可以采用综合预防措施,主要包括:①建立 HIV 感染的监测网络,控制疾病的流行和蔓延;②对艾滋病预防知识进行宣教普及,认识其传播方式及其严重危害性,取缔娼妓,严禁吸毒等高危行为;③对供血者进行 HIV 抗体检查,确保输血和血液制品的安全;④对高危人群进行 HIV 抗体检测,对艾滋病患者积极进行治疗和关爱。

目前治疗 AIDS 的药物主要有:①核苷类逆转录酶抑制剂,如叠氮胸(AZT)、齐多夫定等;②非核苷类逆转录酶抑制剂,如地拉韦啶和奈韦拉平等,这两类药物通过干扰病毒 DNA 合成,抑制病毒在体内的增殖;③蛋白酶抑制剂,如利托那韦,这类药物能抑制 HIV 蛋白水解酶,影响病毒的成熟和释放。临床上常用核苷类和非核苷类逆转录酶抑制剂以及蛋白酶抑制剂等两种以上药物联合治疗(俗称鸡尾酒疗法),治疗效果优于单一药物治疗。

第二节　EB病毒

EB病毒(epstein－barr virus，EBV)，又称人类疱疹病毒(HHV－4)，是Epstein和Barr从非洲儿童恶性淋巴瘤的培养细胞中发现的。认为该病毒是多种恶性肿瘤(如鼻咽癌)的病因之一，它主要感染人类口咽部的上皮细胞和B淋巴细胞。在中国南方鼻咽癌患病人群中检测到有EB病毒基因组存在。

一、生物学特性

EBV的形态结构与其他疱疹病毒相似，但免疫原性不同。EBV基因组不同片段编码的病毒特异性抗原可分为两类。

1.潜伏感染时表达的病毒抗原

(1)EBV核抗原　EBV核抗原(EBNA)存在于EBV感染和转化的B细胞核内。

(2)潜伏感染膜蛋白　潜伏感染膜蛋白(LMP)是潜伏感染B细胞出现的膜抗原。

2.EBV增殖性感染相关抗原

(1)EBV早期抗原　EBV早期抗原(EA)是病毒增殖早期诱导的非结构蛋白。

(2)EBV衣壳抗原　EBV衣壳抗原(VCA)是病毒增殖后期合成的结构蛋白。

(3)EBV膜抗原　EBV膜抗原(MA)是一种中和性抗原。

体外培养的EBV只感染B细胞。EB病毒仅能在B淋巴细胞中增殖，可使B细胞发生转化，能长期传代。被病毒感染的细胞具有EBV的基因组，并可产生各种抗原。某些受EBV感染和转化的B细胞可转化为恶性肿瘤细胞。鼻咽癌患者EBNA、LMP、VCA、EA等抗原均产生相应的IgG和IgA抗体，研究这些抗原及其抗体，对阐明EBV与鼻咽癌的关系及早期诊断均有重要意义。

二、致病性与免疫性

(一)感染类型与传播途径

EBV在人群中感染非常普遍，多为隐性感染，我国3～5岁儿童EBV－IgG/VCA抗体阳性率达90%以上。主要通过唾液传播，偶见经输血传播。感染后病毒先侵犯口咽部一些上皮细胞，并在其中增殖。病毒对鼻咽部黏膜细胞有特殊亲嗜性。病毒可从口咽部排出，排毒时间达数周至数月。口咽部上皮细胞释放的EBV感染局部黏膜的B细胞，后者进入血流造成全身性EBV感染。

(二)与EBV感染有关的主要疾病

1.传染性单核细胞增多症

在青春期初次感染较大量的EBV者可发病。临床表现多样，但有三个典型症状，即发热、咽炎和颈淋巴结肿大。随着疾病的发展，病毒可播散至其他淋巴结。肝、脾大，肝功能异常，外周血单核细胞增多，并出现异型淋巴细胞。偶尔可累及中枢神经系统(如脑炎)。此外，某些先天性免疫缺陷的患儿中可呈现致死性传染性单核白细胞增多症。

2. 鼻咽癌

我国广东、广西、福建、湖南等地为高发区,其中广东省的发病率最高,多发生在 40 岁以上的人群。EBV 与鼻咽癌的发病密切相关:①世界各地几乎所有鼻咽癌活检组织中,均可检出 EBV 的 DNA 及病毒抗原;②鼻咽癌患者血清中有较高效价的 EBV 特异的 VCA - IgA 或 EA - IgA 抗体;③有些患者在鼻黏膜尚未发生恶性变化之前已检测出这些抗体,鼻咽癌治疗好转后,抗体效价下降;若病情复发、转移、恶化,则抗体效价又升高。

3. 非洲儿童恶性淋巴瘤

非洲儿童恶性淋巴瘤又称 Burkitt 淋巴瘤(BL),多见于 6～7 岁的儿童,发生于非洲中部和新几内亚某些热带雨林地区。儿童发病前已有 EBV 重度感染,所有 BL 患儿的 EBV 抗体效价均高于正常儿童,从利用 BL 活检组织构建的淋巴瘤细胞株中可检出 EBV。

三、实验室检查

EBV 分离培养较困难,一般多将血清学方法作为辅助诊断的手段。

(1)免疫酶染色法或免疫荧光法检测　用免疫酶染色法或免疫荧光法检测 EBV 特异性抗体(VCA - IgA 或 EA - IgA 抗体),抗体效价≥1∶10～1∶5 或效价持续上升,对鼻咽癌有辅助诊断意义。EBV 特异性抗体检测是鼻咽癌早期发现、早期诊断、预后监测及大规模普查敏感、可靠、简便的方法。

(2)嗜异性抗体检测　嗜异性抗体检测主要用于传染性单核细胞增多症的辅助诊断。患者在发病早期,血清中出现一种 IgM 型抗体,能非特异地凝集绵羊红细胞。抗体效价在发病 3～4 周达高峰,于恢复期迅速下降,不久即消失。抗体效价超过 1∶100 有诊断意义,但只有 60%～80% 的病例该抗体呈阳性。

四、防治原则

EBV 的感染和致病与环境、气候及生活习惯等因素有关。应注意减少由唾液、飞沫、血制品传播病毒的机会。在鼻咽癌高发区进行血清学普查甚为必要,对特异性抗体阳性者进行定期追踪检查,以期早发现、早治疗。EBV 膜抗原糖蛋白 gp320 已制成亚单位疫苗,可预防传染性单核细胞增多症。以痘苗病毒为载体构建的 EBV 膜抗原基因工程疫苗正在试用中。

第三节　人类嗜 T 细胞病毒

人类嗜 T 淋巴细胞病毒(HTLV)属于逆转录病毒科 RNA 肿瘤病毒亚科。它是人类发现的第一个与癌症相关的逆转录病毒,根据其基因组及血清学反应分为 HTLV - Ⅰ 和 Ⅱ型。HTLV 在电镜下呈直径 100nm 大小的球形颗粒,核心含病毒 RNA 和逆转录酶。衣壳由 p18 和 p24 两种蛋白组成,20 面体对称。其外裹以病毒的包膜蛋白,其中病毒特异性包膜糖蛋白 gp120 能与细胞表面的 CD4 受体结合,介导病毒感染和进入细胞等过程。HTLV - Ⅰ 和 HTLV - Ⅱ 的基因组与逆转录病毒的基因组相似,均含有 *gag*、*pol*、*env* 三个结构基因及多个调节基因,两型间基因组核苷酸序列同源性约为 50%。

HTLV 可通过输血、共用针具或性接触等方式传播,亦可经胎盘、产道或哺乳等途径将病毒传播给婴儿,最终可以导致多种疾病。HTLV - Ⅰ 和 HTLV - Ⅱ 只感染 CD4$^+$T 淋巴细胞,在受染细胞中生长、繁殖并导致其转化,演变成为 T 淋巴细胞白血病细胞。HTLV-Ⅰ 主要引起成人 T 细胞白血病。HTLV-Ⅱ 则导致毛细胞白血病和慢性 CD⁺ 细胞淋巴瘤。此外,近年也有报道 HTLV-Ⅰ 与其他疾病,如多发性肌炎、某些甲状腺免疫病、多发性硬发症、系统性红斑狼疮、干燥综合征和类风湿关节炎等相关。实验室诊断主要依据病毒的分离鉴定和特异性抗体的测定。应用免疫印迹法可区别 HTLV-Ⅰ、HTLV-Ⅱ 和 HIV 三种病毒的抗体。目前尚无有效的抗 HTLV 感染的疫苗。AZT 对治疗 HTLV 感染有一定的疗效。

第四节　人类疱疹病毒

一、人类疱疹病毒-6 型

人类疱疹病毒-6 型于 1986 年首次从淋巴细胞增生性疾病和 AIDS 患者外周血淋巴细胞中分离获得,该病毒主要感染人 T 细胞,而且在形态与生物学特性方面与疱疹病毒相似,故被命名为人类疱疹病毒-6 型(HHV-6)。

HHV-6 是一种包膜病毒,衣壳为 20 面体立体对称型,核衣壳包裹着线状 ds-DNA。HHV-6 基因组与其他类型疱疹病毒有一定的同源性,但在血清学上却有差异。HHV-6 感染遍及世界各地,但多为隐性感染。若机体在幼年早期即已发生原发感染,则成年后普遍为继发感染。HHV-6 是婴儿急疹(玫瑰疹)和高热惊厥的病原体,并证实与淋巴增殖性疾病、自身免疫病和免疫缺陷病等有关。随着器官移植的发展和艾滋病患者的增多,对 HHV-6 感染的研究变得日益重要。

微生物学检查方法包括:①将早期患者外周血单核细胞与经活化(用 PHA 和 IL-2)的脐带血淋巴细胞共培养,或用患者体液(唾液、尿液或血液等)感染经活化的 T 细胞系(HSB2),以分离病毒;② 用原位杂交和 PCR 技术检测感染的细胞或组织中的病毒 DNA;③使用血清学试验(IFA 和 ELISA 等)检测抗病毒 IgM 和 IgG。

常用治疗药物是磷乙酸和磷甲酸,两者均可通过抑制病毒聚合酶的活性,阻断病毒 DNA 的复制。

二、人类疱疹病毒-7 型

人类疱疹病毒-7 型(HHV-7)是 20 世纪 90 年代新发现的主要感染人体淋巴细胞的一类 DNA 病毒,在体外对 CD4⁺ 淋巴细胞具有亲和性,可以在经 PNA 刺激的人脐带血淋巴细胞中增殖。

HHV-7 是一种普遍存在的人类疱疹病毒,在 75% 健康人唾液中可以检出。从婴儿急性、慢性疲劳综合征和肾移植患者的外周血单核细胞中都可分离出 HHV-7。其细胞病变特点、分离培养条件与 HHV-6 相似。可通过对单克隆抗体反应、特异性 PCR 和测序比对等进行鉴定。CD4 分子是 HHV-7 的受体,抗 CD4 单克隆抗体可抑制 HHV-7 在 CD4⁺ T 细胞中的增殖。由于 HHV-7 与 HIV 的受体皆为 CD4 分子,两者之间的互相拮抗为 HIV 的研究开辟了新的途径。

目标检测

1.简述 HIV 的形态结构特点与传播途径。

2.简述艾滋病病程 4 个阶段的临床特征。

3.列举与肿瘤发生相关的病毒名称及其引起的肿瘤。

4.病例分析。

病例一

某大学生入学后不久出现发热,颈部淋巴结肿大,肝、脾大等症状,病程持续数周,检查结果显示:单核细胞和异形淋巴细胞增多,嗜异性抗体阳性。

分　析

该患者可能为何种微生物感染?其实验室检查的方法有哪些?如何防治?

病例二

某医院收治了一名中年男性"肺炎"患者,经对症处理好转出院。一个月后,又因"感冒引起肺炎"而入院。查体:体温 38.2~39℃,已持续一周,无明显诱因,乏力,伴有腹泻,后转入传染科治疗。转科不久,医生发现其全身淋巴结肿大,背部出现皮肤 kaposi 肉瘤,视力下降,之后左眼失明,体重减轻。

实验室检查:$CD4^+$ T 细胞减少,$CD4^+$ T 细胞/$CD8^+$ T 细胞为 0.5(正常范围为 1.8~2.2)。

六个月后患者死亡。病史记载患者生前于 5 年前被派往非洲工作,无不良性行为史,无输血史,但有静脉吸毒史。

分　析

患者所患疾病的病原体最可能是什么?试分析导致患者 $CD4^+$ T 细胞减少,$CD4^+$ T 细胞/$CD8^+$ T 细胞比值异常的原因。

（梁　亮）

第二十四章　常见先天感染的病毒

▶ **学习目标**

【了解】 常见先天感染的病毒的种类；巨细胞病毒、风疹病毒的生物学性状、致病性及免疫性；先天感染病毒的病原学检查及防治原则。

第一节　巨细胞病毒

巨细胞病毒（cytomegalovirus，CMV）是一种疱疹病毒属 DNA 病毒，由于感染的细胞肿胀，核增大，形成巨大细胞并具有巨大的核内包涵体，故名巨细胞病毒。是新生儿巨细胞包涵体病的病原体。感染的宿主范围较窄。

一、生物学特性

CMV 的形态和基因组结构与 HSV 极为相似，但其感染的宿主范围和细胞范围均狭窄，种属特异性高，即人 CMV 只能感染人。体外培养只能在人成纤维细胞中增殖，复制周期长，初次分离要 2～6 周才出现细胞病变。典型的细胞病变为细胞变圆、膨胀、核变大，形成巨大细胞，直径达 20～40μm，核内产生有晕且与核膜分离的大型嗜酸包涵体，如猫头鹰眼状。胞质内亦可见到包涵体（彩图 11）。

二、致病性和免疫性

人群中 CMV 感染非常普遍，我国成人感染率高达 95%。初次感染多在 2 岁以下，通常为隐性感染，一般无临床症状。人感染后虽可产生抗体，但多数可长期携带病毒成为潜伏感染。病毒常潜伏在唾液腺、乳腺、肾、白细胞或其他腺体中，病毒可长期或间歇地排出体外，通过口腔、生殖道、胎盘、输血或器官移植等多途径传播。

1. 先天性感染

孕妇 CMV 感染可通过胎盘侵袭胎儿引起宫内感染，少数造成早产、流产、死产或生后死亡。孕妇原发感染造成胎儿先天感染的危险性比复发感染大，病情也较重。患儿可发生黄疸，肝、脾大，血小板减少性紫癜及溶血性贫血。存活儿童常遗留永久性智力低下，神经肌肉运动障碍，耳聋和脉络视网膜炎等问题。

2. 围产期感染

产妇泌尿道和宫颈排出 CMV，分娩时婴儿经产道可被感染，多数为症状轻微或无临床症状的亚临床感染,有的表现为轻微呼吸道障碍或肝功能损伤。

3. 儿童及成人感染

儿童和成人可通过吸乳、接吻、性接触、输血等感染 CMV,通常为亚临床型,有的也能导致嗜异性抗体阴性单核细胞增多症。机体免疫功能低下,或长期使用免疫抑制剂,可使体内潜伏的 CMV 被激活,从而发生感染。

4. 细胞转化和致癌作用

经紫外线灭活的 CMV 可转化啮齿类动物胚胎纤维母细胞。在某些肿瘤,如宫颈癌、结肠癌、前列腺癌、Kaposis 肉瘤中 CMV DNA 检出率高,CMV 抗体滴度亦高于正常人,在上述肿瘤建立的细胞株中还发现病毒颗粒,提示 CMV 与其他疱疹病毒一样,具有潜在致癌的可能性。

CMV 基因组的 DNA 片段,可以与宿主细胞的 DNA 整合,具有致癌能力,可能与某些癌症的发生有关。CMV 感染后可产生多种抗体,但并不能有效抵御 CMV 感染。细胞免疫在抗 CMV 感染中起主要作用,但 CMV 感染对机体细胞免疫也具有抑制作用。

第二节　风疹病毒

风疹病毒(rubella virus)是风疹(又名德国麻疹)的病原体,属披膜病毒科,人是该病毒的唯一自然宿主。

一、生物学特性

风疹病毒为有包膜的单股正链 RNA 病毒,呈多形态,以球形多见。风疹病毒的抗原结构相当稳定,现知只有一种抗原型。包膜上的短刺突具有血凝素样活性,能凝集禽类和人"O"型血红细胞。风疹病毒只有一个血清型,可在多种细胞中增殖,一般不引起细胞病变。风疹病毒可在胎盘或胎儿体内生存、增殖,产生长期、多系统的慢性进行性感染。

风疹病毒的抵抗力弱,不耐热,56℃ 30 分钟、37℃ 1.5 小时均可将其杀死。4℃下保存不稳定,最好保存在 $-70 \sim -60$ ℃ 条件下(可保持活力 3 个月),干燥冰冻下可保存 9 个月。对紫外线、乙醚、去氧胆酸等消毒剂敏感。pH<3.0 可将其灭活。

二、致病性与免疫性

风疹是一种由风疹病毒引起的通过空气传播的急性传染病,在春季多发。病毒存在于出疹前 5～7 天患儿的唾液和血液中,但出疹 2 天后就不易找到。风疹病毒在体外生活力很弱,但传染性与麻疹一样强。好发于 5 岁以下的婴幼儿,6 个月以内婴儿因体内存在来自母体的抗体获得抵抗力,故很少发病。抵抗力较弱的人吸入风疹病毒后,经过 2～3 周的潜伏期,便开始出现症状。先是全身不适,继而出现发热、耳后及枕部淋巴结肿大,并有淡红色细点状丘疹,短期内扩展到全身,奇痒难耐或微痒,多在 2～3 天消退,不留痕迹。由于风疹的症状和体征与感冒和荨麻疹相似,因而不太引起人们的重视。

风疹病毒感染可引起垂直传播,导致胎儿先天感染等严重的后果。我国约 5% 的育龄妇女在儿童期未感染风疹病毒,如在孕期 20 周内感染风疹病毒,病毒可通过胎盘屏障进入胎儿细胞,引起胎儿畸形或先天性风疹综合征,婴儿出生后表现为先天性心脏病、先天性耳聋、白内障等综合征。自然感染风疹病毒后可获得持久免疫力,一次得病,可终身免疫,很少再次患病。

第三节　人类细小病毒 B_{19}

人类细小病毒 B_{19}（$HPVB_{19}$）是唯一对人有致病性的细小病毒。B_{19} 是 DNA 病毒中体积最小、结构简单的一种病毒，其 DNA 为单链、线状分子。病毒颗粒的直径为 $20\sim25nm$，呈 20 面体立体对称，无囊膜。此病毒的核衣壳由两种结构蛋白组成，单个的病毒颗粒所含的 DNA 为正链或负链 DNA。此病毒是稳定的，在 60℃ 条件下孵育 16 小时仍保持其感染性。

由 $HPVB_{19}$ 引起的典型疾病是传染性红斑和急性关节病，但该病毒在一些血液病和免疫功能受损的患者中可引起再生障碍危象，在妊娠妇女可引起胎儿水肿乃至死胎。近年的一些观察和研究表明，此病毒的感染可能与更多疾病的发生相关，从而引起了临床医师和研究人员的重视。学校中传染性红斑的爆发最常见于冬季和春季，在爆发流行时 $20\%\sim60\%$ 的儿童有症状，但有许多儿童是无症状感染。血清流行病学研究表明，大约半数的成人具有对 $HPVB_{19}$ 的血清抗体。抗体的检出率（反映既往感染和对此病毒有免疫力）在 $5\sim18$ 岁迅速增高，并继续随着年龄增长而升高，表明在成年期继续有感染。患有暂时性再生障碍危象的患者有高度的传染性，但传染性红斑的患者传染性并不强。$HPVB_{19}$ 在自然情况下的传播途径尚不清楚，但推测可能是经呼吸道或直接接触传播。$HPVB_{19}$ 不仅可在用凝血因子浓缩品治疗时传播，甚至可在暴露于蒸汽或干热之后传播。

对 $HPVB_{19}$ 感染的诊断主要依靠特异性 IgM 和 IgG 抗体的测定，这些抗体可用市售免疫检测试剂盒进行检测，也可从血清或组织中检测到病毒本身、病毒 DNA 或其抗原。急性感染者如有相应的症状，同时有特异性 IgM 抗体或 $HPVB_{19}$ 病毒则可确诊。IgG 抗体存在一般表明过去曾被感染，但若双份血清检测证实第 2 份血清中的抗体滴度有 4 倍以上升高，则有诊断意义。

对传染性红斑通常不需要治疗。轻症一般不必给予特殊治疗。重症患者可用利巴韦林、干扰素 α 等抗病毒药物免疫球蛋白治疗；有免疫缺陷的贫血患者，应当用含有 $HPVB_{19}$ IgG 抗体的免疫球蛋白进行治疗。这种疗法可以控制和治愈 $HPVB_{19}$ 感染。当前对 $HPVB_{19}$ 尚无疫苗可用。

第四节　先天感染病毒的病原学检查及防治原则

常见先天感染的其他病毒包括单纯疱疹病毒、人类免疫缺陷病毒、乙型肝炎病毒，详见前文所述。

一、病原学检查

一般根据流行病史、临床症状和体征。有条件的地方可做风疹的 PCR 确诊。

CMV 感染的临床表现无特异性，确诊有赖于病原学和血清学诊断。唾液、尿液、子宫颈分泌液等标本经离心后取沉渣涂片染色镜检，观察巨大细胞及细胞核内包涵体，此方法简便，可用于辅助诊断。患者的尿液、唾液、乳汁、生殖道分泌物或白细胞等标本可接种于人胚成纤维细胞，观察细胞病变。也可用 ELISA 检测脐带血或孕妇血 IgM 抗体和 IgG 抗体，及用核酸杂交和 PCR 方法检测病毒的核酸。近年应用免疫印迹法和分子杂交技术直接从尿液、各种分泌物中检测 CMV 抗原和 DNA,具有既迅速又敏感、准确的特点。

二、防治原则

预防措施主要包括熟悉常见病毒的传播方式,减少传播机会,避免医源性感染等。也可通过接种疫苗进行特异性预防。

通过婚前检查、遗传咨询、孕妇保健可避免胎儿畸形的发生,还可通过羊水或绒毛检查、B超及胎儿镜等手段预防畸形儿的出生。凡妊娠期间,特别是妊娠早期确诊为原发感染时,应当终止妊娠。对妊娠期间确诊为复发或再感染者,因对胎儿的影响较小,可以考虑继续妊娠。但最好进行羊水检查及 B 超检查,凡羊水中抗原阳性者或(和)B 超发现胎儿有畸形者亦应终止妊娠。艾滋病患者,应限制其受孕,以免损害子代。

早期诊断及宫内治疗可减少畸形儿的产生。一些出生缺陷可以用外科手术加以治疗,及早发现、及时治疗可以收到很好的效果。而对于先天智力低下、无眼、耳聋等患儿,应设法使其得到妥善教养,减小痛苦,延长生命。

 目标检测

1. 列举 5 种已确定对人类胚胎有致畸作用的病原体。
2. 病例分析。

病 例

患儿,5 岁。发热、头痛、结膜充血、咽痛 2 天后出现皮疹,初见于面颈部,之后迅速向下蔓延布满躯干、四肢,但手掌、足底大都无疹。皮疹初起呈淡红色斑疹,躯干、背部皮疹密集,奇痒难耐。颈后淋巴结肿大,有压痛。所在幼儿园有数例相同症状的患儿。患儿血清中检测出高效价风疹 IgM 抗体。

分 析

该患儿所患何种疾病?引起该病的病原体是什么?传播途径有哪些?

(梁 亮)

第四篇

人体寄生虫学

第二十五章 人体寄生虫学概述

【掌握】寄生虫、宿主和感染阶段的概念。

【熟悉】寄生虫生活史的概念;寄生虫对宿主的致病作用;寄生虫病的流行特点与防治原则。

【了解】寄生虫的形态与生理特点及寄生虫感染的实验诊断方法。

第一节 寄生虫学基本概念

一、寄生生活

在自然界中,生物在漫长的进化进程中,为了逃避敌害、寻求食物或者为了适应外界环境的变迁,逐渐形成了某些生物生活在一起的现象,称为共生。根据共生生物之间的利害关系,可将共生分为互利共生、共栖和寄生生活三种类型。

两种生物生活在一起,对双方都有益称为互利共生;对一方有益,另外一方既不受益也不受害称为共栖;如果一方受益,另外一方受害则称为寄生生活,其中把受益的生物称为寄生虫,受害的生物称为宿主。

二、寄生虫与宿主

(一)寄生虫的相关概念与种类

1.寄生虫的概念

寄生虫的概念见绪论。寄生虫(parasite)包括单细胞原生生物和多细胞无脊椎动物。

2.寄生虫的生活史

寄生虫完成一代的生长、发育及繁殖的全过程称寄生虫的生活史(life cycle)。按生活史过程是否需要转换宿主分为直接型生活史和间接型生活史。直接型生活史的寄生虫不需要转换宿主,如钩虫、蛔虫;间接型生活史的寄生虫需要转换宿主,如细粒棘球绦虫、血吸虫。

3.寄生虫的感染阶段

寄生虫的生活史中具有感染人体能力的发育阶段称感染阶段(infective stage)。

4.寄生虫的种类

(1)按照寄生的性质 按照寄生的性质不同,将寄生虫分为专性寄生虫、兼性寄生虫、偶然寄生虫和机会致病寄生虫。在生活史中至少有一个时期进行营寄生生活的寄生虫是专性寄生虫,如蛔虫、钩虫等;可营寄生生活也可营自生生活的寄生虫称兼性寄生虫,如粪类圆线虫;因偶然机会侵入非正常宿主体内而进行营寄生生活的寄生虫称偶然寄生虫,如某些蝇蛆可偶然进入人体的肠道而寄生;在宿主体内处于隐性感染状态,当机体免疫力降低时可大量增殖而致病,这样的寄生虫是机会致病寄生虫,如微小隐孢子虫、弓形虫和卡氏肺孢子虫等。

(2)按照寄生的部位　按寄生的部位不同,可将寄生虫分为体内寄生虫和体外寄生虫。寄生于人体内的寄生虫称体内寄生虫,如寄生在肠道内的蛔虫、寄生在红细胞内的疟原虫。寄生于人体体表或开口于体表的腔道中的寄生虫称体外寄生虫,如虱、蚤。

(3)按照寄生时间的长短　按寄生时间长短的不同,将寄生虫分为长期性寄生虫和暂时性寄生虫。成虫在人体内寄生直到死亡的寄生虫是长期性寄生虫,如蛔虫从感染阶段感染人体后在人体内移行,最终寄生在人体肠道内完成整个生活史,属于长期性寄生虫。仅在摄食时才寄生于人体的寄生虫为暂时性寄生虫,如蚊子在吸食人体血液时暂时吸附在人体体表,吸血后即飞走,属于暂时性寄生虫。

另外,还可以按照寄生虫寄生的部位和生物系统对寄生虫进行分类。

(二)宿主的概念与种类

1. 宿主的概念

在寄生生活中,被寄生虫寄生并遭受损害的生物称为宿主(host)。人和动物均可是宿主。

2. 宿主的种类

寄生虫在生活史过程中,有的只需要一个宿主,有的需要两个及两个以上的宿主。按寄生虫不同发育阶段寄生的宿主不同,可将宿主分为以下几种。

(1)终宿主　终宿主(definitive host)是寄生虫成虫或有性生殖阶段所寄生的宿主,如蛔虫成虫寄生在人的小肠内,人是蛔虫的终宿主。

(2)中间宿主　中间宿主(intermediate host)是寄生虫幼虫或无性生殖阶段所寄生的宿主。有的寄生虫需要两个及两个以上的中间宿主,则按寄生的先后顺序称第一中间宿主、第二中间宿主等,如日本血吸虫的毛蚴可寄生在钉螺体内,在钉螺体内发育为尾蚴后可感染人体或其他哺乳动物,在人体或动物体内完成整个生活史,则钉螺是日本血吸虫的中间宿主。

(3)储存宿主或保虫宿主(reservoir host)　有的寄生虫除寄生于人体外,也可感染某些脊椎动物,这些受感染的脊椎动物称储存宿主或保虫宿主,是寄生虫病的重要传染源。如华支睾吸虫成虫寄生于人体,还可寄生于豹、狼、猫、狗等动物,则豹、狼等动物是华支睾吸虫的保虫宿主或储存宿主。

(4)转续宿主(paratenic host)　有的寄生虫幼虫侵入非正常宿主体内不能正常发育,但是可长期生存,一直处于幼虫状态,一旦有机会侵入正常宿主体内,则仍可继续发育为成虫,这种非正常宿主称转续宿主。

第二节　寄生生活对寄生虫形态和生理的影响

在演化过程中,寄生虫为了适应寄生生活,在形态和生理上都发生了较大改变。

一、形态结构的改变

1.体形改变

寄生虫为了适应寄生部位发生了体形的改变,如肠道蠕虫的形态大多是线形或圆柱形、寄生在血管内的日本血吸虫体形为细长的圆柱状。

2.生殖器官高度发达

寄生虫为了维持在各种环境中虫种的一定数量和延续种群,生殖器官变得很发达。如蛲虫的繁殖能力很强,生殖器官几乎充满了整个虫体。

3.某些器官退化或消失

某些寄生虫由于寄生部位营养丰富,故这些寄生虫的消化器官发生了退化或消失。如吸虫的消化器官变得简单,绦虫的消化器官则完全消失。

4.某些新器官的形成

寄生虫为了在寄生部位附着和定居,逐渐形成了新的器官,如吸虫和绦虫头部产生了吸盘、小钩和吸槽等。

二、生理活动的改变

1.代谢方式的改变

寄生虫的代谢方式也因寄生部位氧分压的高低发生了改变。如为了适应消化道的低氧环境,消化道寄生虫可通过无氧酵解方式提供能量。

2.抗消化液的作用增强

肠道内寄生的线虫为了免受消化液的破坏,抗消化液的作用增强。如蛔虫体表可分泌抗蛋白酶,以此保护虫体。

3.侵入机制增强

为了更容易侵入机体,某些寄生虫(如溶组织内阿米巴)可产生蛋白酶水解酶,溶解破坏组织、细胞,从而有利于其侵入肠壁组织。

4.产生特殊的趋向性

寄生虫为了尽快寻找宿主和合适的生存环境,出现了特殊的趋向性,如钩虫的丝状蚴有向温性、向湿性和向触性,所以当其接触到人体后可迅速侵入人体。

第三节　寄生虫与宿主的相互作用

寄生虫与宿主的关系较复杂,寄生虫在宿主体内寄生会给宿主造成损害,而宿主也会对寄生虫的感染产生相应免疫力。寄生虫是否会导致宿主发生疾病,应综合分析二者的情况,如寄生虫致病性的强弱、其侵入机体的数量、侵入的部位以及宿主免疫力的强弱。二者相互作用的结果可表现为:带虫状态、清除寄生虫、引起寄生虫病等。其中,当二者处于平衡状态时,表现为体内有寄生虫,但宿主无临床症状,称带虫者(carrier)。

一、寄生虫对宿主的致病作用

(一)夺取营养

寄生虫消化器官退化,依靠摄取宿主大量营养物质为生,可造成宿主营养不良、抵抗力下降、发育障碍等。如蛔虫以宿主肠腔内半消化食糜为食,消耗了宿主大量营养,可造成宿主营养不良。

(二)机械性损伤

寄生虫在宿主体内寄生、移行及窜扰等会给宿主造成机械性损伤。如钩虫在肠道内寄生,其钩齿或板齿咬附在肠黏膜上造成肠黏膜的损伤;蛔虫在体内窜扰会造成胆道蛔虫病和肠穿孔等。

(三)毒性作用和免疫病理损伤

寄生虫的代谢产物、死亡的虫体、虫卵等,有的对宿主有毒害作用,有的成分作为变应原,可引起宿主的免疫病理损伤,如由日本血吸虫虫卵导致的虫卵肉芽肿。

二、宿主对寄生虫的免疫作用

(一)非特异性免疫

宿主可通过皮肤黏膜等的屏障作用、吞噬细胞的吞噬作用、体液中的补体及溶酶体酶的作用来抑制、杀伤、消灭寄生虫。

(二)特异性免疫

宿主免疫系统针对寄生虫抗原的刺激可产生特异性免疫应答,包括体液免疫应答和细胞免疫应答。由于寄生虫抗原的复杂性,宿主对寄生虫的特异性免疫应答有其独特的表现类型。

1. 非消除性免疫

在抗寄生虫感染中非消除性免疫是较常见的一种免疫类型。寄生虫感染后机体产生的特异性免疫,不能完全清除体内寄生虫,但在一定程度上能抵抗再感染,称非消除性免疫,表现为带虫免疫和伴随免疫。如疟疾患者临床症状消失后,体内仍有低密度的原虫,机体能保持一定的免疫力,对同种疟原虫再感染具有抵抗力,这种免疫状态称带虫免疫(premunition),但是如果一旦根治,体内原虫消失,那么机体对疟原虫的抵抗力也随之消失。体内有血吸虫感染时,机体产生的免疫力对体内成虫无明显杀伤效应,但可抵抗同种尾蚴的再次侵袭,这种免疫状态称伴随免疫(concomitant immunity)。

2. 消除性免疫

消除性免疫指机体感染某种寄生虫后所产生的特异性免疫应答,既可清除体内寄生虫又可完全抵抗再次感染。抗寄生虫免疫中该种类型较少见。

3. 缺乏有效免疫

缺乏有效免疫指机体感染某些寄生虫后不能产生有效的免疫力,如人感染杜氏利什曼原虫后很少能够自愈。

机体对寄生虫抗原产生的特异性免疫应答,一方面对再感染的寄生虫具有一定抵抗力,另一方面可导致Ⅰ~Ⅳ型超敏反应的发生,引起机体的免疫病理损伤。

第四节　寄生虫病的流行与防治

一、寄生虫病流行的基本环节

(一)传染源

患者、带虫者和保虫宿主是寄生虫病的传染源。

(二)传播途径

寄生虫可通过多种途径侵入人体,主要有以下几种。

1. 经口感染

寄生虫的感染阶段污染了水源、食物和手指等,经口进入机体,如食用了被感染期蛔虫卵污染的蔬菜可感染蛔虫。

2. 经皮肤黏膜感染

寄生虫的感染阶段通过皮肤黏膜侵入机体,如钩虫的丝状蚴。

3. 经节肢动物感染

体内有寄生虫感染阶段的节肢动物在叮咬宿主时可侵入宿主体内,如蚊对疟原虫和丝虫的传播。

4. 经胎盘感染

母体妊娠时感染某种寄生虫后,病原体可经胎盘传给胎儿,如弓形虫。

5. 经接触感染

通过与宿主的直接接触或间接接触而传播,如阴道毛滴虫通过性接触而传播。

(三)易感人群

易感人群指对某些寄生虫无免疫力或免疫力低下的人群。因为人体对寄生虫的免疫大多属于带虫免疫,所以人体对寄生虫普遍易感。

二、影响寄生虫病流行的因素

寄生虫病的流行除了受流行的三个基本环节影响之外,还受一些其他因素的影响,主要有以下几个方面。

(一)自然因素

自然因素,如温度、湿度、雨量、光照、地理环境等可影响寄生虫在外界环境中的发育、分布,也可影响寄生虫的中间宿主的发育、分布等。如疟疾在南方地区流行严重,这与我国南方地区气候温暖、潮湿、雨量丰富,有利于传播媒介蚊虫的发育有关。

(二)生物因素

寄生虫发育过程中所需的宿主、媒介植物或媒介昆虫等生物因素可直接影响某地区寄生虫流行的种类。

(三)社会因素

社会经济和文化的发展、教育和卫生水平、人们的生活习惯、生产方式以及政府对寄生虫病的重视程度、防治工作的开展与否等,对寄生虫病的流行都有直接或间接的影响。

三、寄生虫病的流行特点

寄生虫病流行的特点主要有三个:地方性、季节性和自然疫源性。

(一)地方性

某些寄生虫病的流行和分布具有明显的地方性。这与某些地区的温度、湿度、雨量、光照、地理环境等自然因素有关,与生物因素和社会因素也有密切关系。如日本血吸虫病主要流行于我国长江流域的江苏、湖南、湖北、四川等地,当地的自然环境适合其中间宿主钉螺的生长。

(二)季节性

许多寄生虫病的流行还具有明显的季节性,如疟疾主要在夏、秋季节流行。

(三)自然疫源性

有些寄生虫在人迹罕至的原始森林或荒漠地区的脊椎动物之间传播,人类进入这些地区就可能被感染,这类地区称为自然疫源地。可在人和脊椎动物之间自然传播的寄生虫病称人兽共患寄生虫病(parasitic zoonosis),如弓形虫病等。

四、寄生虫病的防治原则

(一)控制传染源

对患者和带虫者及时治疗,对保虫宿主要组织捕杀,这些是控制传染源的重要措施。

(二)切断传播途径

根据不同寄生虫的相应传播途径,制订出具有针对性的预防措施,如经口传播的寄生虫要加强水源和粪便的管理,同时要注意个人卫生;如果是通过媒介节肢动物传播的,要控制和消灭媒介节肢动物。

(三)保护易感者

对易感者要做好个人防护,必要时可接种疫苗、服用抗寄生虫药物或皮肤涂擦驱避剂、防护剂等。

第五节　寄生虫感染的实验诊断方法

寄生虫感染的诊断包括临床诊断和实验诊断。本节只介绍实验诊断方法。

一、病原学诊断方法

对寄生虫感染的诊断,病原学诊断方法是首选,也是确诊的依据。在送检的标本中,采用适合的检查方法查找到寄生虫任何的寄生阶段都可确诊。每一种寄生虫病有其适合的诊断方法,方法的选择以简单、经济、快速和检出率高为原则。病原学诊断对早期、轻度、单性和隐性感染易出现漏检现象。

二、免疫学诊断方法

在病原学诊断方法无法实现的前提下,可用免疫学诊断方法检测待检者血清中某种寄生虫抗体或抗原。免疫学诊断方法具有快速、简便、灵敏等特点,是辅助诊断寄生虫病的常用方法。可用已知的寄生虫抗体检测待检者血清中的可溶性抗原,也可用已知的寄生虫的抗原检测待检者血清中的特异性抗体。

三、分子生物学诊断方法

随着分子生物学技术的快速发展,可利用 DNA 探针、聚合酶链反应(PCR)和生物芯片等技术,对寄生虫的基因序列和结构进行检测。分子生物学诊断方法具有敏感度高和特异性强的优点,能实现寄生虫感染的早期诊断和确定现症感染。

 目标检测

1. 举例说明寄生虫生活史的类型。
2. 阐述寄生虫病的流行特点。
3. 阐述寄生虫病的防治原则。

(刘 云 秦秋红 申海光 梁 亮 蓝天才)

第二十六章 医学蠕虫

▶ **学习目标**

【掌握】常见线虫、吸虫及绦虫的形态结构、生活史及主要致病作用。

【熟悉】线虫、吸虫及绦虫的实验诊断。

【了解】常见线虫、吸虫及绦虫的流行特点与防治原则。

第一节 概 述

蠕虫(helminth)是一类多细胞无脊椎动物,借肌肉的收缩而使身体进行蠕形运动。蠕虫包括属于线形动物门、扁形动物门、棘头动物门和环节动物门的各种动物,在分类学上蠕虫这个名称已无意义,但习惯上仍沿用此词。寄生在人体的蠕虫称为医学蠕虫,由蠕虫引起的疾病称为蠕虫病。

根据完成生活史是否需要中间宿主,可将蠕虫分为两大类。

(1)土源性蠕虫 生活史简单,在发育过程中不需要中间宿主,其虫卵在外界适宜的环境中发育成具有感染性的虫卵或幼虫,经口或皮肤感染终宿主,故又称为直接发育型。

(2)生物源性蠕虫 生活史复杂,在发育过程中需要中间宿主,其幼虫需在中间宿主体内发育为感染期,再感染终宿主,故又称为间接发育型。

第二节 线 虫

线虫属于线形动物门,种类繁多,分布广泛。线虫绝大多数营自生生活,在营寄生生活的线虫中,可寄生于人体并导致疾病的在我国有 35 种,重要的有蛔虫、钩虫、蛲虫、旋毛虫和丝虫等。

线虫虫体多呈圆柱形,不分节。雌雄异体,雌虫大于雄虫,雌虫尾部尖直,雄虫尾部向腹面卷曲或膨大成伞状。消化系统由口孔、口腔、咽管、中肠、直肠和肛门组成。雄虫的生殖系统属单管型,多数雌虫有两套生殖系统,称双管型。

线虫卵无卵盖,虫卵的大小、形态、卵壳等因虫种而异,是病原学诊断的重要依据。

线虫的发育基本分为虫卵、幼虫和成虫三个阶段。根据是否需要中间宿主可分为两类:①直接发育型,发育过程中不需要中间宿主,如钩虫、蛔虫、鞭虫、蛲虫等;②间接发育型,发育过程需要中间宿主,如丝虫、旋毛虫等。

一、似蚓蛔线虫

似蚓蛔线虫(*Ascaris lumbricoides* Linnaeus,1758)俗称蛔虫,是人体消化道最常见的一种线虫,可引起蛔虫病。

(一)形态

1. 成虫

似蚓蛔线虫的虫体呈长圆柱形,形似蚯蚓,活时呈粉红色,死后呈灰白色。头部尖细,尾部钝圆,体表有细横纹,两侧可见明显的侧线。口孔位于虫体头端,有三个唇瓣,排列成“品”字形。雌虫长20～35cm,有的可达40cm以上,尾端尖直,生殖器官为双管型;雄虫长15～31cm,尾端向腹面卷曲,有交合刺一对,生殖器官为单管型。

2. 虫卵

蛔虫卵有受精卵与未受精卵(图26-1)。①受精卵(彩图12):被宿主胆汁染成棕黄色,呈宽椭圆形,大小为(45～75)μm×(35～50)μm。卵壳厚,外有一层凹凸不平的蛋白质膜,内含一个卵细胞,两端与卵壳间可见新月形空隙。②未受精卵(彩图13):呈长椭圆形,大小为(88～94)μm×(39～44)μm。卵壳与蛋白质膜均较受精卵薄,卵壳内含许多大小不等的折光颗粒。

蛔虫卵的蛋白质膜脱落后成为脱蛋白质膜蛔虫卵,观察时应注意鉴别(图26-1)。

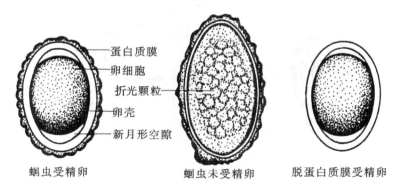

蛔虫受精卵　　　　蛔虫未受精卵　　　脱蛋白质膜受精卵

图26-1　蛔虫卵

(二)生活史

蛔虫完成生活史不需要中间宿主。成虫寄生于人体小肠,以肠内半消化食物为营养。雌、雄成虫交配后雌虫产卵,平均每天每条雌虫可产卵24万个,卵随宿主粪便排出体外。

1. 在外界发育

受精卵在外界潮湿、氧气充足、荫蔽的环境中,于21～30℃条件下,经5～10天卵内的卵细胞分裂发育为幼虫,再经1周卵内幼虫第1次蜕皮成为感染期虫卵。

2. 在人体内发育

感染期虫卵通过食物或水源被人误食后,在小肠内孵出幼虫,然后侵入肠黏膜和黏膜下层,进入小静脉或淋巴管,经肝、右心到达肺,幼虫穿破肺毛细血管,进入肺泡;在肺泡内幼虫完成2次蜕皮后,经支气管、气管到达咽部,随宿主的吞咽动作,重新到达小肠,第4次蜕皮后成为童虫,再经数周发育为成虫(图26-2)。从误食感染期虫卵到雌虫产卵需60～75天,成虫在人体内的寿命约为1年。

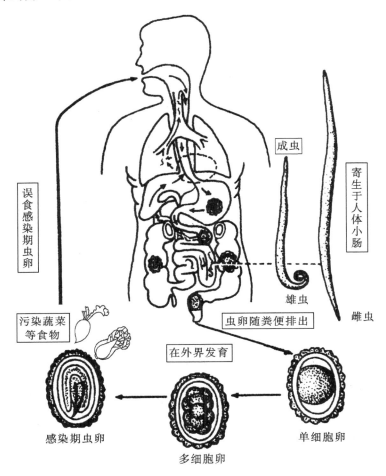

图26-2 蛔虫形态与生活史

(三)致病

1.幼虫致病

幼虫在移行过程中,发育、蜕皮、释放变应原物质,引起宿主超敏反应,同时可造成机械性损伤。人体最常受损的器官是肺,可出现局部出血、水肿、炎症反应和嗜酸性粒细胞浸润等,引起蛔虫性支气管肺炎或哮喘。患者表现为咳嗽、胸闷、胸痛、痰中带血、呼吸困难、发热等,多数患者在发病后1～2周自愈。严重感染者幼虫还可侵入脑、肝等器官引起异位寄生。

2.成虫致病

蛔虫对人体的致病作用主要由成虫引起。

(1)掠夺营养和机械性损伤肠黏膜 成虫寄生于小肠直接掠夺宿主的营养,机械性损伤肠黏膜,导致肠黏膜炎症反应,引起消化不良和营养吸收障碍等。患者可出现食欲不振、消化不良、恶心、呕吐、脐周疼痛等；儿童感染时，可引起严重的营养不良，患儿常有夜惊、磨牙、偶尔出现异嗜症等，甚至导致发育障碍。

（2）超敏反应　虫体的分泌物、代谢产物被人体吸收后，引起超敏反应。患者表现为荨麻疹、皮肤瘙痒、视神经炎、结膜炎等。

（3）并发症　成虫有窜扰、钻孔的习性。宿主在食入辛辣等刺激性食物、服用驱虫药剂不当或胃肠道疾病等因素刺激下，虫体钻入开口于肠壁上的各种管道，引起并发症，如胆道蛔虫病、蛔虫性肠梗阻、肠穿孔、蛔虫性阑尾炎等。

（四）实验诊断

蛔虫病诊断的主要依据是从粪便中查见虫卵或虫体。

（1）虫卵检查　粪便直接涂片即可查到蛔虫卵；饱和盐水浮聚法或水洗沉淀法检出率更高。对粪便中查不到虫卵的疑似患者，可进行试验性驱虫以确诊。

（2）虫体检查　对疑为蛔虫性肺炎患者，可收集痰液检查幼虫。由粪便排出、呕出或由其他部位取出的成虫，根据虫体形态特征进行确诊。

（五）流行特点

蛔虫分布呈世界性，在温暖、潮湿和卫生条件差的地区，人群感染尤为普遍。据 2001—2004 年全国寄生虫病调查，我国人群的蛔虫感染率平均为 12.72%，最高的省份达 42.00%。人群感染的特点为农村高于城市，儿童高于成人。引起蛔虫普遍感染的主要因素是：①蛔虫生活史简单；②雌虫产卵量大；③虫卵抵抗力强；④不良的生产方式；⑤不良的卫生行为等。

（六）防治原则

防治蛔虫病应采取综合性措施。

1）对患者、带虫者进行驱虫治疗是控制传染源的重要措施。目前常用的驱虫药有甲苯达唑、阿苯达唑、三苯双脒和伊维菌素等。

2）加强对粪便管理和无害化处理，防止虫卵污染环境，切断传播途径。

3）开展健康教育，重点在儿童。讲究饮食卫生，注意个人卫生和环境卫生，做到饭前、便后洗手，纠正不良的生活习惯，消灭苍蝇，防止食入感染期蛔虫卵，以减少感染的机会。

二、十二指肠钩口线虫与美洲板口线虫

寄生于人体小肠的钩虫有两种：十二指肠钩口线虫（*Ancylostoma duodenale* Dubini，1843）简称十二指肠钩虫；美洲板口线虫（*Necator americanus* Stiles，1902）简称美洲钩虫。钩虫以血液为食，损伤肠黏膜，使人体长期慢性失血，引起钩虫病，是危害我国人群健康的重要寄生虫病之一。

（一）形态

1. 成虫

十二指肠钩虫和美洲钩虫外形大致相似。虫体细长略弯曲，长约 1cm，呈圆柱状。雌虫大于雄虫，雌虫尾部尖直，雄虫尾端膨大成交合伞。虫体前端较细，顶端有一发达的口囊。十二指肠钩虫呈"C"形，口囊腹侧前缘有 2 对钩齿，虫体前端和尾端均向背面弯曲；美洲钩虫呈"S"形，口囊腹侧前缘有 1 对板齿，虫体前端向背面仰曲，尾端向腹面弯曲（图 26-3）。

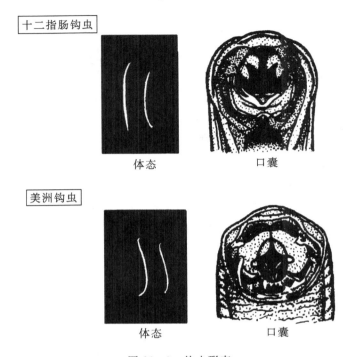

图 26 - 3　钩虫形态

2. 虫卵

两种钩虫卵均为椭圆形,不易区别。大小为 $(56\sim76)\mu m\times(36\sim40)\mu m$,无色透明,卵壳薄,卵内通常含 4～8 个卵细胞,卵壳与卵细胞之间有明显空隙(彩图 14)。

3. 幼虫

幼虫可分为杆状蚴和丝状蚴。杆状蚴有口孔;丝状蚴体表有鞘膜,口腔封闭,具有感染性。

(二)生活史

两种钩虫的生活史相似,均不需中间宿主(图 26 - 4)。成虫寄生于小肠,借口囊内的钩齿或板齿咬附于宿主肠黏膜上,以宿主的血液、组织液、肠黏膜及脱落的上皮细胞为食。雌、雄成虫交配后产卵,虫卵随宿主粪便排出。

1. 在外界发育

虫卵在外界温暖、潮湿、荫蔽、氧气充足的疏松土壤中发育,经 1～2 天,杆状蚴自卵内孵出,称为第一期杆状蚴;然后约经 2 天第 1 次蜕皮发育为第二期杆状蚴;再经 5～6 天,进行第 2 次蜕皮,发育成为具有感染能力的丝状蚴,又称感染期幼虫。

2. 在人体内发育

丝状蚴具有向温性、向湿性和向触性。当其与人体皮肤接触时,活动力增强,依靠机械性穿刺和酶的作用,经毛囊、汗腺口或皮肤破损处及较薄的指、趾间皮肤主动钻入人体,也可通过口腔或食管黏膜侵入人体。幼虫进入小血管或淋巴管,随血液经右心至肺,穿过肺毛细血管进入肺泡,借助于小支气管、支气管上皮细胞纤毛的运动,向上移行至咽,然后经吞咽至食管,经胃到达小肠定居,在小肠蜕皮两次发育成为成虫。从丝状蚴侵入人体到发育为成虫产卵需 4～6 周。十二指肠钩虫成虫一般可活 7 年,美洲钩虫可活 5 年以上。

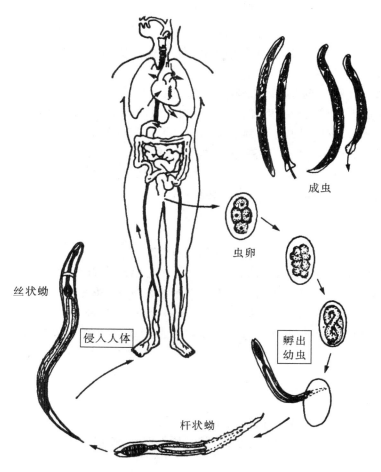

成虫

虫卵

侵入人体

孵出幼虫

丝状蚴

杆状蚴

图 26-4 钩虫生活史

钩虫除可经皮肤和黏膜感染外,其幼虫可通过胎盘进入胎儿体内,通过母乳也有可能感染婴幼儿。另外,猪、兔等动物可作为十二指肠钩虫的转续宿主,通过生食转续宿主的肉类也有受感染的可能。

(三)致病

1. 幼虫致病

(1)钩蚴性皮炎　人赤手裸足劳作时接触被污染的土壤,丝状蚴侵入皮肤,数分钟至 1 小时后,钻入处的局部皮肤出现奇痒、针刺感和烧灼感,继而见充血、斑点或丘疹,随后可出现红肿、水泡等,俗称"粪毒""痒疙瘩"。抓破后继发细菌感染则形成脓疱。

(2)呼吸系统病变　大量钩蚴感染时,幼虫移行至肺,可损伤肺泡及毛细血管,引起局部出血、炎细胞浸润及超敏反应,称为钩蚴性肺炎,患者出现咳嗽、血痰、发热等全身症状,重者出现钩蚴性哮喘、咯血等。

2. 成虫致病

成虫致病危害最严重的是成虫寄生于肠道引起患者的慢性失血。

(1)贫血　成虫以口囊咬附于肠黏膜,经常更换吸血部位,造成肠壁广泛性出血点。钩虫吸血时，头腺分泌抗凝素，使咬附部位伤口不易凝血而不断渗血，其渗血量与虫体的吸血量相当。患者表现为皮肤蜡黄、黏膜苍白、眩晕、乏力等，严重者可有全身水肿、心包积液等。成虫吸血和咬附伤口渗血导致人体长期慢性失血，铁和蛋白质不断丢失，引起小细胞低色素性贫血，俗称缺铁性贫血。

（2）消化系统症状　钩虫咬附于肠黏膜，造成肠黏膜散在出血点和小溃疡，也可形成片状出血性淤斑，引起消化道出血。患者表现为上腹不适或隐痛，早期食欲增加，但觉乏力，后期则出现食欲减退、恶心、呕吐、腹泻、腹痛或便秘，体重减轻等；重度感染者可见柏油样黑便。少数患者出现喜食泥土、生米、生豆、煤渣等异常症状，称为异嗜症。儿童感染钩虫易引起营养不良、生长发育障碍等；妇女感染可引起停经、流产等。近年来由钩虫引起的消化道出血病例增多，常被误诊为消化道溃疡、胃癌等，应引起重视。

知识链接

婴儿钩虫病

患儿可出现柏油样黑便，腹泻，食欲减退，皮肤黏膜苍白，心尖区收缩期杂音，肝、脾大，贫血，嗜酸性粒细胞的比例明显增高等。患儿发育差，并发症多，病死率较高。

常见感染原因：①婴儿用的尿布污染了丝状蚴，未做清洗和晾晒就给婴儿使用；②婴儿穿开裆裤，随地乱坐，接触了含有丝状蚴的泥土；③母亲怀孕期间感染，幼虫通过胎盘或乳汁传给下代。

（四）实验诊断

（1）粪便检查虫卵　直接涂片法，简单易行，适用于感染率较高的地区，但轻度感染者易漏诊，多次检查可提高检出率。饱和盐水漂浮法，操作简单，检出率较高，是诊断钩虫病感染的首选方法。

（2）钩蚴培养法　钩蚴培养法的检出率高，孵出的钩蚴进入水中游动，既便于直接观察，又可鉴定虫种，但需培养5～6天才能得出结果，可用于流行病学调查。对流行区有咳嗽、哮喘症状的患者，也可收集痰液检查钩蚴。

（五）流行特点

钩虫病呈世界性分布，以热带、亚热带为多。我国除西北少数地区外，各地均有分布，以黄河以南广大农村地区为主要流行区。北方地区以十二指肠钩虫为主，南方地区以美洲钩虫为主，农村多于城市，南方高于北方。据2001—2004年全国寄生虫病调查，我国钩虫平均感染率为6.12%，最高可达33.18%（海南省）。

带虫者和钩虫病患者是本病的传染源。钩虫病的流行与自然环境、种植作物、生产方式及生活条件等因素有密切关系。如施粪方式不当或随地大便，钩虫卵污染土壤或水源，在适宜的环境下孵出幼虫。耕作时手、足皮肤接触土壤中的钩蚴而受感染，在雨后初晴或久晴初雨之后耕作，更易感染。

（六）防治原则

在流行区进行普查普治，是预防、控制钩虫病流行的重要措施。

1)开展健康教育，改良耕作方法，做好个人防护，减少皮肤接触疫土、疫水的机会。在手、足等皮肤暴露处涂抹 1.5％左旋咪唑硼酸酒精或 15％噻苯达唑软膏,以防感染。

2)加强粪便管理,不随地大便,使用无害化粪便施肥。

3)常用驱虫药物有甲苯达唑、阿苯达唑、噻嘧啶及伊维菌素等,治疗钩蚴性皮炎可用左旋咪唑涂剂等涂于皮炎处以消肿、止痒。

三、蠕形住肠线虫

蠕形住肠线虫[*Enterobius vermicularis* (Linnaeus,1758) Leach, 1853]又称蛲虫,俗称小白线虫。成虫寄生于人体回盲部,引起蛲虫病。

(一)形态

1. 成虫

蛲虫的虫体细小,乳白色,呈线头状,体前端角皮膨大形成头翼,咽管末端膨大呈球形,称咽管球。雌虫大小为(8～13)mm×(0.3～0.5)mm,虫体中部膨大,尾端直而尖细。雄虫大小为(2～5)mm×(0.1～0.2)mm,尾端向腹面卷曲,交配后雄虫即死亡(图 26-5)。

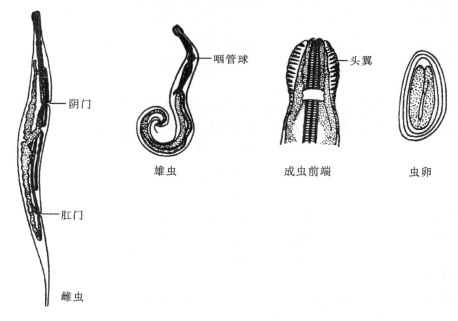

图 26-5　蛲虫成虫和虫卵

2. 虫卵

蛲虫的虫卵呈不对称长椭圆形,一侧较平,一侧稍凸,卵壳无色透明,较厚,大小为(50～60)μm×(20～30)μm,虫卵排出时内含一蝌蚪期胚胎(图 26-5,彩图 15)。

(二)生活史

蛲虫生活史简单,不需要中间宿主。成虫寄生于人体的盲肠、结肠及回肠末段等处。雌、雄虫交配后,雄虫多很快死亡而被排出。雌虫子宫内充满虫卵,脱离宿主肠壁移行至直肠。当宿主睡眠后,肛门括约肌松弛,雌虫移行至肛门外,受温度、湿度改变和空气的刺激,在肛门周围皱襞处大量产卵。雌虫产卵后多数干枯死亡,少数可由肛门返回肠腔,或进入阴道、尿道等处引起异位寄生。

1. 在外界发育

虫卵黏附在肛门周围皮肤,在适宜的温度、湿度和氧气充足的条件下,约经 6 小时,卵内的蝌蚪期胚胎发育为幼虫,蜕皮 1 次成为感染期虫卵。

2. 在人体内发育

感染期虫卵经肛门-手-口方式造成自身感染,或经口或随空气吸入等方式使人感染。虫卵在十二指肠内孵出幼虫,幼虫沿小肠下行,途中蜕皮 2 次,行至回盲部,再蜕皮 1 次发育为成虫。自吞食感染期虫卵至虫体发育成熟产卵需 2～4 周。雌虫寿命为 2～4 周。

(三)致病

雌虫在肛周爬行、产卵,刺激肛门及会阴部皮肤引起的皮肤瘙痒是蛲虫病的主要症状。患者常表现为烦躁不安、失眠、食欲减退、消瘦、夜间磨牙等。搔抓时抓破皮肤常可引起继发感染。蛲虫有异位寄生现象,如蛲虫性阑尾炎、蛲虫性泌尿生殖系统感染和盆腔炎症等。

(四)实验诊断

(1)虫卵检查　对蛲虫虫卵的检查多采用透明胶纸法或棉签拭子法,于清晨排便前在肛周取材查虫卵,操作简便,检出率高,是目前最常用的检查方法。

(2)成虫检查　在粪便中或夜间在患者肛周发现白色的线头样小虫,可根据蛲虫的形态特点进行鉴定。

(五)流行特点

蛲虫感染呈世界性分布,在我国各地都有分布,具有儿童集体机构及家庭聚集性的特点,5～7 岁儿童感染率较高。据全国 22 个监测点的数据显示,2013 年蛲虫感染率为 6.78%,较 2006 年的 10% 有所下降。人是唯一的传染源,通过肛门-手-口直接感染,也易发生接触感染和吸入感染。

(六)防治原则

1)定期对集体生活的儿童进行普查普治。常用的驱虫药物有阿苯达唑、甲苯达唑等;局部外用 3% 噻嘧啶软膏、蛲虫油膏等涂于肛周,有杀虫、止痒的作用。

2)加强健康教育,注意公共卫生、家庭卫生及个人卫生,定期烫洗被褥,清洗儿童玩具等,防止相互感染。

3)教育儿童养成饭前便后洗手、勤剪指甲、不吸吮手指的良好卫生习惯。夜间不穿开裆裤,避免直接搔抓肛周皮肤,以防自身重复感染。

四、旋毛形线虫

旋毛形线虫[*Trichinella spiralis*(Owen,1835) Railliet,1895]简称旋毛虫,寄生于人和多种动物体内,引起旋毛虫病。严重感染者可死亡,旋毛虫病是一种危害很大的人兽共患寄生虫病。

(一)形态

1. 成虫

旋毛虫的虫体微小,呈线状,乳白色,前段稍细。雌虫大小为(3～4)mm×0.06mm,雄虫大小为(1.4～1.6)mm×(0.04～0.05)mm。消化道前端为圆形的口,咽管长度为虫体长度的

1/3～1/2。咽管后段的背侧面有一列由圆盘状杆细胞组成的杆状体,其分泌物可排入咽管腔,具有消化功能和强抗原性。雌虫、雄虫的生殖系统均为单管型,是寄生于人体最小的线虫(图26－6)。

2.幼虫

幼虫寄生在宿主横纹肌细胞内,卷曲形成囊包。囊包呈梭形,其纵轴与肌纤维平行,大小为(0.25～0.5)mm×(0.21～0.42)mm,一个囊包内通常含1～2条幼虫,称囊包蚴。个别也有含6～7条的(图26－6,彩图16)。

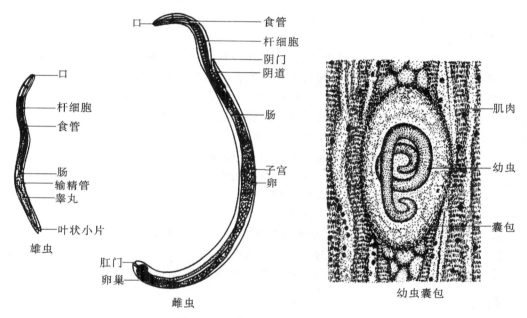

图26-6 旋毛虫成虫和幼虫囊包

(二)生活史

旋毛虫成虫寄生于小肠,主要在十二指肠和空肠上段,幼虫寄生在同一宿主的横纹肌细胞内,在肌肉内形成具有感染性的幼虫囊包。无外界发育阶段,但完成其生活史必须更换宿主。多种哺乳动物均可作为本虫的宿主。

宿主食入含有活幼虫囊包的肉类后,在消化液的作用下,数小时内幼虫自囊包逸出,钻入小肠黏膜,约24小时后幼虫又回到肠腔。在感染后的30～48小时,幼虫经4次蜕皮发育为成虫。雌、雄虫交配后,雄虫大多死亡,雌虫重新侵入肠黏膜,有些虫体还可在腹腔或肠系膜淋巴结处寄生。受精后雌虫子宫内的虫卵逐渐发育为幼虫,感染后的第5～7天,雌虫开始产出幼虫,排幼虫时间可持续4～16周或更长。雌虫寿命一般为1～2个月。

新生幼虫大多侵入局部淋巴管或静脉,随淋巴和血液循环到达全身各处,但只有在横纹肌内的幼虫才能继续发育。侵入部位多是活动较多、血液供应丰富的肌肉,如膈肌、肋间肌及腓肠肌等。约在感染后的1个月,幼虫囊包形成,成熟囊包蚴是旋毛虫的感染阶段。若囊包蚴无机会进入新的宿主,半年后囊包开始出现钙化现象,幼虫逐渐死亡,直至整个囊包钙化。少数钙化囊包内的幼虫可存活数年,甚至可达30年。

（三）致病

感染后是否发病与侵入幼虫囊包的数量、活力、部位和宿主免疫力等因素有关。轻者无明显症状，重者如不及时诊治，可在发病后数周内死亡。

1. 侵入期

此期约为 1 周，指幼虫在小肠内自囊包脱出并发育为成虫的阶段，主要病变在十二指肠和空肠，又称肠型期。由于幼虫和成虫对肠壁组织造成损伤，肠道出现广泛炎症，局部组织出现充血、水肿、出血，甚至形成浅表溃疡。患者可有恶心、呕吐、腹痛、腹泻等消化道症状，可伴有厌食、畏寒、乏力、低热等全身症状，易被误诊。

2. 幼虫移行、寄生期

此期为 2～3 周，指新生幼虫随淋巴、血液循环移行至全身各器官及侵入横纹肌内发育的阶段，又称为肠外期或肌型期。幼虫移行时可造成相应部位炎症反应，患者出现急性全身性血管炎、水肿、发热和血中嗜酸性粒细胞增多等。幼虫进入横纹肌后，引起肌纤维变性、肿胀，肌细胞坏死、崩解，肌间质水肿及炎症细胞浸润等，患者表现为发热、全身肌肉酸痛、压痛，尤以腓肠肌、肱二头肌、肱三头肌疼痛明显。重者可有咀嚼、吞咽、呼吸时疼痛、语言障碍等。另外，心、肺、肝、肾也可受到累及，患者出现心肌炎、心包积液、肺水肿、胸腔积液等；累及中枢神经时，可引起非化脓性脑膜炎和颅内高压，患者出现昏迷、抽搐等症状。严重感染的患者，可因心力衰竭、毒血症和呼吸系统并发感染而死亡。

3. 囊包形成期

囊包形成期为幼虫在横纹肌内逐渐形成囊包的时期，是受损肌细胞修复的时期，又称为恢复期。随着幼虫长大卷曲，寄生部位的肌细胞逐渐膨大，形成梭形肌腔包裹虫体，形成囊包，最终钙化。此时患者的急性炎症消退，全身症状日渐减轻，但肌痛仍可持续数月。

（四）实验诊断

旋毛虫病的临床表现复杂，临床上难以诊断，应重视病史询问及流行病学调查。

（1）病原学检查 从患者疼痛肌肉处采集标本镜检，查找囊包幼虫。

（2）免疫学检查 常用的方法有间接荧光抗体试验、酶联免疫吸附试验及环蚴沉淀试验等，免疫学检查是诊断该病的重要辅助手段。

（五）流行特点

旋毛虫病呈世界性分布，以欧洲、北美洲的发病率为高。据 2001—2004 年全国寄生虫病调查，我国旋毛虫标化血清阳性率为 3.38%，最高为 8.26%（云南），西部地区旋毛虫的感染率比东部地区高。旋毛虫病是重要的人兽共患寄生虫病，我国感染率较高的动物有猪、猫、犬、鼠等 10 余种。旋毛虫幼虫囊包的抵抗力较强，能耐低温，晾干、腌制、烧烤及涮食等方法常不能杀死幼虫，在肉块中心温度达到 71℃时多可被杀死。

（六）防治原则

不食生的或不熟的猪肉和野生动物肉是预防本病的关键，应加强肉类检查和食品卫生管理，改善养猪方法等以杜绝感染机会。阿苯达唑是治疗旋毛虫病的首选药物。

五、其他致病线虫

其他致病线虫见表 26-1。

表 26 - 1　其他致病线虫

线虫种类	生物学特性	致病性	病原学诊断	防治原则
丝 虫	成虫呈细长丝状,幼虫称微丝蚴,寄生于人淋巴系统,蚊是传播媒介	急性期过敏和炎症反应,慢性期阻塞性病变	外周血涂片检查微丝蚴;乳糜尿、淋巴液检查成虫	防蚊、灭蚊
鞭 虫	成虫形似马鞭,寄生于盲肠	不强,严重感染者可有头晕、腹痛、消瘦	粪便直接涂片法、沉淀法	同蛔虫
美丽筒线虫	寄生于口腔、咽、食管	咽喉痒感、声音嘶哑、吞咽困难、食管溃疡	黏膜处取虫体	不饮生水和不吃未熟的食物
广州管圆线虫	成虫呈线状,体表有环状横纹。头端钝圆,头顶中央有一小圆口,缺口囊	幼虫侵犯中枢神经系统,引起脑炎或脑膜炎	脑脊液查幼虫或发育期成虫,免疫学检查阳性	不吃生或半生的螺类
粪类圆线虫	成虫寄生于小肠,感染阶段是丝状蚴,通过皮肤或黏膜感染	幼虫可侵入肺、脑、肝、肾等器官,引起粪类圆线虫病	从标本中检获幼虫或培养出丝状蚴	驱虫药物有阿苯达唑或噻苯达唑、噻嘧啶
结膜吸吮线虫	主要寄生于犬、猫等动物的眼结膜囊内,也可寄生于人眼	成虫寄生于人眼结膜囊内,致结膜吸吮线虫病	眼部取出虫体,显微镜下检查虫体特征	防蝇、灭蝇,注意眼部清洁

第三节　吸　虫

吸虫(trematoda)属扁形动物门的吸虫纲。寄生人体的吸虫种类繁多,形态各异,生活史复杂,基本结构特征及发育过程略同。

吸虫的成虫呈叶状、舌状(除血吸虫外);背腹扁平,两侧对称,有口、腹吸盘;消化系统不完整(无肛门);雌雄同体(除血吸虫外)。虫卵均有卵盖(除血吸虫外),其大小、形态、颜色、卵壳及内含物等因虫种不同而异。

生活史基本包括卵、毛蚴、胞蚴、雷蚴、尾蚴、囊蚴、后尾蚴、成虫,其发育阶段因虫种不同而异。均需中间宿主(淡水螺),感染阶段是囊蚴(除血吸虫外),引起的疾病均为人兽共患寄生虫病。

一、华支睾吸虫

华支睾吸虫[*Clonorchis sinensis* (Cobbold,1875) Looss,1907]简称肝吸虫。成虫寄生于终宿主的肝胆管内,引起华支睾吸虫病(肝吸虫病)。

(一)形态

1. 成虫

肝吸虫成虫体形狭长,背腹扁平,前端较细,后端钝圆,外形呈葵花籽仁状,大小为(10~

25)mm×(3～5)mm。雌雄同体,有口吸盘和腹吸盘。子宫呈管状,盘曲于卵巢与腹吸盘间,有一个分叶状的卵巢,受精囊呈椭圆形。睾丸一对,前后排列,呈分支状,故名华支睾吸虫(图26-7)。

2. 虫卵

虫卵小,大小平均为 $29\mu m×17\mu m$,为人体常见蠕虫虫卵中最小的一种。虫卵呈黄褐色,形似芝麻,前端较窄,卵盖明显,卵盖周围的卵壳增厚,形成肩峰,后端钝圆,有一疣状突起,内含成熟毛蚴(图26-7,彩图17)。

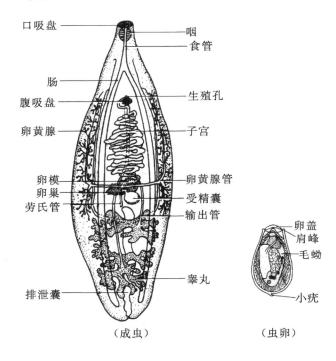

图 26-7 华支睾吸虫成虫和虫卵

(二)生活史

成虫寄生于人或犬、猫等哺乳动物的肝胆管内,虫卵随胆汁进入肠道,随粪便排出体外(图26-8)。

1. 在中间宿主体内的发育

虫卵入水,被第一中间宿主豆螺、沼螺等淡水螺吞食,在螺体内孵出毛蚴,经胞蚴、雷蚴等无性增殖阶段,形成尾蚴。成熟尾蚴自螺体逸出入水,如遇第二中间宿主淡水鱼或虾时,即可进入其体内发育为囊蚴。囊蚴是肝吸虫的感染阶段。

2. 在终宿主和保虫宿主体内的发育

当人或保虫宿主(猫、狗等哺乳动物)食入含活囊蚴的淡水鱼或虾时,囊蚴经消化液作用,脱囊成为童虫,经胆总管或穿过肠壁进入肝胆管,发育为成虫。从食入囊蚴到粪便中出现虫卵约需1个月,成虫寿命通常为20～30年。

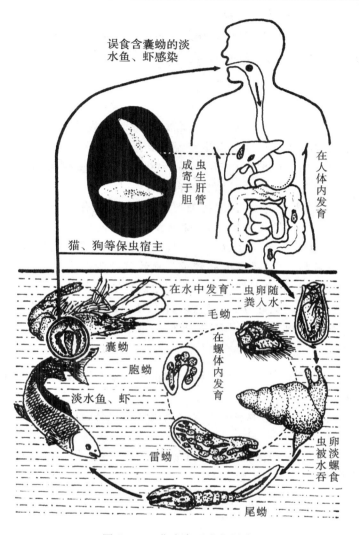

误食含囊蚴的淡水鱼、虾感染

成虫寄生于肝胆管

在人体内发育

猫、狗等保虫宿主

在水中发育 虫卵随粪入水

毛蚴

囊蚴

淡水鱼、虾

胞蚴

在螺体内发育

雷蚴

虫卵被淡水螺吞食

尾蚴

图 26-8 华支睾吸虫生活史

(三)致病

成虫主要寄生于肝胆管内,其病变程度因感染轻重而异。虫体机械性刺激及代谢产物的毒性作用,可引起宿主胆管上皮细胞脱落、增生及胆管周围炎症,管腔变窄,周围纤维组织增生,导致肝吸虫病。严重时肝实质萎缩和坏死,甚至引起肝硬化、腹水。

虫卵、死亡的虫体及脱落的胆管组织,可构成结石的核心,引起胆石症。虫体较多时,可致管腔阻塞,胆汁淤滞,胆管扩张,引起阻塞性黄疸。若合并细菌感染,则可引起胆管炎和胆囊炎。

儿童感染严重时,可引起发育不良或侏儒症。近年来研究表明,华支睾吸虫感染与肝癌或胆管癌的发生有一定关系。

(四)实验诊断

(1)虫卵检查 常用自然沉淀法、改良加藤氏厚膜涂片法和集卵法检查虫卵,提高检出率。

必要时可以做十二指肠引流术检查虫卵。

（2）免疫学诊断　常用间接血凝试验、酶联免疫吸附试验等作为辅助诊断的手段。

（3）影像学诊断　B型超声检查和CT检查对华支睾吸虫的筛查和诊断具有重要的临床价值。

（五）流行特点

华支睾吸虫主要分布在亚洲，特别是东亚和东南亚。在我国除西北少数地区尚未见报道外，其余省、市、自治区都有不同程度的发生或流行。据2001—2004年全国寄生虫病调查结果显示，全国华支睾吸虫平均感染率为0.58%，流行区华支睾吸虫感染率为2.40%。华支睾吸虫感染率高的地区主要在广东、广西、黑龙江、吉林。

华支睾吸虫病流行的主要因素是：①传染源。除人外，还有大量保虫宿主，如猫、犬、猪等哺乳动物，人和保虫宿主的粪便管理不善，污染水源。②中间宿主的存在。第一中间宿主淡水螺广泛分布于南、北各地的坑塘、沟渠及鱼塘，且常与第二中间宿主淡水鱼、虾共存于同一水域，许多淡水鱼感染率较高，且感染程度亦较重。集约养殖业迅速发展，而肉类、鱼类等食品的卫生检疫工作相对滞后。③饮食习惯不良。一些地区长期以来形成的食生或半生淡水鱼和肉类的饮食习惯难以改变，常因烹饪方法不当、食具不分等，囊蚴未被杀死而感染。随着人们生活水平的提高，外出就餐的机会增多，使感染的机会增多。

（六）防治原则

1）加强粪便管理，对粪便进行无害化处理，防止其污染水源；改变养鱼习惯；结合农业生产治理鱼塘或用药物灭螺。

2）开展卫生宣传教育。不吃生的或半生的鱼或虾，改变饮食习惯，生、熟食具分开，防止囊蚴感染人体。

3）积极治疗患者、带虫者和保虫宿主。目前应用最多的药物是吡喹酮与阿苯达唑。家养宠物如粪便检查阳性应及时予以治疗。

二、日本裂体吸虫

日本裂体吸虫（*Schistosoma japonicum* Katsurada,1904）简称日本血吸虫。成虫主要寄生在人体肠系膜下静脉内，引起血吸虫病。血吸虫病是我国重点防治的寄生虫病之一。

（一）形态

1. 成虫

日本血吸虫雌雄异体。雄虫呈乳白色，略粗短，大小为(10～20)mm×(0.5～0.55)mm，前端有发达的口、腹吸盘，从腹吸盘以下虫体两侧向腹面卷曲，形成抱雌沟，外观呈圆柱状；雌虫细长，前细后粗，呈深褐色，大小为(12～28)mm×(0.1～0.3)mm，常停留于雄虫的抱雌沟内，呈雌雄合抱状态（图26-9）。

2. 虫卵

成熟虫卵平均大小为$89\mu m \times 67\mu m$，淡黄色，呈椭圆形，卵壳较薄，无卵盖，卵壳一侧有一小棘，卵壳表面有许多宿主组织残留物，不易看清，成熟虫卵内含一毛蚴（图26-9，彩图18）。

3. 毛蚴

毛蚴平均大小约为$99\mu m \times 35\mu m$，灰白色，半透明，呈梨形，周身披有纤毛，前端有一顶突，顶腺开口于此(图 26 - 9)。

4. 尾蚴

尾蚴长 280～360μm,分体部和尾部,体部前端为头器,头器中央有一单细胞腺体,称为头腺。腹吸盘位于体后部,两侧有 5 对呈左右对称排列的单细胞腺体,称钻腺,开口于虫体前端,能分泌溶组织酶,以利于尾蚴侵入宿主皮肤。尾部分叉,分为尾干和尾叉(图 26 - 9)。

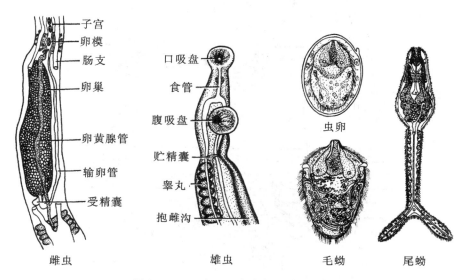

图 26 - 9　日本血吸虫虫卵、毛蚴、尾蚴

(二)生活史

成虫寄生于人体和多种哺乳动物的肝门静脉系统,以血液为食。雌、雄虫交配后,雌虫于宿主肠黏膜下层静脉末梢产卵。一部分虫卵循门静脉系统流至肝门静脉,沉积在肝组织内;另一部分虫卵沉积在肠壁组织内。成熟卵内毛蚴分泌的溶组织物质可透过卵壳,引起周围组织及血管壁炎症、坏死。在血管内压力、腹内压力及肠蠕动作用下,虫卵随溃破组织落入肠腔,随粪便排出体外(图 26 - 10)。

1. 在中间宿主体内的发育

虫卵入水后,在 25～30℃的水温中,经 20～32 小时卵内毛蚴孵出。毛蚴在水中游动,遇到中间宿主钉螺即钻入其体内,经母胞蚴、子胞蚴的无性增殖,最后形成大量尾蚴。尾蚴逸出的首要条件是水的存在,在自然界逸出的高峰时间为上午 8～12 时,尾蚴是日本血吸虫的感染阶段。

2. 在人体或其他哺乳动物体内的发育

尾蚴从钉螺内逸出在水的表层游动,人或保虫宿主与含尾蚴的水接触后,尾蚴靠穿刺腺分泌的溶组织酶和尾部的摆动钻入宿主皮肤,然后脱去尾部形成童虫。童虫在皮下组织短时间停留后,侵入末梢血管或淋巴管,随血液经心到肝门静脉的肠系膜静脉系统。童虫在此停留发育到一定程度,雌、雄虫合抱,并移行到肠系膜静脉发育为成虫。自尾蚴侵入人体到成虫产卵约需 24 天。成虫在人体内的寿命一般为 2～5 年,平均约 4.5 年。

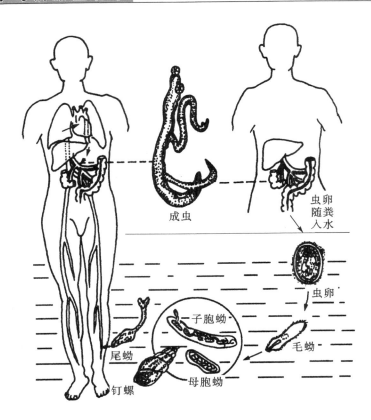

图 26 - 10　日本血吸虫生活史

（三）致病

在血吸虫感染过程中，尾蚴、童虫、成虫和虫卵均有致病作用，并可引起超敏反应，以虫卵的致病作用最为显著。

1. 尾蚴与童虫

尾蚴侵入人体皮肤后可引起尾蚴性皮炎，多在接触疫水后数小时出现，表现为局部瘙痒、丘疹和红斑，本质是Ⅰ型或Ⅳ型超敏反应。童虫在人体内移行的过程中则可引起血管炎，表现为毛细血管充血、点状出血和炎症反应等，特别是肺部。

2. 成虫

成虫寄生在人体门脉系统内，可引起静脉内膜炎。其代谢产物、分泌物、排泄物等可形成免疫复合物，沉积在肾脏，引起Ⅲ型超敏反应，表现为蛋白尿、肾功能减退、水肿等。

3. 虫卵

虫卵是日本血吸虫的主要致病阶段。虫卵沉积于肝和肠壁的血管中，卵内毛蚴分泌的可溶性抗原透过卵壳微孔，进入宿主组织中引起Ⅳ型超敏反应，吸引淋巴细胞、巨噬细胞、嗜酸性粒细胞等集聚于虫卵周围，形成肉芽肿，肉芽肿中心坏死，称嗜酸性脓肿，最终引起纤维化。

根据临床表现，可将血吸虫病分为急性、慢性和晚期血吸虫病。

（1）急性血吸虫病　　大多于感染后的5～8周出现症状。常见于初次感染者，表现为发热，腹痛，腹泻，淋巴结及肝、脾大，肝区压痛等，粪检血吸虫结果为阳性。

(2)慢性血吸虫病　急性期末或反复轻度感染者,机体获得一定的免疫力,患者临床症状不明显,有时表现为肝、脾大,贫血,慢性腹泻,消瘦等,随着病情的发展,转为慢性血吸虫病。

(3)晚期血吸虫病　由于病程的发展,肝、肠组织纤维化加重,肝脏干线型纤维化是晚期血吸虫病的特征性病变。患者可出现肝、脾大,胃底静脉曲张,门脉高压,肝硬化,巨脾,腹水或上消化道出血等症状。肠壁纤维化还可导致肠息肉、肠狭窄等,甚至发生癌变。患者常因并发上消化道出血、肝性脑病而死亡。儿童期反复大量感染可使其生长发育受到抑制,导致侏儒症。成虫也可寄生于门脉系统以外的其他部位,引起异位血吸虫病,多见于肺。

(四)实验诊断

(1)病原学检查　①虫卵检查和毛蚴孵化。粪便直接涂片法查虫卵,操作简单,但检出率低,可用于重度感染或急性感染的诊断。毛蚴孵化法检出率较高,适用于慢性和晚期血吸虫病患者。②肠黏膜活组织检查。直肠黏膜活检适用于慢性、晚期血吸虫病患者。

(2)免疫学检查　免疫学检查常用的方法有环卵沉淀试验、酶联免疫吸附试验等。

(3)生物标志物检测　日本血吸虫的特异性 DNA 片段检测与病原学检查具有同样的确诊价值。

(五)流行特点

日本血吸虫病主要流行于东南亚的中国、日本、菲律宾及印度尼西亚等国家。在我国主要分布于长江流域及其以南地区。截至 2015 年底,我国血吸虫病流行的 12 个省(市、自治区)中,上海、浙江、福建、广东和广西等 5 个省(市、自治区)已达到血吸虫病传播阻断标准,四川、湖北、湖南、云南、江苏、安徽和江西等 7 个省全部达到了血吸虫病传播控制标准。2015 年全国推算有血吸虫病患者 7.72 万例,现存晚期血吸虫患者 3.08 万例。近年的数据显示我国血吸虫病的发病率进一步下降,但疫情尚不稳定,要实现于 2030 年达到全国范围内消除血吸虫病的目标,防治任务仍然很艰巨。

日本血吸虫病的流行因素有以下几个方面。

(1)传染源　日本血吸虫属人畜共患寄生虫,人和多种哺乳动物均为传染源,以患者和病牛为主。含血吸虫卵的粪便可通过多种方式污染水源。

(2)中间宿主的存在　钉螺是我国血吸虫唯一的中间宿主,为水陆两栖型的淡水螺,多孳生于土质肥沃、水流缓慢、杂草丛生的地方。

(3)易感者　人对日本血吸虫易感。在被污染的水源里洗澡、游泳、捕鱼捞虾等,与疫水接触而感染。特别是非流行区居民初次进入流行区容易发生急性感染。

(六)防治原则

(1)控制消灭传染源　耕牛是病畜中最重要的传染源。应及时查找患者与病畜,积极治疗。对体温在 40℃ 以下或一般情况较好的病例,可用吡喹酮进行治疗;对病情较重者,先用糖皮质激素等进行支持和对症治疗,待机体状况改善后,再用吡喹酮治疗。

(2)切断传播途径　消灭钉螺是防治血吸虫病的关键。查清钉螺分布情况,采取综合治理措施,结合农业生产兴修水利,消灭钉螺孳生地,对钉螺进行火烧、土埋和药物杀灭等。

(3)加强人畜粪便管理　使用无害化粪便施肥,加强牲畜管理,修建厕所,防止血吸虫卵随粪便污染水源。

(4)保护易感人群　加强健康教育,不随地大、小便,改变不良生活、生产方式,避免与疫水接触。必要时,可涂抹防护药物或使用塑料、橡胶或乳胶衣裤等。

三、其他致病吸虫

其他致病吸虫见表26-2。

表26-2 其他致病吸虫

吸虫种类	生物学特性	致病性	病原学诊断	防治原则
布氏姜片吸虫	成虫寄生于人或猪的小肠,人因生食茭白、荸荠等感染	姜片虫病,主要引起消化道症状	粪便查虫卵	加强粪便、水源管理。治疗常用吡喹酮、硫氯酚
肝片形吸虫	成虫寄生在牛、羊及其他草食动物和人的肝脏胆管内	摄取宿主的养分,导致宿主营养状况恶化	粪便查虫卵	药物首选硫氯酚
卫氏并殖吸虫	寄生于哺乳动物肺部	童虫、成虫在组织、器官中移行、窜扰、定居,可引起囊肿、组织出血、炎症	取痰或粪便直接涂片	不生食淡水蟹。常用药物为吡喹酮、硫氯酚
斯氏狸殖吸虫	生活史与卫氏并殖吸虫相似	引起类似卫氏并殖吸虫的皮下型并殖吸虫病	皮下包块活体组织检查	不生食淡水蟹。常用药物为吡喹酮、硫氯酚

第四节 绦 虫

绦虫(tapeworm)属于扁形动物门的绦虫纲。寄生人体的绦虫隶属于多节绦虫亚纲的圆叶目和假叶目(表26-3)。成虫多寄生在脊椎动物的消化道内。

表26-3 圆叶目与假叶目绦虫的鉴别要点

鉴别要点	圆叶目绦虫	假叶目绦虫
头 节	球形	梭形
固着器官	头部有4个吸盘,分列四周	头部背、腹面各有吸槽1个
子 宫	向两侧分支,发展至充满整个节片	呈管状,盘曲于节片中呈塔形
子宫孔	无	有,开口于节片中部腹面
生殖孔	位于节片一侧	位于节片中部腹面
虫 卵	圆球形,无卵盖,胚膜厚,内含六钩蚴	椭圆形,卵壳薄,有卵盖,内含1个卵细胞和多个卵黄细胞
主要虫种	链状带绦虫、细粒棘球绦虫等	曼氏迭宫绦虫等

成虫乳白色,呈扁长带状,分节,无口和消化道,绝大多数雌雄同体。头节有吸盘或吸槽。圆叶目和假叶目成虫的生殖器官有所不同:圆叶目绦虫卵黄腺聚集成块,无子宫孔,生殖孔位于节片一侧;假叶目绦虫卵黄腺呈滤泡状,分散分布,有子宫孔,生殖孔位于节片中部(图26-11)。

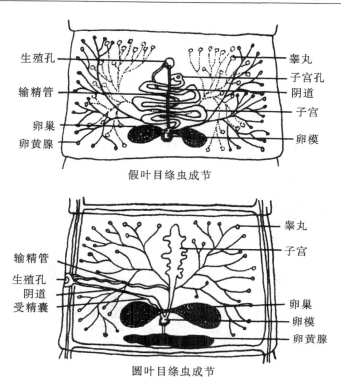

图 26-11 绦虫成熟节片中的生殖系统

圆叶目绦虫虫卵无卵盖,假叶目绦虫虫卵有卵盖。

绦虫的生活史复杂,均需中间宿主,圆叶目绦虫只需一个中间宿主,假叶目绦虫需要两个中间宿主。成虫寄生于脊椎动物的消化道,在终宿主体内的存活时间随虫种不同而不同。绦虫的幼虫期统称为中绦期,名称和形态因虫种不同而异,是绦虫的感染阶段。

一、链状带绦虫

链状带绦虫(*Taenia solium* Linnaeus,1758)又称猪带绦虫或猪肉绦虫,古代医籍中将其称为寸白虫或白虫。幼虫寄生于人或猪的肌肉等组织内,引起猪囊尾蚴病;成虫寄生在人体小肠内,引起猪带绦虫病。

(一)形态

1. 成虫

虫体呈扁平带状,乳白色,分节,包括头节、颈部和链体,长为 2~4m。头节呈近球形,直径为 0.6~1mm,有 4 个吸盘,顶端有顶突,其上有 20~50 个排列成内外两圈的小钩。颈部纤细,与头节无明显界线。链体由 700~1000 个节片构成,依次为幼节、成节和孕节。近颈部的幼节短而宽,内部生殖器官未发育成熟;成节呈近方形,具有发育成熟的雌、雄生殖器官各一套,睾丸呈滤泡状,卵巢位于节片后 1/3 的中央;孕节窄长,仅有充满虫卵的子宫,其他器官退化,子宫由主干向两侧分支,每侧 7~13 支,每一孕节含 3 万~5 万个虫卵(图 26-12)。

2. 虫卵

卵壳薄而透明,易脱落,卵壳内为胚膜,镜检所见多为具有胚膜的虫卵。此虫卵呈圆形或卵圆形,胚膜较厚,直径为 $31\sim43\mu m$,棕黄色,其上有放射状条纹,内含一个球形六钩蚴(图26-12,彩图19)。

3. 幼虫

幼虫亦称囊虫或囊尾蚴。大小为 $(8\sim10)mm\times5mm$,为乳白色半透明、卵圆形的囊状物,囊壁内充满透明液体,头节凹入囊内呈白点状,构造与成虫头节相似(图26-12)。

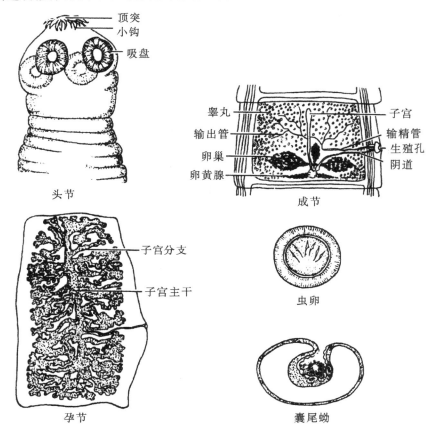

图 26-12 链状带绦虫头节、成节、孕节、虫卵、囊尾蚴

(二)生活史

人是绦虫唯一的终宿主。成虫寄生于人体小肠上段,头节固定于肠壁,通过体表吸收肠腔内营养物质,末端的孕节常从链体上脱落至肠腔,随粪便排出体外(图26-13)。

1. 在猪体内发育

孕节或虫卵被中间宿主猪吞食,在小肠消化液的作用下,经 $1\sim3$ 天孵出六钩蚴并钻入肠壁血管或淋巴管,随血液到达宿主全身,尤以运动较多的肌肉,如心、颈、舌、肩、股等处为多。经 $60\sim70$ 天发育为囊尾蚴。囊尾蚴是链状带绦虫的感染阶段。含囊尾蚴的猪肉又称"米猪肉""米糁肉"等。

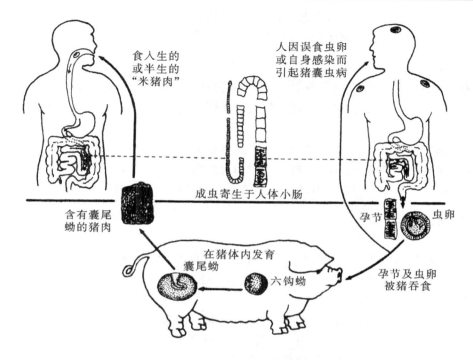

食入生的
或半生的
"米猪肉"

人因误食虫卵
或自身感染而
引起猪囊虫病

成虫寄生于人体小肠

含有囊尾
蚴的猪肉

孕节　　虫卵

在猪体内发育
囊尾蚴

六钩蚴

孕节及虫卵
被猪吞食

图 26-13　链状带绦虫生活史

2. 在人体内发育

人因食入生或半生的含有活囊尾蚴的猪肉而感染。囊尾蚴在宿主小肠受到胆汁的刺激，头节翻出附着于小肠黏膜，2～3 个月发育为成虫。成虫寿命长达 25 年以上。

人也可作为中间宿主，食入绦虫卵，引起囊尾蚴病。虫卵进入人体后，在肠内孵出六钩蚴，穿过肠壁随血液到达全身，约经 10 周，发育成为囊尾蚴，但其无法继续发育为成虫。囊尾蚴一般寄生在人体的皮下组织、肌肉、脑、肝等处。囊尾蚴在人体中的寿命一般为 3～5 年，少数可达15～17 年。

人体感染的方式有三种：①异体感染。他人粪便中的虫卵污染食物、水等，被人误食而感染。②自体外感染。患者误食自己排出的虫卵而感染。③自体内感染。患者因恶心、呕吐时，消化道内成虫脱落的孕节或虫卵随肠道的逆蠕动反流至胃、十二指肠处，卵内六钩蚴孵出而造成感染。

（三）致病

1. 成虫致病

成虫寄生于人体的小肠，引起猪带绦虫病，粪便中发现节片是常见的求医原因。一般无明显症状，部分患者表现为腹部不适、腹痛、腹泻、恶心、体重减轻等。虫体代谢产物被吸收还可表现出头晕、头痛、失眠等神经系统症状。

2. 囊尾蚴致病

囊尾蚴的致病性较成虫强，对人体的危害远较成虫大。囊尾蚴可寄生在人体的多种器官、组织，引起囊尾蚴病，又称囊虫病。常见的有皮下组织囊尾蚴病，可形成皮下结节，出现肌肉酸痛、发胀、肌肉痉挛等;脑囊虫病,引起癫痫、颅内压增高、头痛、恶心等,以癫痫发作最为多见;眼囊虫病,引起视力下降、玻璃体混浊,甚至导致失明等。

(四)实验诊断

(1)猪带绦虫病的诊断　询问患者有无食"米猪肉"及排节片病史。检查孕节子宫分支数确定虫种;检查虫卵可用粪便涂片法、浮聚法,但不能确诊(猪带绦虫、牛带绦虫卵在形态上难以区别)。

(2)囊尾蚴病的诊断　诊断方法应根据寄生部位选择。皮肤和肌肉的囊尾蚴病,可采用手术摘除皮下或浅表部位结节活检;眼部囊尾蚴病可用检眼镜检查;脑和深部组织的囊尾蚴病可采用影像学检查。免疫学检查具有辅助诊断价值,常用的方法有 IHA、ELISA 等。

(五)流行特点

1.分布

猪带绦虫在我国分布广泛,华北、东北、西北一带的 27 个省(区、市)均有散发病例,西南地区的云南和广西是地方性流行区。一般农村患者多于城市。

2.流行因素

猪的饲养与管理不善,如散养、厕所简陋,造成猪的感染。人生食或半生食猪肉的饮食习惯,对本病的传播起着决定性的作用。另外,也可通过食用未经蒸煮的带囊尾蚴的熏肉或腌肉,或用切过生肉的刀、砧板再切熟食而致人感染。

(六)防治原则

猪带绦虫病的综合防治措施有:①积极治疗患者,既可减少传染源,又对预防猪囊尾蚴病有重要意义。治疗成虫感染多采用槟榔和南瓜子合剂,疗效好,副反应少,也可用吡喹酮、甲苯达唑等;治疗囊尾蚴病可选择手术摘除囊尾蚴,特别是眼囊尾蚴病,也可用吡喹酮、阿苯达唑等药物治疗。②管理好厕所、猪圈,生猪实行圈养,控制人畜互相感染。③加强健康教育、改变不良的食肉习惯是预防本病的关键,加强肉类检查,不出售"米猪肉"。

二、细粒棘球绦虫

细粒棘球绦虫[*Echinococcus granulosus*(Batsch,1786)Rudolphi,1805]又称包生绦虫,其幼虫棘球蚴也称包虫,寄生于人体和多种食草类家畜的内脏,引起棘球蚴病或包虫病。

(一)形态

1.成虫

虫体细小,体长 2～7mm,是绦虫中最小的虫种之一。除头节和颈部外,整个链体只有幼节、成节和孕节各一节。头节呈梨形,有 4 个吸盘和明显的顶突,有 28～48 个大小相同的两圈小钩。幼节的长略大于宽;成节内有发育成熟的雌、雄生殖器,生殖孔位于节片侧缘的中部偏后;孕节较长,其内的子宫具不规则的分支和侧囊,内含 200～800 个虫卵。

2.虫卵

包生绦虫虫卵的形态与猪带、牛带绦虫卵相似,镜下难以区别。

3.幼虫

幼虫即棘球蚴,为圆形或近圆形的囊状物体,随寄生时间长短、寄生部位和宿主不同,其直径从数毫米到几百毫米。棘球蚴由囊壁和囊内含物组成。囊壁分为两层,外层为角皮层,厚约1mm,乳白色,为无细胞的板层状结构,松脆易破;内层为胚层,又称生发层,厚约 $25\mu m$,内含细胞核。囊内充满囊液,是供棘球蚴生长发育的营养物质。

胚层向囊内生长出许多原头蚴和生发囊。原头蚴与成虫头节相似,区别在于其体积小和缺少顶突腺。生发囊又称育囊,是具有一层生发层的小囊,可分泌出角皮层,形成子囊,子囊的结构与母囊相似。子囊又可长出原头蚴、生发囊以及与子囊结构相似的孙囊。有的母囊无原头蚴、生发囊等,称为不育囊。原头蚴、生发囊、子囊均可从囊壁脱落而悬浮于囊液中,统称为棘球蚴砂(图 26 - 14)。

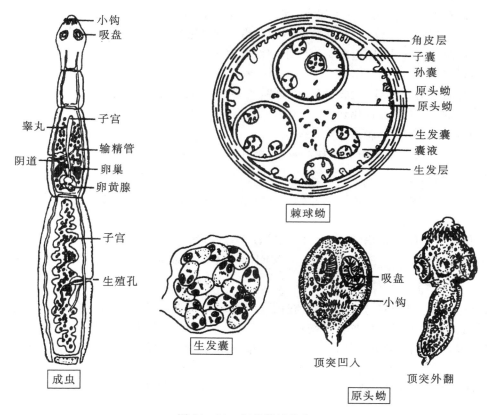

图 26 - 14　细粒棘球绦虫

(二)生活史

成虫寄生于犬科动物的小肠,附着于肠壁,以肠内营养物质为食。脱落的孕节和虫卵随粪便排出,人因误食虫卵而感染。

1. 在中间宿主体内发育

孕节或虫卵被人或食草类动物(如羊、猪等)食入,在十二指肠中孵出六钩蚴,钻入宿主肠壁的血管或淋巴管中,随血液流至全身,经 3～5 个月发育成棘球蚴。

2. 在终宿主体内发育

含有棘球蚴的羊、猪等食草类动物的脏器被犬等肉食动物吞食后,囊内的原头蚴散出,在小肠约经 8 周发育为成虫,每一个原头蚴都可发育为一条成虫,可有数百至数千条,多则数万条。成虫寿命为 5~6 个月。

(三)致病

棘球蚴病又称包虫病。其危害程度与寄生的数量、部位、时间、有无并发症等密切相关,主要引起肝、肺、脑、骨等处的棘球蚴病。原发棘球蚴感染多为单个,继发感染常为多个,可累及多个器官。棘球蚴生长缓慢,有些患者无明显临床症状,有些伴有并发症的患者临床表现复杂。

1.局部压迫和刺激症状

棘球蚴在人体逐渐长大压迫器官,破坏周围组织,引起相应部位的轻微疼痛和坠胀感,如寄生在肝脏,可致肝大、疼痛等,在肺部可使患者出现呼吸急促、胸痛等呼吸道刺激症状。若包块压迫门静脉可致腹水,压迫胆管可致阻塞性黄疸等。

2.过敏症状

过敏症状常有荨麻疹、血管神经性水肿,若穿刺、外伤或手术不慎等使棘球蚴液溢出,可致过敏性休克,甚至导致患者死亡。

3.中毒和胃肠功能紊乱

中毒和胃肠功能紊乱表现为食欲减退、消瘦、体重减轻、发育障碍、恶病质等。

(四)实验诊断

(1)病原学诊断　手术摘除棘球蚴或从尿液、痰液、胸水或腹水中镜检发现棘球蚴碎片或原头蚴,即可确诊。严禁穿刺。

(2)免疫学诊断　常用方法有皮内试验、IHA、ELISA 等。

(3)影像学检查　X 线、B 超、CT 及 MRI 等对本病的诊断和定位有帮助。

(五)流行特点

棘球蚴病是人兽共患寄生虫病。我国流行地区主要为新疆、青海、甘肃、宁夏、西藏、内蒙古和四川,本病的流行与畜牧业有密切关系。牧民多养犬看护畜群,虫卵随犬、狼等终宿主粪便污染外界环境,羊、猪等中间宿主食入被污染的水源、牧草而感染。病死的家畜被抛弃野外,被犬、狼吞食,或用病死家畜喂犬等,造成该病在多种家畜与犬之间传播。人与犬密切接触,加之不良的卫生饮食习惯,造成误食虫卵而患病;也可因接触来自流行区的动物皮毛等而受感染。

(六)防治原则

1)加强健康教育、卫生宣传,普及棘球蚴病知识,养成良好的生活习惯,防止食入虫卵。

2)定期为犬驱虫,捕杀病犬,以减少传染源。

3)严格处理病畜内脏,根除用病畜喂犬和乱抛的陋习,对病畜可采取焚烧或深埋的方法进行处理。

4)治疗患者。目前首选外科手术,注意务必将虫囊取尽并应避免囊液外溢造成过敏性休克或继发性腹腔感染。药物治疗可选用阿苯达唑和甲苯达唑等。

三、其他致病绦虫

其他致病绦虫见表 26-4。

表 26-4 其他致病绦虫

绦虫种类	生物学特性	致病性	病原学诊断	防治原则
肥胖带绦虫	成虫寄生于小肠,牛为中间宿主	绦虫病	粪便查孕节,肛门透明胶纸法易检出虫卵	注意个人卫生
微小膜壳绦虫	生活史既可以不经过中间宿主,也可以经过中间宿主而完成	虫体附着部位的肠黏膜发生坏死,有的可形成深达肌层的溃疡,并有淋巴细胞和中性粒细胞浸润	粪便中查虫卵或孕节	驱虫治疗可用吡喹酮
曼氏迭宫绦虫	成虫主要寄生在猫科动物,偶见寄生于人体。但中绦期裂头蚴可在人体寄生	裂头蚴寄生在人体引起曼氏裂头蚴病,危害远较成虫大	粪便中检获虫卵可确诊。曼氏裂头蚴病则主要靠从局部检出虫体而做出诊断	不食生或半生的肉类,不饮生水。成虫可用吡喹酮等药驱除。裂头蚴靠手术摘除
阔节裂头绦虫	成虫主要寄生于犬科食肉动物,也可寄生于人,裂头蚴寄生于各种鱼类	多数感染者并无明显症状,仅有乏力、四肢麻木、腹泻或便秘以及饥饿感、嗜食盐等较轻微的症状	粪便中检获虫卵	驱虫可用吡喹酮
多房棘球绦虫	形态和生活史均与细粒棘球绦虫相似	可引起肝功能衰竭而导致昏迷,或并发消化道大出血而致死亡	同细粒棘球蚴病	主要靠手术。药物治疗可用丙硫苯咪唑等

 目标检测

1. 举例说明蛔虫对人体的危害。
2. 试述钩虫与蛔虫生活史的不同点。
3. 简述旋毛形线虫对人体的致病经过。
4. 华支睾吸虫和日本血吸虫都可引起肝脏损害,请说明其机制。
5. 血吸虫病按其临床表现可分为哪几期? 其临床表现如何?
6. 治疗猪带绦虫病为什么要"先驱绦,后灭囊"?
7. 阐述链状带绦虫流行的主要因素和防治原则。
8. 病例分析。

病例一

男,30岁,农民。因排黑便而入院。入院前 1 个月赤脚下红薯地劳动,其后趾间、足背奇痒,有红疹,次日出现水泡、脓包,下肢红肿,伴咳嗽、发热,数天后红肿消退。12 天后因剧咳曾到医院就诊服用止咳药而愈。近 8 天来腹痛、反复黑便、头晕、乏力,但无呕血,疑为上消化道出血而入院。查体及化验:贫血,腹软,脐间轻度压痛,无肌紧张,肝、脾未触及,双肺(一),心率 91 次/分,律齐,其他未见异常。血常规均正常。粪检:大便黑褐色,隐血＋＋＋,红细胞＋,涂片发现有某寄生虫卵。经驱虫治疗,患者逐渐康复出院。

分　析

(1)本病例系何种寄生虫感染? 如何解释本病例的症状和体征?

(2)本病应与何种疾病相鉴别? 如何加强对本病的预防?

病例二

患者,男,22岁,学生。因近一年来右上腹不适,消化不良,疲乏而入院。自称以前曾发现几次轻度黄疸症状,并有上腹不适。尿的颜色变深,感到疲乏、头晕等。最近发作次数较多,无饮酒史。查体:心、肺正常,虹膜轻度黄染,肝大,在肋下 2cm,轻度触痛,脾未触及。无腹水及四肢水肿。胸部 X 线检查正常。嗜酸性粒细胞增高,乙肝表面抗原阴性,肝功能检查正常,粪便检查有华支睾吸虫卵。追问病史得知,患者家乡有吃鱼生粥的习惯。最后诊断为华支睾吸虫病。

分　析

(1)在诊断华支睾吸虫病时如何进行甲型肝炎、乙型肝炎、酒精肝的鉴别诊断?

(2)本患者被诊断为华支睾吸虫病的重要依据是什么? 治疗本患者首选的药物是什么?

病例三

林某,女,26岁。因在粪便中发现有白色节片而来就诊。患者身体健康,两年前顺产一个健康男孩,她否认有任何胃肠道或中枢神经系统的症状。在饮食上喜爱食猪肉和牛肉。自从发现粪便中有白色节片排出后,常感到厌食、恶心和腹部痉挛,偶而有饥痛感。检查:血红蛋白、白细胞计数及尿常规均正常。粪便检查发现有带绦虫卵。患者带来的一孕节经注射墨汁检查,子宫分支是 10～12 支。

分　析

(1)你认为该患者可能患哪种带绦虫病? 为什么?

(2)该患者是否需要住院治疗? 应注意防止哪些并发症?

(段斯亮　邓　琦　陈倩倩　梁　亮)

第二十七章　医学原虫

X 学习目标

【掌握】溶组织内阿米巴和疟原虫的形态、致病作用及实验诊断方法。

【熟悉】杜氏利什曼原虫、阴道毛滴虫、蓝氏贾第鞭毛虫的形态和主要致病作用。

【了解】溶组织内阿米巴、杜氏利什曼原虫、阴道毛滴虫、蓝氏贾第鞭毛虫、疟原虫、弓形虫的流行特点及防治原则;隐孢子虫与人类的关系;结肠小袋纤毛虫的致病作用。

第一节　概　述

原虫为单细胞真核动物,体积微小,具有完整的生理功能,能独立完成生命活动。在自然界中分布广泛,迄今已发现约 65000 种,医学原虫约 40 种。重要的致病原虫有疟原虫、阿米巴原虫、弓形虫等。近年来,由条件致病性原虫引起的免疫缺陷患者的严重感染,越来越受到人们的重视。由于缺乏有效的疫苗、可靠的药物及控制传播媒介较为困难,原虫感染仍然是世界性的公共卫生问题。

一、形态

原虫的基本结构为细胞膜、细胞质及细胞核。

1. 细胞膜

细胞膜又称胞膜,包裹虫体,参与原虫的摄食、排泄、运动以及逃避宿主免疫攻击等。

2. 细胞质

细胞质主要由基质、细胞器和内含物组成。基质多为蛋白质,可分为外质和内质。外质呈凝胶状,均匀透明,有摄食、排泄、运动、呼吸、感觉及保护等功能;内质呈溶胶状,含有细胞器、内含物和细胞核,是细胞代谢和营养储存的主要场所。运动细胞器,如伪足、鞭毛、纤毛等与原虫的运动有关。原虫的营养细胞器包括胞口、胞咽和胞肛等,具有摄食、消化、排泄及吸附等功能。内质网、高尔基复合体、线粒体等细胞器参与各种能量和物质的代谢。原虫细胞质中还有食物泡、拟染色体等多种内含物。

3. 细胞核

细胞核位于细胞质内,是维持原虫生命和繁殖的重要结构,由核膜、核质、核仁及染色质组成。核膜为两层单位膜,有微孔与核内、外相通,是物质交换的通道。原虫的细胞核分泡状核和实质核,寄生于人体的原虫多数为泡状核。泡状核具有一个核仁,居中或略偏,呈圆形,少量颗粒状染色质分布于核质或核膜内缘,染色较浅,如阿米巴原虫;实质核具有一个以上的核仁,形状不一,体积较大,大量染色质分散于核质中,染色较深,如纤毛虫。细胞核的形态特征是鉴定虫种的重要依据之一。

二、生理功能

原虫具有完整的生理功能,能独立完成生命活动。

1. 运动

原虫主要借助运动细胞器来完成运动,包括伪足运动、鞭毛运动及纤毛运动等;无运动细胞器的原虫可通过滑动、扭动和弯曲等方式运动。具有运动、摄食和分裂增殖能力的原虫,称为滋养体。滋养体在不适宜的条件下分泌囊壁包围虫体,形成不运动的包囊或卵囊。成熟包囊抵抗力强,是许多原虫的感染阶段。

2. 营养与代谢

原虫可经体表直接渗透或胞饮摄取液态食物,也可通过吞噬或吞饮方式摄取固态食物,具有胞口的原虫则通过胞口摄食。原虫的代谢方式因虫种不同而异,多数为兼性厌氧代谢。

3. 生殖

原虫的生殖分为无性生殖和有性生殖两种方式。无性生殖与有性生殖方式交替出现,称为世代交替。

(1)无性生殖 无性生殖包括二分裂、多分裂和出芽生殖。二分裂最常见,核先分裂,细胞质接着分裂形成两个子体,如阿米巴原虫滋养体;多分裂是核先多次分裂,胞质再分裂,并包绕每个已分裂核形成许多子体,如疟原虫在红细胞内的裂体增殖;出芽生殖是母体先经不均等的分裂产生芽体,再发育为新个体,如弓形虫滋养体的出芽增殖。

(2)有性生殖 有性生殖包括结合生殖和配子生殖。结合生殖是两个相同的原虫在胞口处暂时结合,分裂前,大核 DNA 混合并复制,之后 DNA 近似均等地随机分配到两个子核中,然后独立进行二分裂生殖,如结肠小袋纤毛虫;配子生殖是原虫的营养细胞分化产生雌、雄配子,二者结合形成合子,再发育成子孢子,如疟原虫在按蚊体内的发育和生殖。

三、生活史

医学原虫的生活史可分为三种类型。

(1)简单传播型 简单传播型又称人际传播型。生活史简单,只需一种宿主,通过接触或传播媒介的机械性携带而传播。通常又可分为两类:①生活史中只有滋养体,以二分裂的方式增殖,通过直接或间接接触滋养体而传播,如阴道毛滴虫等;②生活史中有滋养体和包囊,滋养体以二分裂的方式增殖,包囊进入宿主体内,脱囊成为滋养体,如肠道阿米巴原虫。

(2)循环传播型 循环传播型又称人与动物间传播型。生活史复杂,完成生活史需一种以上的脊椎动物宿主,分别进行有性或无性生殖,如弓形虫。

(3)虫媒传播型 此类原虫需在吸血昆虫体内进行有性或无性繁殖,再通过叮咬而传播给人,如疟原虫。

四、致病

原虫对人体的致病作用与虫种、株系、寄生部位、感染的数量及宿主的免疫状态密切相关。

原虫主要通过对机体的直接损伤、毒性物质损害和免疫病理损伤而致病；原虫在宿主体内增殖，破坏被寄生的组织或细胞；通过释放分泌物、代谢产物等对宿主造成毒性作用或引起超敏反应；当虫体增殖到相当数量时，导致多个组织、器官受累。

宿主免疫力的强弱对某些原虫致病与否具有十分重要的意义。有些原虫感染免疫功能正常的宿主后并不引起临床症状，处于隐性感染状态。当宿主免疫功能低下时，存在于宿主体内处于隐性感染状态的原虫则可大量增殖，引起严重甚至致命的寄生虫病，这些原虫称为机会致病性原虫。常见的机会致病性原虫有弓形虫、隐孢子虫等。

五、分类

新的生物分类系统将医学原虫归入原生生物界、原生动物亚界的四个纲。

叶足纲：以伪足为运动细胞器，如溶组织内阿米巴。

动鞭纲：以鞭毛为运动细胞器，如阴道毛滴虫、蓝氏贾第鞭毛虫。

孢子纲：无显著运动细胞器，如疟原虫、弓形虫。

动基裂纲：以纤毛为运动细胞器，如结肠小袋纤毛虫。

第二节 叶足虫

叶足虫属于肉足鞭毛门（Phylum Sarcomastigophora）的叶足纲（Class Lobosea），亦称为阿米巴原虫，形态特征为以叶状伪足为运动细胞器。生活史一般分为滋养体和包囊两个时期。寄生人体的主要致病虫种为溶组织内阿米巴，有少数营自生生活的阿米巴可偶然侵入人体，引起严重的疾病。

一、溶组织内阿米巴

溶组织内阿米巴（*Entamoeba histolytica* Schaudinn,1903）又称痢疾阿米巴，主要寄生于结肠，造成肠壁组织溃疡，引起阿米巴痢疾；也可转移至肝、肺、脑等处引起肠外阿米巴病。

（一）形态

溶组织内阿米巴可分为滋养体和包囊两个时期（图 27-1）。

1. 滋养体

滋养体是溶组织内阿米巴运动、摄食和增殖的阶段，分为大滋养体和小滋养体。

大滋养体是侵入组织中的滋养体，虫体较大，大小为 $20\sim60\mu m$，内、外质分界清楚，外质透明，运动活泼。外质向外伸出形成舌状或指状伪足，内质随之流入，使虫体定向移动，称为阿米巴运动。内质含有细胞核、食物泡及被吞噬的红细胞。染色后细胞核结构清楚，呈泡状，核膜内缘有一层排列整齐、大小均匀的染色质粒，核仁位于正中。

小滋养体虫体较小，为 $12\sim30\mu m$，内、外质分界不清，不吞噬红细胞，运动不活泼。核的结构与大滋养体相同。

2. 包囊

包囊呈圆球形，直径为 $10\sim20\mu m$。经碘液染色后，包囊光滑、透明、呈黄色，囊壁较薄，内含 1～4 个核，可见棕色的糖原泡和棒状的拟染色体。4 核包囊为成熟包囊，糖原泡和拟染色

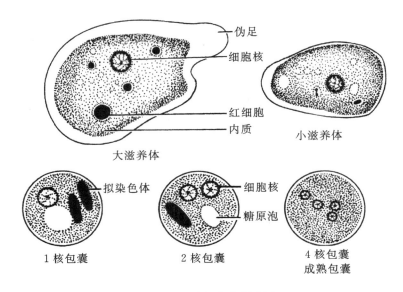

图 27-1　溶组织内阿米巴

体多已消失,具有感染性。经铁苏木素染色后包囊呈蓝黑色,拟染色体呈蓝黑色棒状,两端钝圆,糖原泡被溶解成空泡状,核为泡状核,结构与滋养体相同。

(二)生活史

4 核包囊为感染阶段,人食入被污染的食物或水而感染。包囊能抵抗胃酸的作用,通过胃到达小肠,在回肠末端或结肠的消化液和酶的作用下,囊壁变薄,虫体脱囊逸出,4 核虫体随即分裂,发展成 8 个小滋养体,不断进行二分裂繁殖;滋养体在肠腔中下移,当小滋养体移行至横结肠时,随着肠内水分减少、成形粪便增加等,虫体排出内容物,然后外质分泌囊壁,形成包囊。最初形成的包囊仅含 1 个核,经分裂最终形成 4 核包囊。4 核包囊随粪便排出,形成包囊-小滋养体-包囊的溶组织内阿米巴生活史基本形式。包囊可在外界潮湿环境中生存并保持感染性数日至一个月,在干燥环境中很快死亡。

当宿主抵抗力下降、肠壁组织受损或发生肠功能紊乱时,小滋养体可借助伪足运动、分泌的酶和毒素的作用侵入肠黏膜,虫体吞噬红细胞后增大变为大滋养体,并不断进行增殖。大量的滋养体破坏、溶解肠壁组织导致局部坏死形成溃疡;肠壁内的滋养体可随坏死组织脱落进入肠腔,随粪便排出体外并很快死亡;大滋养体有时也可进入肠黏膜下血管,随血流至肝、肺和脑等组织形成脓肿,引起相应脏器的病变。肠外组织内的大滋养体不能变成包囊,在离开组织后,迅速死亡(图 27-2)。

(三)致病

1. 致病机制

溶组织内阿米巴的致病机制较复杂,受多种因素影响。

(1)虫株的致病力　溶组织内阿米巴通过伪足的机械运动、各种溶组织酶对组织的溶解作用及产生的毒素对细胞造成杀伤作用,引起局部组织溶解、坏死。

(2)共生细菌的协同作用　肠道内的某些共生细菌不但为阿米巴提供营养,还可造成局部

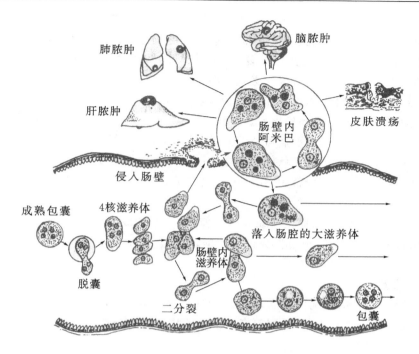

图 27-2　溶组织内阿米巴生活史

环境的改变,有利于阿米巴的增殖,增强虫株的致病力。

（3）宿主的免疫力　免疫功能正常的人感染溶组织内阿米巴后多为无症状带虫者;当宿主全身或局部免疫力下降时,如营养不良、肠黏膜损伤等,有利于溶组织内阿米巴侵入肠壁组织引起疾病。

2.临床表现

（1）肠阿米巴病　病变主要见于结肠,以盲肠和升结肠多见,其次为直肠、乙状结肠及阑尾。溶组织内阿米巴侵入肠黏膜下层,繁殖扩散,形成口小底大的烧瓶状溃疡。坏死的肠黏膜、血液和滋养体落入肠腔,引起阿米巴痢疾,患者表现为腹痛、腹泻、排便次数增多,排出典型的果酱样黏液脓血便,味极腥臭。在少数患者,滋养体可侵入肌层和浆膜层,引起肠出血、肠穿孔和急性腹膜炎等严重并发症,也可侵入阑尾引起阿米巴阑尾炎。肠阿米巴病应与细菌性痢疾鉴别。

（2）肠外阿米巴病　阿米巴肝脓肿最常见,多发于肝右叶上部。其次是肺部。阿米巴肝脓肿的患者表现为发热、肝大、肝区疼痛等,肝脓肿穿刺可见酱红色脓液,内含坏死组织及大量滋养体,有助于临床诊断。阿米巴肝脓肿可穿破横膈蔓延至肺,引起肺脓肿,患者表现为胸痛、发热、咳嗽等;脓肿如与支气管相通时,患者可咳酱红色痰液。滋养体也可侵入脑、纵隔、心包等处,引起相应部位的阿米巴脓肿,但较少见。阿米巴肝脓肿应与细菌性肝脓肿、肝癌等鉴别。

(四)实验诊断

1.病原学检查

查到滋养体和包囊即可确诊。

（1）生理盐水涂片法　生理盐水涂片法是肠阿米巴病患者粪检的常用方法。取患者粪便标本用生理盐水涂片法镜检，观察到活动的内有红细胞的滋养体即可确诊；同时可见成团的红细胞及少量白细胞，有时还可见棱形的夏科-莱登结晶，基于这些特点可与细菌性痢疾鉴别。由于滋养体在外界易死亡，故取材容器必须洁净、无污染，取材后立即保温送检。

（2）碘液涂片法　慢性腹泻患者和带虫者以检查包囊为主，应多次检查以提高检出率。也可用甲醛乙醚法沉淀包囊以提高检出率。

（3）活组织检查　肠外阿米巴病可取穿刺液、痰液、病灶刮拭物等涂片检查。对慢性患者或粪检阴性的患者，必要时可用乙状结肠镜或直肠镜直接取活组织或刮拭物涂片镜检。

（4）体外培养法　体外培养常用 Robinson 培养基，比涂片法敏感，对亚急性或慢性病例检出率较高。

（5）核酸诊断　提取脓液、穿刺液或粪便培养物、活检的肠组织、皮肤溃疡分泌物、脓血便中的虫体 DNA，进行 PCR，结果可作为诊断依据，也能进行虫种鉴别，是一种非常有效、敏感、特异的方法。

2. 血清学诊断

血清学诊断可用间接血凝试验（IHA）、间接荧光抗体试验（IFA）、酶联免疫吸附试验（ELISA）和琼脂扩散法（AGD）等检测患者血清中的抗体，具有较高的特异性和敏感性。

3. 腔镜和影像学诊断

对经显微镜、血清学和 PCR 检测均未获得阳性结果的肠阿米巴病高度怀疑病例，可进行结肠镜检查。对于肠外阿米巴病，肝脓肿可做超声波检查、计算机断层扫描（CT）和（或）核磁共振（MRI）检查，肺部病变可行 X 线检查，并结合血清学和 PCR 分析等做出诊断。

（五）流行特点

阿米巴病呈世界性流行，热带及亚热带地区发病率较高。带虫者及慢性阿米巴痢疾患者为主要传染源。由于人们生活水平不断提高和抗生素的应用等，急性阿米巴痢疾及阿米巴脓肿已较少见。包囊对外界环境抵抗力强，但在干燥或高温环境中很快死亡。若水源被污染可引起暴发流行，苍蝇、蟑螂等昆虫也可传播阿米巴原虫。

（六）防治原则

（1）治疗患者和带虫者　治疗的首选药物为甲硝唑，急性或慢性侵入性肠阿米巴病患者均适用；还要注意保护肠黏膜。带虫者的治疗首选巴龙霉素和喹碘方等，中药大蒜素和白头翁等也有一定疗效。对肝脓肿患者，可采用药物配合穿刺引流的治疗方法。

（2）加强粪便和饮用水源的管理　对患者和带虫者的粪便进行无害化处理。保护饮用水源，防止污染。对饮食行业相关人员定期进行体检，带虫者应治愈后才能恢复工作。

（3）加强健康教育　讲究饮食卫生、个人卫生。不喝生水，不吃不洁瓜果、蔬菜，饭前便后洗手，消灭苍蝇及蟑螂，切断传播途径。

二、其他阿米巴原虫

其他阿米巴原虫见表 27-1。

表 27-1 其他阿米巴原虫

区别点	齿龈内阿米巴	卡氏棘阿米巴	福氏耐格里阿米巴
滋养体	运动活泼,泡状核,可吞噬细菌和白细胞	运动迟缓,有多个伪足,泡状核,无鞭毛型	运动活泼,有宽大伪足,泡状核
包囊	无包囊	圆形,有两层囊壁	球形,单核
寄生部位	牙龈组织	自生生活	自生生活
感染途径	直接接触或飞沫	破损的皮肤黏膜或角膜	鼻腔黏膜
致病性	牙周疾病	阿米巴性脑炎,阿米巴性角膜炎	阿米巴性脑膜脑炎
实验诊断	齿龈刮拭物查滋养体	脑脊液穿刺查滋养体	脑脊液穿刺查滋养体
防治原则	注意口腔卫生	使用长期未用的自来水时先放去积水,避免在不洁水体中游泳等	同卡氏棘阿米巴

第三节　鞭毛虫

鞭毛虫以鞭毛作为运动细胞器,属于肉足鞭毛门(Phylum Sarcomastigophora)的动鞭纲(Class Zoomastigophorea)。二分裂繁殖,有一根或多根鞭毛。与人类有关的鞭毛虫主要寄生于人体组织内。对人体危害较大的鞭毛虫有阴道毛滴虫、杜氏利什曼原虫等。

一、阴道毛滴虫

阴道毛滴虫(*Trichomonas vaginalis* Donne,1837)主要寄生于女性的阴道和尿道,引起滴虫阴道炎和尿道炎。男性也可被感染,是一种以性传播为主的传染病。

(一)形态

阴道毛滴虫仅有滋养体,无包囊。活体无色透明,运动活泼,借鞭毛的摆动及波动膜的波动做螺旋式运动。体长 $7\sim32\mu m$,经染色后呈梨形,虫体前 1/3 处可见一个椭圆形的泡状核,核上缘有 5 颗排列成环状的基体,由此发出 4 根前鞭毛和 1 根后鞭毛。虫体外侧前 1/2 处向外隆起形成波动膜,后鞭毛与波动膜外缘相连。有 1 根纤细透明的轴柱纵贯虫体,后端伸出体外。细胞质内有分布均匀的染色颗粒(图 27-3,彩图 20)。

(二)生活史

阴道毛滴虫的生活史简单,仅有滋养体期,二分裂繁殖。滋养体为感染阶段,主要寄生于女性阴道,以后穹隆多见,对外界环境抵抗力强,通过直接或间接接触方式传播。

(三)致病

阴道毛滴虫的致病力与虫株的毒力、局部的菌群及宿主的生理状况等有关。健康女性的阴道内因乳酸杆菌的作用使 pH 值维持在 $3.8\sim4.4$,可抑制杂菌的生长,称阴道自净作用。滴虫寄生在阴道后,阴道上皮细胞的糖原被虫体消耗,阻碍乳酸杆菌的酵解作用,使阴道 pH 转变为中性或碱性,有利于滴虫及其他细菌的生长繁殖,从而引起阴道炎。月经后期和妊娠期,阴道 pH 接近中性,滴虫的感染率和发病率较高。

感染滴虫未出现症状者称带虫者。多数感染者临床症状轻重不一。滴虫阴道炎常见的症状有外阴瘙痒,白带增多呈黄色泡沫状,有特殊气味;伴有阴道黏膜出血时,白带为粉红色黏液状;伴有细菌感染时,白带呈脓液状。阴道检查可见阴道黏膜和子宫颈红肿,月经期和妊娠期症状较重。发生滴虫尿道炎时则有尿频、尿急、尿痛等症状。男性感染时还可引起前列腺炎。经阴道分娩时,产妇可将滴虫传染给婴儿,引起婴儿呼吸道和眼结膜的感染。

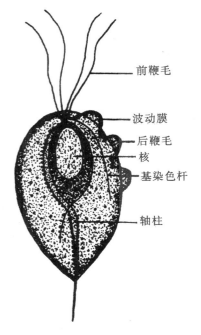

前鞭毛

波动膜

后鞭毛

核

基染色杆

轴柱

(四)实验诊断

(1)生理盐水涂片法　在阴道后穹隆或阴道壁处取分泌物涂片镜检,检获滋养体即可确诊。寄生于尿道者,可取尿液的离心沉淀物进行检查,也可取前列腺液查虫体。

(2)涂片染色法　标本涂片,用瑞氏或姬姆萨染色后镜检。

(3)培养法　取阴道分泌物接种于肝浸液培养基中,在37℃条件下培养48小时后涂片镜检。

(4)免疫学检查　对阴道毛滴虫感染的诊断,亦可采用酶联免疫吸附试验、直接荧光抗体试验和乳胶凝集试验等方法,特异性较高。

图27-3　阴道毛滴虫

(五)流行特点

阴道毛滴虫呈世界性分布。在我国流行也很广泛,各地感染率因风俗习惯及卫生条件不同而异,女性感染率较高,以16～35岁年龄组的女性感染率最高。男性感染率较低。滴虫阴道炎患者、带虫者和男性感染者为传染源。主要通过性接触直接传播,也可间接传播,如公共浴池、坐式马桶、浴巾等。阴道毛滴虫在外界环境中存活力较强,在潮湿的马桶上可生存30分钟,在普通的肥皂水中可存活45分钟以上,在半干燥环境中可存活14～20小时,在潮湿的毛巾、衣裤上可存活23小时,在40℃的水中可存活102小时,如不注意预防,极易通过间接方式造成感染。

(六)防治原则

(1)积极治疗带虫者和患者,控制传染源　对患者及带虫者应积极治疗,夫妻或性伴侣双方同时治疗才可根治。常用药物有甲硝唑、替硝唑等;局部治疗可用1%乳酸或1:5000高锰酸钾冲洗阴道,也可用灭滴灵栓剂等。

(2)加强卫生宣传教育　注意个人卫生,提倡淋浴,不用公共浴具和浴衣,改善公共卫生设施,提倡使用蹲便便池,慎用公共马桶。

二、蓝氏贾第鞭毛虫

蓝氏贾第鞭毛虫(*Giardia lamblia* Stile,1915)简称贾第虫,主要寄生于人体十二指肠或小肠上段,引起蓝氏贾第鞭毛虫病,简称贾第虫病。由蓝氏贾第鞭毛虫在旅游者中引起的腹泻,又称旅游者腹泻。蓝氏贾第鞭毛虫病已被列为全世界危害人类健康的十种主要寄生虫病之一。

（一）形态

1. 滋养体

滋养体呈半个倒置的梨形，两侧对称，大小为（9～21）μm×（5～15）μm，前端钝圆，后端尖细，背部隆起，腹面扁平，腹面前半部凹陷形成左右两个吸盘。经铁苏木素染色后，虫体呈蓝色，可见一对卵圆形泡状细胞核，核位于虫体前端 1/2 处的吸盘部位，核内无核仁。一对轴柱纵贯全体，在其中部可见两个半月形的中体，其前端有基体复合器，发出四对鞭毛，滋养体借鞭毛可做翻滚运动（图 27-4）。

2. 包囊

包囊呈椭圆形，大小为（8～14）μm×（7～10）μm，囊壁较厚，与虫体间有明显的间隙。经碘液染色后虫体呈黄绿色，未成熟包囊内有 2 个核，成熟的包囊内有 4 个核，还可见到轴柱、中体、鞭毛及丝状物（图 27-4）。

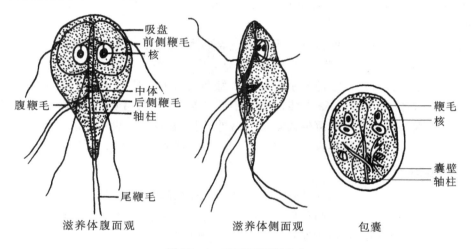

图 27-4　蓝氏贾第鞭毛虫

（二）生活史

蓝氏贾第鞭毛虫的生活史包括滋养体和包囊两个阶段。滋养体是繁殖阶段，4 核包囊是感染阶段。被包囊污染的食物或水被人食入后，包囊在十二指肠脱囊，以吸盘吸附于十二指肠或小肠上段的肠黏膜上摄取营养，以二分裂繁殖。当滋养体落入肠腔到达结肠，因肠内环境的改变，形成包囊并随粪便排出。包囊有较强的抵抗力，在水中或适宜环境中可存活数天至 1 个月。

（三）致病

蓝氏贾第鞭毛虫的致病机制尚不十分清楚，除与大量滋养体吸附于肠黏膜，导致机械性损伤，影响肠黏膜的吸收功能有关外，还与虫株致病力、体内二糖酶缺乏、局部组织的病理学改变及宿主的免疫状态关系密切。动物实验显示，体内二糖酶降低是小肠黏膜病变加重的直接原因，是造成腹泻的重要因素；体内丙种球蛋白缺乏者易感染贾第虫，感染后可出现慢性腹泻和吸收不良等临床症状。

正常人感染贾第虫后多无症状，为带虫者。有临床症状者主要表现为急、慢性腹泻，患者可出现腹痛、腹泻、吸收不良、暴发性水泻等；粪便多无脓血，有恶臭，含大量脂肪颗粒；还可出现恶心、厌食、呕吐、嗳气、贫血和体重减轻等症状。感染严重且治疗不及时的患儿病程长,可导致营养不良、发育障碍等症状。贾第虫还可寄生于胆道系统,引起胆管炎和胆囊炎。

(四)实验诊断

(1)粪便检查 急性期取新鲜粪便标本加生理盐水直接涂片查滋养体;慢性患者或带虫者,可用碘液染色法或醛醚浓集法查包囊。应隔日查一次,连查3次以上,以提高检出率。

(2)十二指肠引流液检查 当粪检多次未检出包囊或滋养体,又不能完全排除本病时,可引流十二指肠液镜检。

(3)免疫学检查 可采用酶联免疫吸附试验、间接荧光抗体试验和对流免疫电泳等方法,具有较高的敏感性和可靠性。

(五)流行特点

贾第虫感染呈全球性分布。在我国呈全国性分布,儿童多于成人,乡村高于城市,且在旅游者中多见。

(1)传染源 贾第虫感染的传染源为排出包囊的人和动物。动物保虫宿主包括猪、羊、牛等家畜,狗、猫等宠物,狼、河狸等野生动物。人和动物均易感。

(2)传播途径 包囊污染水源是引起本病暴发和流行的主要因素。人食入被污染的食物或水源,通过粪-口途径传播。人-人传播多见于人员聚集场所。包囊在苍蝇和蟑螂的消化道内可生活数日,在某些情况下也可传播本病。另外,同性恋者肛交也可导致包囊感染。

(3)易感人群 人群对贾第虫普遍易感,儿童、年老体弱者和免疫力低下者尤其易感。

(六)防治原则

(1)治疗患者及带虫者 治疗药物有甲硝唑、替硝唑、阿苯达唑、巴龙霉素等。

(2)管理好粪便,加强健康教育,保护水源 做好粪便无害化处理,不喝生水,注意饮食卫生和个人卫生,儿童共用玩具应定期消毒,消灭苍蝇和蟑螂。

三、其他致病鞭毛虫

其他致病鞭毛虫见表27-2。

表27-2 其他致病鞭毛虫

区别点	杜氏利什曼原虫	人毛滴虫	口腔毛滴虫
形态	前鞭毛体为梭形,一根鞭毛,核位于中部。无鞭毛体为卵圆形,一个核,动基体位于核旁	滋养体为梨形,前鞭毛3~5根,后鞭毛1根,有波动膜,核位于前端,轴柱纵贯虫体	滋养体为梨形,前鞭毛4根,无游离端后鞭毛1根,有波动膜,核位于前中部,轴柱沿虫体末端伸出
寄生部位	前鞭毛体:白蛉 无鞭毛体:巨噬细胞内	肠道	口腔
感染阶段	前鞭毛体	滋养体	滋养体
感染途径	白蛉叮咬	污染的食物、水或手	接吻、食物、飞沫、餐具等
致病性	强,黑热病	尚无定论	尚无定论
实验诊断	骨髓穿刺查无鞭毛体	生理盐水涂片查滋养体	生理盐水涂片查滋养体
预防原则	治疗患者,杀灭病犬,消灭白蛉	注意饮食、饮水卫生	注意口腔卫生

第四节 孢子虫

孢子虫均为寄生性原虫,生活史较复杂。有性生殖是通过雌、雄配子结合进行的配子生殖;无性生殖有裂体增殖及孢子生殖。对人体危害较严重的孢子虫有疟原虫、弓形虫等。

一、疟原虫

疟原虫(*Plasmodium*)是引起疟疾的病原体。疟疾是人类的一种古老的疾病,也是我国重点防治的五大寄生虫病之一。寄生于人体红细胞和肝细胞内的疟原虫有四种,即间日疟原虫、三日疟原虫、恶性疟原虫和卵形疟原虫,分别引起间日疟、三日疟、恶性疟和卵形疟。我国主要以间日疟原虫和恶性疟原虫为主,三日疟原虫少见,卵形疟原虫较罕见。

(一)形态

寄生于人体的疟原虫的基本结构包括胞膜、胞质、胞核和疟色素。四种疟原虫的基本结构相同,但在人体红细胞内发育时的形态各有不同,被寄生的红细胞形态也会发生变化,这有助于对虫种的鉴别。疟原虫在红细胞内的发育经历三个时期,分别为滋养体、裂殖体及配子体。

1. 滋养体

滋养体为疟原虫在红细胞内摄食、生长、发育的时期。按先后又可分为早期滋养体和晚期滋养体。

(1)早期滋养体 早期滋养体是疟原虫在红细胞内发育的最早时期,有 1 个核,中间有空泡,胞质呈环状,虫体形似指环,故又称环状体。

(2)晚期滋养体 早期滋养体不断发育,核变大,有伪足伸出,胞质增多,空泡明显,开始出现疟色素,疟色素为疟原虫利用血红蛋白后的代谢产物,染色后呈棕褐色,又称大滋养体。

2. 裂殖体

晚期滋养体继续发育,核开始分裂后即称为裂殖体。在胞质尚未分裂时又称为早期裂殖体或未成熟裂殖体。当核分裂到 12～24 个时,胞质开始分裂,每个核被胞质包裹成为裂殖子,疟色素不断集中成块状,称为成熟裂殖体。

3. 配子体

红细胞内的疟原虫经过几次裂体增殖后,部分裂殖子侵入红细胞不再分裂,最后成为半月形、圆形或卵圆形的配子体。配子体可分为雌配子体(大配子体)和雄配子体(小配子体)。雌配子体较大,核致密,偏于一边或居中,胞质致密,疟色素多而粗大;雄配子体较小,核较疏松,位于虫体中央,胞质稀薄,疟色素少而细小(表 27－3,彩图 21)。

表 27－3 三种人体疟原虫主要形态比较

	间日疟原虫	恶性疟原虫	三日疟原虫
早期滋养体	胞质淡蓝色,环大,约为红细胞直径的 1/3,核 1 个,红细胞内通常含 1 个原虫	环纤细,约为红细胞直径的 1/5,核 1～2 个,红细胞内常有数个疟原虫	胞质深蓝色,其他与间日疟原虫相似

	间日疟原虫	恶性疟原虫	三日疟原虫
晚期滋养体	核1个,形状不规则,空泡明显,伸出伪足,疟色素呈棕黄色,细小杆状,分散在胞质内	外周血中不易见到,体小圆形,核1~2个,胞质深蓝色,疟色素集中,黑褐色	体小圆形或带状,核1个,胞质致密,疟色素棕黑色,颗粒状,常位于虫体边缘
成熟裂殖体	虫体充满胀大的红细胞,裂殖子12~24个,排列不规则,疟色素集中	外周血中不易见到,裂殖子8~36个,排列不规则,疟色素集中为一团	裂殖子6~12个,常为8个,环状排列,疟色素集中于中央
雌配子体	圆形,占满胀大的红细胞,胞质深蓝色,核小致密,深红色,偏于一边,疟色素分散	新月形,两端较尖,胞质深蓝色,核致密,深红色,位于中央;疟色素黑褐色,位于核周围	与间日疟原虫相似,仅虫体稍小,疟色素多而分散
雄配子体	圆形,胞质蓝而略带红色,核1个,疏松,淡红色,位于中央,疟色素散在胞质中	腊肠形,两端钝圆,胞质蓝而略带红色,核疏松,淡红色,位于中央;疟色素黄褐色,在核周围	与间日疟原虫相似,仅虫体稍小,疟色素分散
被寄生红细胞的变化	除环状体外,其余各期均胀大,色淡,有鲜红色细小的薛氏点	正常或缩小,可有疏松、粗大、紫红色的茂氏点	正常或略小,偶可见到淡紫色、细微的齐氏点

(二)生活史

四种疟原虫的生活史基本相同,均为宿主转换型,包括在人体和蚊体内两个发育阶段。无性生殖在人体内进行,有性生殖在按蚊体内进行(图27-5)。

1. 在人体内的发育

在人体内的发育分为肝细胞内发育(红细胞外期)和红细胞内发育(红细胞内期)。

(1)红细胞外期(红外期) 当按蚊吸血时,含有成熟子孢子的蚊子唾液进入人体,约30分钟后,子孢子随血液侵入肝细胞,在肝细胞内发育并裂体增殖,形成红外期裂殖体。成熟的红外期裂殖体内含许多裂殖子。肝细胞破裂后裂殖子释放入血。一部分裂殖子被吞噬细胞吞噬,其余的裂殖子侵入红细胞,开始红细胞内期发育。间日疟原虫完成红外期发育的时间为7~9天,恶性疟原虫为6~7天,三日疟原虫为11~12天,卵形疟原虫约为9天。

目前认为间日疟原虫和卵形疟原虫的子孢子有两种类型,即速发型子孢子与迟发型子孢子。同时进入肝细胞的两型子孢子,速发型子孢子先完成红外期裂体增殖;迟发型子孢子则视虫株的不同,经过一段休眠期后,才完成红外期的裂体增殖。休眠期的疟原虫称为休眠子,休眠子与日后疟疾的复发有关。恶性疟原虫和三日疟原虫无休眠子。

(2)红细胞内期(红内期) 红外期裂殖子从肝细胞释放入血液后很快侵入红细胞。侵入红细胞的裂殖子先形成环状体,经大滋养体、未成熟裂殖体,最后发育成含有一定数量裂殖子的裂殖体。随后红细胞破裂,裂殖子释放入血,一部分被吞噬,其余部分再次侵入正常红细胞,重复红内期裂体增殖。间日疟原虫和卵形疟原虫完成一代裂体增殖约需48小时,恶性疟原虫需36~48小时,三日疟原虫约需72小时。疟原虫经过几代红内期增殖后,部分裂殖子进入红细胞不再增殖,发育为雌、雄配子体。配子体需在蚊子体内进一步发育,否则在人体内经30~

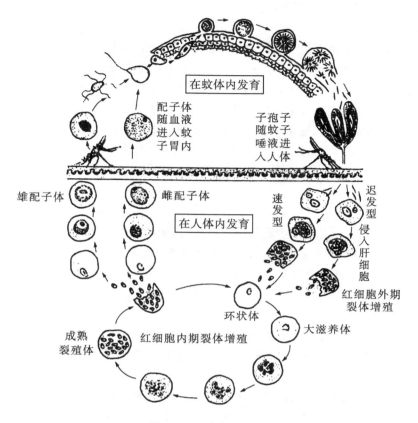

图 27 - 5　疟原虫生活史

60 天即被清除。恶性疟原虫可寄生于各发育期的红细胞,三日疟原虫多寄生于较衰老的红细胞,间日疟原虫和卵形疟原虫主要寄生于网织红细胞。

2. 在蚊体内的发育

雌性按蚊叮咬患者或带虫者时,红细胞内各期的疟原虫被吸入蚊子胃内,雄配子体通过出丝现象形成 4～8 个雄配子,雌配子体发育为雌配子,其余各期被消化。雌、雄配子结合形成合子,合子变长,最后发育成动合子;动合子穿过蚊胃的上皮细胞或间隙,在蚊胃弹性纤维膜下形成卵囊,称为配子生殖。卵囊内的核和胞质不断分裂,形成数万个子孢子,称为孢子增殖。卵囊成熟后,子孢子可由囊壁钻出或随卵囊破裂释出,最后进入蚊子的唾液腺,发育为成熟子孢子,成熟子孢子是疟原虫的感染阶段。含有子孢子的按蚊再次吸血时,子孢子可随蚊唾液进入人体,重新开始人体内的发育。

（三）致病

疟原虫致病力的强弱与虫种、数量和人体的免疫状态有关,红内期是主要致病阶段。

1. 潜伏期

疟原虫侵入机体至疟疾发作前的间期为潜伏期。潜伏期的长短与进入人体子孢子的数量、虫株及宿主的免疫力有密切关系。一般情况下,间日疟短潜伏期虫株为 11～25 天,长潜伏期虫株为 6～12 个月,甚至更长;恶性疟的潜伏期为 7～21 天;三日疟的潜伏期为 18～35 天;

卵形疟为 11～16 天。由输血引起的疟疾潜伏期较短。

2. 疟疾的发作

疟疾的发作是由疟原虫红内期裂体增殖所致,表现为周期性寒战、高热和出汗退热三个连续阶段。经过几代红内期增殖后,当血液中原虫密度达到发热阈值时,血液中的裂殖子、红细胞碎片及疟原虫代谢产物部分被巨噬细胞、中性粒细胞等吞噬,产生内源性热原质,并与疟原虫代谢产物共同作用于宿主下丘脑的体温调节中枢,引起发热。随着血液内刺激物被吞噬和清除,机体通过大量出汗,体温逐渐恢复正常,进入发作间歇阶段。典型的疟疾发作周期与疟原虫红内期增殖周期一致,间日疟和卵形疟隔日(48 小时)发作一次,恶性疟隔 36～48 小时发作一次,三日疟隔两天(72 小时)发作一次。如有混合感染等造成疟原虫增殖不同步时,发作间隔则无规律。

3. 贫血

疟原虫红内期增殖后,大量红细胞裂解造成贫血,尤以恶性疟为甚。贫血的严重程度除与疟疾发作的次数及病程长短有关外,还与下列因素有关:脾功能亢进,大量正常红细胞被吞噬破坏;宿主产生抗体及免疫复合物形成,导致免疫病理损伤,红细胞溶解、死亡;骨髓造血功能受到抑制。

4. 脾大

在疟疾早期,脾因充血和吞噬功能增强而变大,经积极治疗,脾脏可恢复正常大小。慢性患者或反复感染者,脾大十分明显,出现纤维化,质地变硬,根治后也不能恢复正常。

5. 凶险型疟疾

凶险型疟疾多见于恶性疟患者,也见于重症间日疟患者。多发生于流行区的儿童及无免疫力的流动人群。临床表现复杂,常见的有超高热型和脑型,表现为持续高热、抽搐、昏迷、意识障碍、呼吸窘迫、肺水肿、急性肾衰竭和恶性贫血等。凶险型疟疾来势凶猛,死亡率高。关于其发病机制大多数学者认为,脑内被疟原虫寄生的红细胞和血管内皮细胞发生粘连,使脑内微血管阻塞,造成组织缺氧及细胞坏死,以致全身性功能紊乱。

6. 再燃与复发

疟疾初发停止后,仅因体内残存的红内期疟原虫,在一定条件下大量增殖而引起的疟疾发作,称为疟疾再燃。疟疾初发停止后,红内期疟原虫已被消灭,经过数周或更长时间,未经其他感染又出现的疟疾发作,称为疟疾复发。疟疾复发的机制尚不十分清楚,可能与肝细胞内的休眠子有关。恶性疟原虫和三日疟原虫仅有再燃而无复发,间日疟原虫和卵形疟原虫既有再燃又有复发。

(四)免疫

1. 先天性免疫

先天性免疫与宿主的种族和遗传有关,与宿主的感染史无关。如 Duffy 抗原阴性血型的人,对间日疟原虫不易感;由遗传造成的镰状细胞贫血者对恶性疟原虫不易感。

2. 获得性免疫

人体感染疟疾后产生的主动免疫,注射抗体或胎儿从母体获得抗体而产生的被动免疫,均为获得性免疫。这种免疫具有种特异性,产生的免疫力对其他疟原虫基本无作用;还具有期特异性,某一发育时期产生的免疫力对其他发育时期的疟原虫不一定具有免疫力。

3. 带虫免疫与免疫逃避

人感染疟原虫后产生的免疫力,可抵抗同种疟原虫的再感染,并使体内的原虫血症维持在低水平,这种状态称为带虫免疫。疟原虫在人体内还可通过寄生在红细胞内、自身抗原发生变异及改变宿主的免疫应答等出现免疫逃避现象。

(五)实验诊断

1. 病原学检查

从患者外周血中找到疟原虫是确诊疟疾最可靠的依据。在患者耳垂或手指采血,分别涂成薄血膜和厚血膜,染色后镜检。①厚血膜:原虫较多,易检出,但在制片过程中可造成红细胞溶解,原虫皱缩、形态改变,不易识别。②薄血膜:疟原虫形态完整,特征较明显,容易识别和鉴别虫种,但原虫较少,检出率较低。最好在一张玻片上同时制做厚、薄血膜,如在厚血膜中查到疟原虫而鉴别困难时,再查薄血膜鉴定虫种。最好在用药前取血,恶性疟应在发作开始时采血,间日疟和三日疟宜在发作后数小时至10余小时采血,以提高检出率。用药后,原虫形态发生改变,应注意鉴别。

2. 血清学检查

血清学检查主要用于疟疾的流行病学调查、输血对象的筛选及对防治效果的评估。常用的方法有间接荧光抗体试验、放射免疫试验和酶联免疫吸附试验等。另外,核酸探针、聚合酶链式反应已用于疟疾的诊断,敏感性高。

(六)流行特点

1. 分布

疟疾呈全球性分布,尤以热带及亚热带地区严重。经大力防治,我国疟疾已得到有效控制,根据我国流行情况可分为高传播地区、疫情不稳定地区和疫情基本控制地区。高传播地区恶性疟和间日疟混合流行,包括云南边境及海南的中部山区;疫情不稳定地区仅有间日疟流行,包括安徽、湖北、河南等省的部分地区;疫情基本控制地区是上述两类地区以外的其他地区,疟疾流行已得到基本控制。

2. 流行因素

(1)流行基本环节　①传染源:外周血中有配子体的患者及带虫者。②传播媒介:主要是按蚊。③易感人群:无特异性免疫力的人群不论年龄、性别均易感染疟原虫,流行区尤以儿童及无免疫力的外来人群最易感染。

(2)流行因素　疟疾的流行还受自然因素和社会因素的影响。自然因素中,合适的温度和雨量影响疟原虫在按蚊体内的发育;社会因素中,经济、卫生、教育水平和人们的生活习惯直接或间接影响疟疾的流行。近年来,全球气候变暖是导致疟疾疫情回升的原因之一,我国由于流动人口增加,部分地区疫情有所升高。

(七)防治原则

1. 药物治疗

抗疟药的使用应遵循安全、有效、合理和规范的原则。

(1)间日疟治疗药物　首选氯喹、伯氨喹;治疗无效时,可选用以青蒿素类药物为基础的复方或联合用药进行治疗。

(2)恶性疟治疗药物　以青蒿素类药物为基础的复方或联合用药治疗。

（3）重症疟疾治疗药物　青蒿素类药物，包括蒿甲醚、青蒿琥酯、磷酸咯萘啶注射剂等。

2. 坚持疟疾监测

监测包括全国常规监测、暴发疫情监测、监测点的监测。2011年6月，我国已正式启用"寄生虫病防治信息管理系统"，对疟疾相关数据实行网络直报。

3. 预防

预防措施有预防服药和蚊媒防治。预防服药是保护易感人群的重要措施之一，常用药物有氯喹、哌喹等，药物预防疗法不宜超过半年。蚊媒防治包括防蚊、灭蚊。

二、刚地弓形虫

刚地弓形虫（*Toxoplasma gondii* Nicolle & Manceaux，1908）由法国学者在刚地梳趾鼠的脾单核细胞中发现，虫体呈弓形，广泛寄生于人和多种动物的有核细胞中，引起弓形虫病，是一种机会致病原虫。

（一）形态

弓形虫有5种形态，即滋养体、包囊、裂殖体、配子体及卵囊。

1. 滋养体

滋养体呈半月形或香蕉形，长4～7μm，宽2～4μm，经姬氏染色可见胞核呈紫红色，位于虫体中央，胞质呈蓝色。滋养体在细胞内不断增殖，形成假包囊，内含的虫体称速殖子。

2. 包囊

包囊呈圆形或椭圆形，直径5～100μm，外有一层富有弹性的囊壁，内含大量滋养体，囊内的滋养体称缓殖子。

3. 卵囊

卵囊呈圆形或椭圆形，大小为11μm×12.5μm，囊壁光滑，成熟卵囊内含2个孢子囊，每个孢子囊内有4个新月形的子孢子（图27－6）。

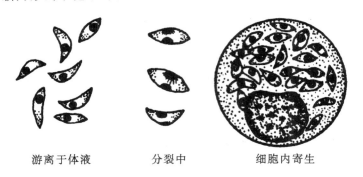

游离于体液　　　　分裂中　　　　细胞内寄生

图27－6　刚地弓形虫

（二）生活史

弓形虫完成生活史需两个宿主，滋养体、包囊、卵囊与传播和致病有关（图27－7）。

1. 在终宿主体内的发育

刚地弓形虫的终宿主为猫科动物，猫较常见。猫在食入被成熟的卵囊、包囊或假包囊污染的肉类或水后，子孢子、缓殖子或速殖子在小肠逸出，侵入小肠上皮细胞发育为裂殖体，进行数

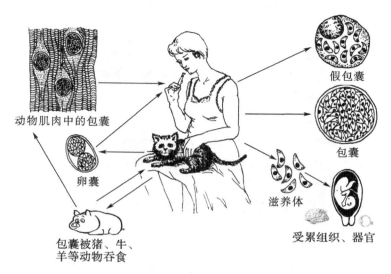

动物肌肉中的包囊

卵囊

包囊被猪、牛、羊等动物吞食

假包囊

包囊

滋养体

受累组织、器官

图27-7 刚地弓形虫生活史

代裂体增殖后,一部分释放出的裂殖子发育为雌、雄配子,并结合成为合子,最后发育成卵囊。成熟的卵囊进入肠腔随粪便排出体外。

2. 在中间宿主体内的发育

弓形虫对中间宿主的选择不严格,可寄生在几乎所有的有核细胞内。被成熟卵囊污染的食物或动物肉类中的包囊或假包囊被中间宿主食入后,子孢子、缓殖子或速殖子在肠内逸出,随即侵入肠壁血管及淋巴管,扩散到全身各组织、器官,如脑、心、肝、肺、肌肉等,进入细胞内发育增殖形成假包囊。被寄生细胞破裂后,速殖子侵入新的组织、细胞,进行增殖。在免疫功能正常的宿主中,部分速殖子增殖速度减慢,形成包囊,包囊可存活数月至数年,甚至更长。当宿主免疫功能低下或长期应用免疫抑制剂时,包囊可破裂,释出缓殖子,进入血流和其他新的组织、细胞内发育成包囊或假包囊。

(三)致病

弓形虫的致病与虫株毒力及宿主的免疫状态有关。速殖子是弓形虫急性感染期的主要致病阶段,包囊内缓殖子是慢性感染的主要致病阶段。

弓形虫感染通常无症状,但在先天感染和免疫力低下者中常引起严重的弓形虫病。先天性弓形虫病是妊娠期女性感染后经胎盘使胎儿感染,可造成早产、流产、畸胎或死胎,新生儿出生后,可出现各种先天性畸形、智力发育障碍和运动障碍等,妊娠早期感染者畸胎发生率高。获得性弓形虫病是因为食入被卵囊、包囊或假包囊污染的水及食物所致,免疫力正常者多呈隐性感染,有症状者临床表现多样,与虫种侵袭部位和机体免疫力有关,可表现为淋巴结肿大、视力下降、肝炎、脑炎、脑膜炎、癫痫和精神障碍等。

(四)实验诊断

(1)病原学检查 取腹水、胸水、其他体液或活组织穿刺物染色镜检,或采用动物接种分离及细胞培养法分离原虫。

(2)血清学检查 常用的有染色试验、IHA 和 ELISA 等方法。近年来,PCR 及 DNA 探针技术开始应用于临床,具有灵敏性高、特异性强的特点。

(五)流行特点

弓形虫呈世界性分布,动物感染率高,为人兽共患寄生虫。据 2001—2004 年全国寄生虫病调查结果显示,弓形虫病的血清阳性率为 7.88%。易感染家畜有猫、猪、牛、羊、狗等,家畜感染率高,严重影响畜牧业的发展,威胁人类健康。

(六)防治原则

预防弓形虫病要加强卫生宣传教育,不吃生或半生的食物,孕妇避免与猫、猫粪和生肉接触,定期做弓形虫常规检查;加强对食品肉类的卫生检验,加强对家畜、家禽和可疑动物的监测和隔离。弓形虫病至今无特效药物治疗,乙胺嘧啶与磺胺联合应用可提高疗效,为目前治疗弓形虫病的首选方法;孕妇感染的首选药物是螺旋霉素,治疗中可适当应用免疫增强剂以提高疗效。

三、隐孢子虫

隐孢子虫(*Cryptosporidium*,Tyzzer,1907)广泛寄生于多种脊椎动物体内,是一种机会致病寄生虫,引起隐孢子虫病。

(一)形态与生活史

卵囊呈圆形或椭圆形,成熟卵囊含 4 个月牙形的子孢子和残留体(图 27-8)。

隐孢子虫的生活史简单,只需一个宿主。繁殖方式包括无性生殖(裂体增殖和孢子生殖)和有性生殖(配子生殖)两种方式,有性生殖和无性生殖均在同一宿主体内完成。成熟卵囊是感染阶段。

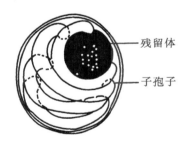

图 27-8 隐孢子虫卵囊

宿主食入被污染的食物后,成熟卵囊内的子孢子在宿主小肠脱囊逸出,侵入肠上皮细胞,发育为滋养体。裂体增殖后,裂殖子经雌、雄配子体发育为雌、雄配子,形成合子,最后发育为卵囊,进入孢子生殖阶段。卵囊可分为薄壁卵囊和厚壁卵囊,薄壁卵囊内的子孢子逸出后侵入宿主肠上皮细胞,继续进行无性增殖;厚壁卵囊随粪便排出体外。

(二)致病

隐孢子虫主要寄生在宿主空肠近端,严重时可扩展到整个消化道。虫体可造成肠黏膜受损,破坏肠道吸收功能,主要表现为腹泻,大便呈水样或糊状,排便次数每日 2～20 次;严重感染的幼儿可出现喷射状水样便,同时可伴有腹痛、腹胀、食欲减退和发热等症状。免疫功能缺陷者多表现为持续性霍乱样水泻,严重者可致死。隐孢子虫感染是 AIDS 患者并发腹泻,导致死亡的原因之一。

(三)实验诊断

粪便标本做金胺-酚或改良抗酸染色,检出卵囊即可确诊。也可采用酶联免疫吸附试验等免疫学方法辅助诊断和进行流行病学调查。

(四)流行特点与防治原则

隐孢子虫呈世界性分布,在我国腹泻患者中虫体检出率为 0.9%～13.3%,2 岁以下婴幼儿发病率较高,农村多于城市,畜牧地区多于非牧区,旅游者多于非旅游者。

隐孢子虫病通过粪-口途径传播。加强粪便管理,注意环境和饮食卫生是预防本病的主要措施。隐孢子虫病至今无特效药物,巴龙霉素、螺旋霉素、大蒜素有一定疗效。

第五节　纤毛虫

纤毛虫属纤毛门(Phylum Ciliophora),具有大核和小核各一,以体表纤毛为运动器。多数纤毛虫营自生生活,与医学有关的仅有结肠小袋纤毛虫一种。

结肠小袋纤毛虫(*Balantidium coli* Malmsten,1857)是人体最大的寄生原虫。寄生于人的结肠中,引起结肠小袋纤毛虫痢疾。猪是重要的保虫宿主。结肠小袋纤毛虫痢疾流行于热带和亚热带地区,我国山西、河南和山东以南各地均有散发的病例报告。

(一)形态与生活史

结肠小袋纤毛虫有滋养体和包囊两个时期。滋养体呈椭圆形,大小为(30～200)μm×(30～100)μm,易变形,无色透明或淡灰略带绿色,染色后可见一肾形大核和一圆形小核;体表布满纤毛,前端有一胞口,下接胞咽,消化后的残渣经后端胞肛排出体外;虫体中、后部各有一伸缩泡。包囊呈圆形,囊壁厚而透明,淡黄或淡绿色,染色后可见胞核。

包囊随污染的食物、水经口感染宿主,在宿主胃肠道脱囊逸出滋养体,滋养体在结肠内定居,二分裂繁殖,也可由两虫在胞口处进行结合生殖。由于肠内理化环境改变,部分滋养体变圆,分泌囊壁形成包囊,包囊随粪便排出体外。滋养体若随粪便排出,也有可能在外界形成包囊,外界的包囊一般不分裂增殖。

(二)致病与实验诊断

滋养体侵犯结肠黏膜和黏膜下层,引起局部炎症甚至溃疡,严重病例可出现大面积结肠黏膜的破坏和脱落,形成类似阿米巴痢疾的肠壁溃疡。慢性患者表现为周期性腹泻,粪便带黏液而无脓血,伴有腹胀或回盲部及乙状结肠部的压痛;急性患者表现为突然发病,腹痛、腹泻和黏液血便,伴有里急后重、脱水及营养不良等。多数感染者无任何临床症状但可排出虫体。滋养体偶可经淋巴管侵袭肠以外的组织,引起异位感染。

粪便直接涂片法检查滋养体和包囊,即可确诊。

(三)流行特点与防治原则

结肠小袋纤毛虫呈世界性分布,猪的感染比较普遍,是本病的重要传染源。人体感染主要是通过食入被包囊污染的食物或水。滋养体对外界有一定抵抗力,但在胃酸中很快被杀死,包囊的抵抗力较强,是主要感染阶段。

防治原则与溶组织内阿米巴的防治原则相同。加强健康教育,注意个人卫生与饮食卫生,避免摄入被虫体污染食物和水。

 目标检测

1.简述急性阿米巴痢疾的致病机制与典型病变特点。

2.阴道毛滴虫的防治原则是什么?

3.阐述疟疾发作的机制。

4.为什么刚地弓形虫感染多为隐性感染？隐性感染转为急性弓形虫病的条件有哪些？

5.病例分析。

病例一

女，22岁，回族，西藏人。因发热、黄疸、肝区疼痛伴肿块而入院治疗。患者几年前常有痢疾史。近年来伴发热、咳嗽，X线胸部摄片见右肋夹角模糊，当地医院诊断为肺结核，治疗半年余，症状未见改善。近两个月来，发热、乏力、消瘦、黄疸进行性加重，右上腹出现压痛，经查发现有较大的占位性病变，遂诊断为肝癌，转院诊治。患者长期居住在西藏拉萨地区，平素喜食生的牛、羊肉。两年前曾往某亲戚家作客，当地有喝生水的习惯。检查：神萎消瘦，皮肤黄染，体温38.7℃，脉搏90/分；右上腹有明显压痛，肝肋下2指可触及；腹部B超见肝区中部有一个3cm×4cm×2.5cm的囊肿性灶，可见液平，诊断为肝脓肿。粪检查见某寄生虫的某阶段。经两个疗程的抗虫治疗，病情日见好转，症状逐渐消退，肝脓肿消失，黄疸消退，食欲增加，痊愈后返回西藏。

分　析

(1)根据上述病史初步拟诊为何种寄生虫感染？

(2)哪些理由支持该虫性肝脓肿的诊断？依据是什么？

(3)治疗此病的首选药物是什么？除此以外，还可应用哪些药物？

病例二

女，38岁，浙江宁波人，农民，已婚。主诉白带增多、腰酸、阴部搔痒伴有腥臭味。患者自农村来上海做保姆已有2年，自觉劳累后腰酸，白带自动流出，色微白，有时伴淡黄色泡沫样黏液，阴部搔痒，时闻腥臭味。月经尚属正常，但经量较大，妇科检查示外阴部红肿，子宫颈四周糜烂Ⅱ度。白带涂片检查，混悬片查见大量某虫，染色片查见革兰氏阳性球菌和阴性杆菌、红细胞＋、白细胞(脓细胞)＋＋、上皮细胞＋。遵医嘱治疗，症状逐渐消失，但年终回乡探亲返回后不久，症状又复出现，再次用药后得以痊愈。

分　析

(1)根据上述病史和检查结果，诊断为何种疾病？

(2)分析造成该病的可能传染因素。

病例三

患者，男，23岁，海南省农民。10月上旬天天发冷、发热，伴头痛、全身酸痛，当地卫生院诊断为感冒，给予速效伤风胶囊、银翘解毒片、肌注青霉素等，治疗三天无效，转院治疗。检查：体温39.5℃，贫血貌，RBC 210×10^10/L[正常值(400～550)×10^10/L]，脾肋下3cm，血涂片镜检查到红细胞内某寄生虫的几个时期，杀虫治疗后症状很快消失，患者自我感觉良好，治疗三天后要求出院。11月下旬，患者又出现前述症状，并有恶心、呕吐、剧烈头痛，连续6天后，因昏厥、神志不清、抽搐入院抢救。检查：体温40℃，贫血貌，瞳孔对光反射迟钝，颈强直，RBC 150×10^10/L，WBC 3.6×10^9/L[正常值(4.0～10)×10^9/L]，血涂片查到红细胞内有某寄生虫。经抗虫治疗及抢救两天无效后死亡。

分　析

(1)该患者诊断为什么疾病？

(2)导致患者死亡的原因是什么？从该病例中应该吸取什么教训？

(朱穗京　农清栋　梁　亮　周　盛　蓝天才)

第二十八章　医学节肢动物

【掌握】医学节肢动物对人体的危害。

【熟悉】医学节肢动物的形态结构、生态、变态;昆虫纲和蛛形纲常见虫种及主要特点。

【了解】医学节肢动物的防制原则。

第一节　概　述

医学节肢动物(medical arthropod)是指与医学有关的,即通过寄生、吸血、刺螫、寄生、骚扰、毒害及传播病原体等方式危害人类健康的节肢动物。研究医学节肢动物的形态、生活史、生态、分类、地理分布、致病、传播规律以及防制措施的学科称为医学节肢动物学(medical arachnology)。医学节肢动物学是传染病学、人体寄生虫学、公共卫生学和流行病学的重要组成部分。研究医学节肢动物可以更准确地了解与掌握其形态特征、生态习性及其与人类疾病的关系,从而可以利用医学节肢动物生活史中的薄弱环节对其进行有效控制,以减少相关疾病的发生。

一、医学节肢动物的形态结构

节肢动物的种类繁多,在目前已知的150多万种动物中,节肢动物大约占80%,虽然如此,但节肢动物间却具有一些共同的特征:①躯体两侧对称,体表被有由几丁质构成的外骨骼;②躯体和对称分布的附肢均分节,各部分体节又可分成头、胸、腹三部分,或分为头胸部和腹部,也有的分成头部和躯干部,还有的虫体头、胸、腹三部分融合成一体;③发育史多有蜕皮和变态发育现象;④具有开放式的循环系统;⑤中枢神经系统是一个围着食管的神经环,每个体节有成对的神经干和神经节;⑥大多雌雄异体,繁殖方式多种多样,有卵生、卵胎生等;⑦消化器官发育完全,分成前肠、中肠和后肠。

二、医学节肢动物的分类

节肢动物属于节肢动物门,节肢动物门又有13个纲,与医学有关的主要有昆虫纲、甲壳纲、蛛形纲、倍足纲、蠕形纲及唇足纲。其中昆虫纲和蛛形纲与人类疾病的关系最密切(表28-1)。

表 28 - 1　蛛形纲和昆虫纲的主要特点

	足	触　角	头、胸、腹三者关系	主要种类
蛛形纲	成虫 4 对、 幼虫 3 对	无	不分明(合为一体)、无翅	硬蜱、软蜱、尘螨、疥螨、恙螨、蠕形 螨等
昆虫纲	3 对	1 对	界限分明、有翅或无翅	蚤、蚊、蝇、白蛉、虱、臭虫、蟑螂等

三、医学节肢动物的生态与变态

生态(ecology)指节肢动物与周围环境各种因素的相互关系,如温度、湿度、地理、季节、光照、雨量、水域、宿主等。它们对节肢动物的各个方面,如孳生、食性、活动、栖息、越冬、季节消长等起着重要的作用。

变态(metamorphosis)是指节肢动物从卵发育为成虫的过程中所经历的一系列(外部形态、内部结构、生活习性、生理功能及行为本能)变化的总和。根据节肢动物生活史中是否有蛹期可分为全变态和半变态。发育过程经历卵、幼虫、蛹、成虫 4 个阶段,各阶段形态、生理、生活习性明显不同,称全变态(完全变态),如蚊、蝇、蚤等的发育。发育过程经历卵、幼虫、若虫、成虫 4 个阶段的称半变态(不完全变态),如虱、臭虫、蟑螂等的发育。

四、医学节肢动物对人体的危害

(一)直接危害

(1)骚扰、吸血　蚊、虱、蚤、臭虫等常袭击、叮刺吸血或飞行骚扰影响人们正常的生活和休息。

(2)螫刺和毒害　某些节肢动物具有毒腺、毒毛或者毒液,螫刺人体后,可引起局部或全身损害,甚至引起死亡。如蝎子、蜈蚣等的毒液及毒毛可引起皮炎等;某些蜱类分泌的毒素可引起宿主运动神经元麻痹,表现为肌无力、运动失调、不能坐或站立、头部无力、吞咽困难、延髓麻痹、呼吸衰竭而死亡。

(3)超敏反应　节肢动物的分泌物、涎腺、脱落的表皮等是异源性蛋白,具有免疫原性,具有过敏体质的人接触这些物质,可引起超敏反应。如尘螨的分泌物、排泄物、死亡虫体的分解产物作为过敏原,吸入后可引起过敏性鼻炎和过敏性哮喘等;蜂类螫刺可引起过敏性休克等。

(4)寄生　某些节肢动物的成虫或幼虫寄生于人体可引起疾病,如蝇类幼虫寄生于人体的一定部位可引起蝇蛆病(myiasis);疥螨寄生于皮肤可引起疥疮;蠕形螨寄生于毛囊、皮脂腺引起蠕形螨病(demodicidosis);椭圆食粉螨、腐酪食螨、肉食螨等经呼吸道吸入可导致肺螨病(pulmonary acariasis)。

(二)间接危害

间接危害指医学节肢动物作为媒介引起的危害,即医学节肢动物携带病原微生物或寄生虫在人与人、人与动物或动物间传播。能够传播病原体的节肢动物称为媒介节肢动物(传播媒介),其传播的疾病称为虫媒病。按照传播过程与节肢动物的关系,可将虫媒病的传播方式分为机械性传播和生物性传播。

(1)机械性传播　节肢动物仅通过体内或体表对病原体起运载和传递作用,病原体形态和数量都没有变化。如蝇携带多种病原体(细菌、病毒、虫卵)机械地从一个宿主传给另外一个宿主,或是通过污染食物等将病原体传播给其他宿主。

(2)生物性传播　病原体必须在特定节肢动物体内发育和(或)繁殖后,才能随节肢动物的摄食、吸血、排泄等活动传播给人。通常根据病原体在节肢动物体内的发育与繁殖情况,将生物性传播分为 4 类。①发育式:病原体在节肢动物体内只有形态的变化,没有数量的增加。如丝虫微丝蚴发育为丝状蚴,只有形态改变,无数量变化。②繁殖式:病原体在节肢动物体内经过繁殖数量增加,形态无变化。如鼠疫杆菌在蚤体内的繁殖,只有数量的增多。③发育繁殖式:病原体在节肢动物体内不仅形态上发生了变化,而且数量上也增加了。如疟原虫在蚊体内发育繁殖形成子孢子,形态、数量都发生了变化。④经卵传递式:某些病原体不仅可在节肢动物体内繁殖,而且还可侵入节肢动物卵巢,经卵传递到下一代,从而使下一代也具有感染性。如乙型脑炎病毒、Q 热立克次体等病原体都可经卵传递到下一代,并使之具有感染性。我国常见的媒介节肢动物及传播的疾病见表 28－2。

表 28－2　我国常见的媒介节肢动物及传播的疾病

媒介节肢动物	常见疾病
蝇	结膜吸吮线虫病、细菌性痢疾、阿米巴痢疾、霍乱、炭疽病、脊髓灰质炎、蠕虫病等
蚊	疟疾、登革热、班氏丝虫病与马来丝虫病、流行性乙型脑炎等
白　蛉	黑热病等
虱	流行性斑疹伤寒、虱媒回归热、莱姆病等
蚤	地方性斑疹伤寒、鼠疫等
蜱	森林脑炎、Q 热、莱姆病、蜱媒回归热、新疆出血热等
革　螨	流行性出血热、地方性斑疹伤寒、Q 热、森林脑炎等
恙　螨	恙虫病等

五、医学节肢动物的防制原则

对于医学节肢动物应采取综合治理的方法,防制方法主要有环境防制、化学防制、物理防制、生物防制、遗传防制和法规防制等。

(一)环境防制

环境防制是根本性措施。主要通过搞好环境卫生,改善居住条件及改变生活、生产习惯等使医学节肢动物失去有利的生存条件,从而达到防制的目的。

(二)化学防制

化学防制是使用天然或合成的对节肢动物有毒的物质来毒杀、诱杀或驱避节肢动物。常用的化学杀虫剂有昆虫生长调节剂、拟除虫菊酯、有机磷化合物和氨基甲酸酯、有机氯类、驱避剂等。

(三)物理防制

物理防制即利用物理(热、光、电、机械等)手段驱赶、隔离或捕杀节肢动物。如悬挂蚊帐,安装纱窗、纱门等防止蚊虫进入,用紫外灯诱捕蚊虫,用黏蝇纸黏蝇,用蒸汽灭虱等。

(四)生物防制

生物防制即利用生物(如节肢动物的天敌)或生物的代谢产物来防制医学节肢动物,具有安全无污染、作用范围广、持续时间长等优点。生物防制有生物杀虫剂(如苏云金芽孢杆菌)、致病性生物(如寄生蜂、真菌等)和捕食性生物(如鱼可以捕食蚊虫的幼虫)三种。

(五)遗传防制

遗传防制即采用遗传学手段,通过改变或移换节肢动物的遗传物质,培养出绝育雄虫或有遗传缺陷的节肢动物,来降低其繁殖或生存竞争的能力,从而达到防制的目的。

(六)法规防制

法规防制即利用法律法规对某些重要节肢动物实行监管,或防止媒介节肢动物的传入,或采取强制措施进行消灭。

除了以上六方面外,对自然疫源地实行严格控制,治疗患者,做好个人防护也是防制医学节肢动物的重要手段。

第二节　常见医学节肢动物

与人类疾病密切相关的节肢动物主要是昆虫纲和蛛形纲。另外,甲壳纲中的某些种类(如淡水蟹、淡水虾、蝲蛄、剑水蚤等)与医学的关系也较密切,它们可分别作为卫氏并殖吸虫、华支睾吸虫、曼氏迭宫绦虫的中间宿主。

昆虫纲和蛛形纲的常见虫种及主要特点见表 28-3。

表 28-3　昆虫纲和蛛形纲常见虫种及主要特点

	常见虫种	生活史	孳生地	栖息场所	对人类的危害	防制方法
昆虫纲	按蚊	全变态	河水、芦苇塘、稻田等	阴暗、潮湿、不通风的地方;家具后面、树洞、花丛等处	吸血、骚扰;传播疟疾、丝虫病	控制、消除孳生地,消灭幼虫,防制成虫
	伊蚊		树洞、积水等		吸血、骚扰;传播乙型脑炎、登革热、黄热病、寨卡病毒病	
	库蚊		污水坑等		吸血、骚扰;传播丝虫病、乙型脑炎	
	蝇	全变态	垃圾,粪便,动、植物的腐烂物	天花板,悬挂于空中的绳索、电线	骚扰、蝇蛆病;传播结膜吸吮线虫病、伤寒、痢疾、霍乱、肺结核、肠道蠕虫病、脊髓灰质炎等	控制、消除孳生地,消灭蝇蛆,冬季灭蛹,杀灭成蝇
	蚤	全变态	墙缝、动物巢穴、屋角、土坑中	宿主的毛丛内、居室内和巢穴	吸血、骚扰、潜蚤病;传播鼠型斑疹伤寒、鼠疫、绦虫病(犬复孔、缩小及微小膜壳绦虫)	保持环境卫生,消灭孳生地,灭鼠,药物灭蚤
	白蛉	全变态	房屋、洞穴、畜舍、厕所等的墙缝中	阴暗无风处:洞穴、墙边、土洞、畜舍、房屋等	吸血、骚扰;传播皮肤黏膜利什曼病、皮肤利什曼病、黑热病	控制、消除孳生地,药物杀灭成虫、幼虫
	蜚蠊	半变态	大多栖居野外,少数隐藏于室内(如厨房、食品柜、壁橱、灶墙等处隙缝中)	同孳生地	携带多种病原体,机械性传播病毒、寄生虫、细菌,还可作为缩小膜壳绦虫、美丽简线虫等的中间宿主	保持室内卫生,药物杀虫
	人体虱	半变态	内衣缝、皱褶		吸血、骚扰;传播战壕热、流行性斑疹伤寒	煮沸内衣,注意个人卫生,药物灭虱
	人头虱		毛发丛内		吸血、骚扰	
	耻阴虱		阴部、会阴毛丛内	同孳生地	吸血、骚扰	
	臭虫	半变态	地板缝中,室内墙壁、床上的各种缝隙中,草垫等处	同孳生地	吸血、骚扰;有可能传播乙型肝炎、Q 热等	水煮、暴晒灭虫,杀虫剂杀虫,注意室内卫生

续表

	常见虫种	生活史	孳生地	栖息场所	对人类的危害	防制方法
蛛形纲	恙螨	半变态	潮湿、多草荫蔽处；水塘、小溪旁、草地、树林	同孳生地	传播恙虫病，幼虫叮刺引起皮炎	药物杀虫，个人防护，消除孳生地，搞好环境卫生，灭鼠
	疥螨	半变态	寄生于人和哺乳动物皮内	同孳生地	各期虫体寄生在人体的薄嫩皮肤处，引起疥疮	沸水烫洗衣物、卧具，药物治疗，不与患者直接接触，不使用其卧具、衣服等
	革螨	半变态	草丛和土壤中、枯枝烂叶下、仓库贮品中、禽类粪堆	多数在宿主体表，少数寄生于体内；体外分为巢栖型和毛栖型	革螨皮炎；传播Q热、流行性出血热、地方性斑疹伤寒、森林脑炎、立克次体痘、土拉弗菌病等	灭鼠，清理鸽巢和禽舍，药物杀虫，个人防护
	蠕形螨	半变态	寄生于人、哺乳动物的皮脂腺和毛囊	同孳生地	寄生在皮脂腺发达的皮肤处引发毛囊炎，与痤疮、酒糟鼻、脂溢性皮炎等皮肤病有关	药物治疗，避免直接接触，不使用患者枕巾、毛巾等
	硬蜱与软蜱	半变态	灌木丛和草丛、牧场、动物窝巢、洞穴、畜舍、住房等	同孳生地	叮咬、吸血，局部炎症、蜱瘫痪；传播鼠疫、森林脑炎、布氏杆菌病、新疆出血热等	药物杀虫，个人防护，消除孳生地，牧场隔离或轮牧，清理牲畜圈舍

 目标检测

1. 名词解释：医学节肢动物、变态、机械性传播、生物性传播、虫媒病、蝇蛆病。
2. 蚊能传播哪些寄生虫病？简述其机制。
3. 简述蠕形螨的致病机制与诊断方法。
4. 简述硬蜱与软蜱对人体的危害及防制措施。

（莫海英　姜伯劲　张凯波）

参考文献

[1] 曹雪涛．医学免疫学[M].7 版.北京：人民卫生出版社,2018.

[2] 安云庆,姚智,李殿俊．医学免疫学[M].4 版.北京：北京大学医学出版社,2018.

[3] 曹雪涛,何维．医学免疫学[M].3 版.北京：人民卫生出版社,2015.

[4] 李凡,徐志凯．医学微生物学[M].8 版.北京：人民卫生出版社,2013.

[5] 李凡,徐志凯．医学微生物学[M].9 版.北京：人民卫生出版社,2018.

[6] 李明远,徐志凯．医学微生物学[M].3 版.北京：人民卫生出版社,2015.

[7] 诸欣平,苏川．人体寄生虫学[M].8 版.北京：人民卫生出版社,2013.

[8] 诸欣平,苏川．人体寄生虫学[M].9 版.北京：人民卫生出版社,2018.

[9] 吴忠道,诸欣平.人体寄生虫学[M].3 版.北京：人民卫生出版社,2015.

[10] 郑葵阳.医学寄生虫学[M].2 版.北京：科学出版社,2017.

[11] 马新博,宫汝飞.病原生物学与免疫学[M].西安：西安交通大学出版社,2016.

[12] 肖纯凌,吴松泉.病原生物学和免疫学[M].8 版.北京：人民卫生出版社,2018.

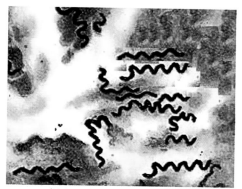

彩图 1　梅毒螺旋体(镀银染色)

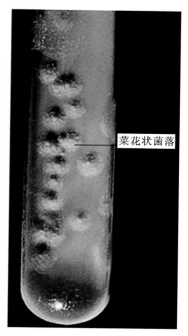

彩图 3　结核分枝杆菌的培养物

菜花状菌落

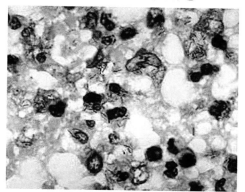

彩图 2　结核分枝杆菌形态(抗酸染色)

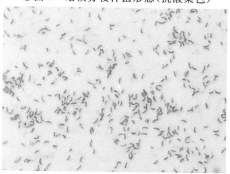

彩图 4　霍乱弧菌革兰氏染色

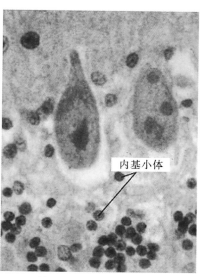

彩图 6　狂犬病毒的内基小体

内基小体

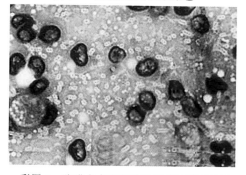

彩图 5　脑膜炎奈瑟菌的荚膜(脑脊液涂片)

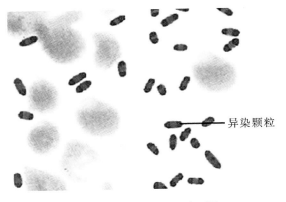

异染颗粒

彩图 7　鼠疫耶尔森菌的异染颗粒

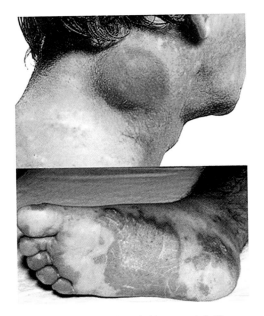

彩图 10　艾滋病患者的 Kaposi 肉瘤
及恶性淋巴瘤

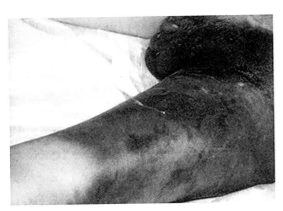

彩图 8　产气荚膜梭菌引起的气性坏疽

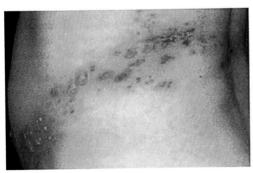

彩图 9　带状疱疹

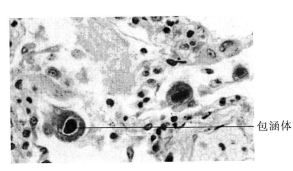

包涵体

彩图 11　巨细胞病毒的包涵体

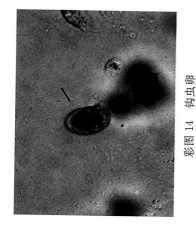

彩图 14 钩虫卵

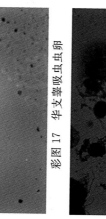

彩图 17 华支睾吸虫虫卵

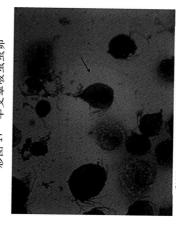

彩图 20 阴道毛滴虫（姬氏染色）

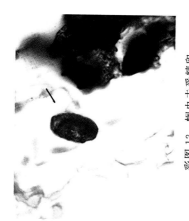

彩图 13 蛔虫未受精卵

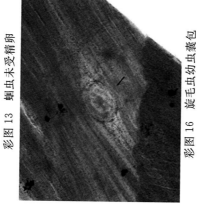

彩图 16 旋毛虫幼虫囊包

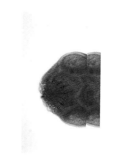

彩图 19 链状带绦虫头节

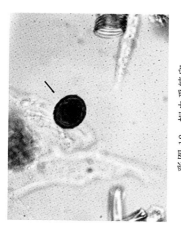

彩图 12 蛔虫受精卵

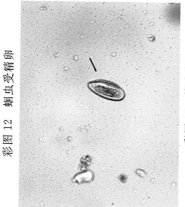

彩图 15 蛲虫卵

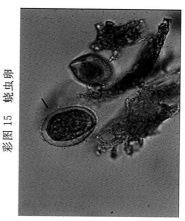

彩图 18 日本血吸虫虫卵

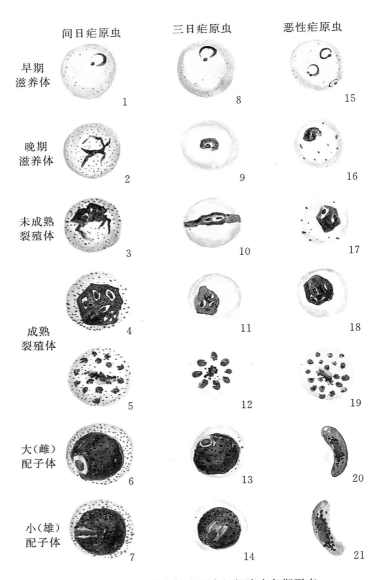

彩图 21　三种人体疟原虫红细胞内各期形态